"护理技能与提高"丛书

63项危重症
护理必备技能

主　编

陶艳玲　莫蓓蓉　何　茹

副主编

陈敬芳　朱社宁　管玉梅　周秀红　李石荣

编　委（按姓氏笔画为序）

丁　玲　冯丽琴　朱社宁　曲晓晓　何　茹　陈敬芳

陈丽莲　陈春姬　李石荣　李银优　吴晓珩　杨元立

周秀红　郑志霞　欧寿六　苗琪琪　贺育英　陶艳玲

莫蓓蓉　秦玉菊　黄　燕　管玉梅　欧阳晓红　戴　雯

山西出版传媒集团　　山西科学技术出版社

图书在版编目（CIP）数据

63 项危重症护理必备技能/陶艳玲，莫蓓蓉，何茹主编. —太原：
山西科学技术出版社，2019.3

ISBN 978 - 7 - 5377 - 5852 - 9

Ⅰ. ①6… Ⅱ. ①陶… ②莫… ③何… Ⅲ. ①急性病—护理 ②险症—护理 Ⅳ ①R472.2

中国版本图书馆 CIP 数据核字（2018）第 248444 号

---

63 项危重症护理必备技能

出　版　人：赵建伟

主　　　编：陶艳玲　莫蓓蓉　何　茹

策 划 编 辑：宋　伟

责 任 编 辑：翟　昕

封 面 设 计：吕雁军

出 版 发 行：山西出版传媒集团·山西科学技术出版社

地　　　址：太原市建设南路 21 号

邮　　　编：030012

编辑部电话：0351 - 4922078　邮箱：shanxikeji@ qq. com

发 行 电 话：0351 - 4922121

经　　　销：各地新华书店

印　　　刷：山西康全印刷有限公司

网　　　址：www. sxkxjscbs. com

微　　　信：sxkjcbs

开　　　本：787mm×1092mm　　1/16

印　　　张：25.5

字　　　数：525 千字

版　　　次：2019 年 3 月第 1 版　　2019 年 3 月第 1 次印刷

书　　　号：ISBN 978 - 7 - 5377 - 5852 - 9

定　　　价：128.00 元

本社常年法律顾问：王葆柯

内容简介

　　本书由广东省深圳市危重症护理专家共同编写。全书分为八章，介绍了危重症护理评估，以及呼吸、循环、胃肠、神经和泌尿各个系统的护理技术，还有常见照护技术、院内感染预防及新生儿重症护理技术，共计63项操作技能；阐述了ICU护理过程中常用技术的评估和操作流程、可能出现的异常情况及处理方法。该书语言简洁、内容全面、图文并茂、实用性强，可作为各重症医学科新上岗护士培训的重要参考书。

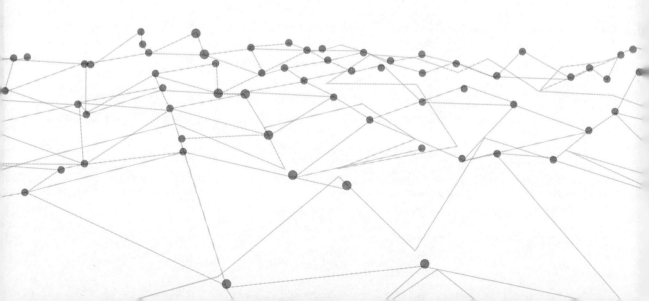

前　言

　　重症医学是现代医学的一门新兴学科，它的出现是医学进步的标志。重症医学科以救治危重症患者为特点，是集中力量监护、救治急危重症患者与围手术期高危患者的专业科室，它集中应用了现代医学最先进的监护治疗设备与技术，及时为重症患者提供全面、系统、持续、严密的监护与救治服务。随着重症医学的发展，危重症护理也发展为专业性极强的护理学科，要求护理人员必须具备扎实的理论基础与精湛的护理技能。危重症护理技能几乎涵盖了所有护理专业的操作技术，护士全面掌握耗时长、难度大。加之当前各医院普遍存在重症医学科监护床位迅猛扩张的现象，而且护理人员流动性大，临床急需大批快速成长的危重病（Intensive Care Unit, ICU）专业护理人员。因此，缩短 ICU护士成长期，帮助其尽快适应 ICU 专业岗位需求是当前亟待解决的问题。

　　《63 项危重症护理必备技能》涵盖了危重症患者护理过程中的各种常用技术，汇聚了常用的护理评估量表，分系统阐述了常用护理技术的评估和操作流程、可能出现的异常情况及处理方法，图文并茂，方便查找，可作为各重症医学科新上岗护士培训的指导用书和操作指南，也可供实习护理学生阅读参考。本书的编著者均具有丰富的危重症护理实践经验，编写过程中进行了多次修改，但限于编者学识，且为多家医院合作，文风不尽相同，叙述难免不当，祈请读者不吝指正。

陶艳玲

2018 年 10 月 27 日

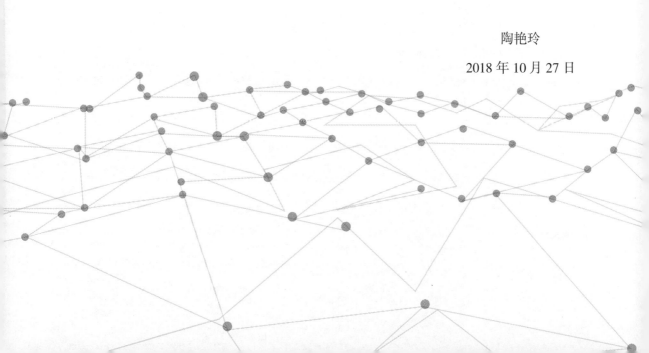

目　录

第一章　危重症护理评估技术

第二章　呼吸系统护理技术

第三章 循环系统护理技术

第四章　消化系统护理技术

第五章　神经系统和泌尿系统护理技术

第六章　常见照护技术

第七章　院内感染预防

第八章　新生儿重症护理技术

第一章 危重症护理评估技术

第一节 格拉斯哥昏迷评分量表

一、格拉斯哥昏迷评分量表

临床应用格拉斯哥昏迷评分量表（Glasgow Coma Scale，GCS）（表 1-1）对患者的意识障碍及其严重程度进行观察及测评。

GCS 包括睁眼反应、语言反应、运动反应 3 个子项目，使用时分别测量 3 个子项目并计分，再将各个项目的分值相加求其总和，即可得到患者意识障碍程度的客观评分。GCS 总分范围为 3~15 分，15 分表示意识清醒。按意识障碍的差异分为轻、中、重三度，轻度 13~14 分，中度 9~12 分，重度 3~8 分，≤ 8 分为昏迷，最低为 3 分，分数越低表明意识障碍越严重。记录方式为 E ＿ V ＿ M ＿字母中间用数字表示，如 E2V3M4=GCS9 分。

GCS 目前被广泛使用，但是否适用于所有类型意识障碍的评估仍存在争议，GCS 也存在其缺点，如气管插管患者无法进行语言反应评分、运动项目中屈曲反射和躲避反射难以区分、不能反映脑干功能等。

表 1-1 格拉斯哥昏迷评分量表

类别＼项目	睁眼反应	语言反应	运动反应
评分	自动睁眼　4 分 呼唤睁眼　3 分 痛时睁眼　2 分 不能睁眼　1 分	回答正确　5 分 回答错误　4 分 吐词不清　3 分 有音无语　2 分 不能发音　1 分	遵嘱运动　6 分 ※ 刺痛定位　5 分 刺痛躲避　4 分 刺痛屈曲　3 分 刺痛过伸　2 分 无动作　　1 分

备注：※ 指痛刺激时的肢体运动反应

睁眼反应：压迫眶上切迹（眉弓处），或捏挤上臂或大腿内侧，观察患者有无睁眼或痛苦表情，不能表达言语患者，如失语、气管切开、语言不通等，观察其身体反应

语言反应：1. 呼唤患者姓名，观察有无睁眼及言语反应
　　　　　　2. 询问其近期生活事件，判断患者是否能正确回答问题

运动反应：指令患者做动作，观察患者能否按指令进行动作

二、机体的反应水平分级

机体的反应水平分级（Reaction Level Scale，RLS 85），RLS 85 的操作流程：唤醒患者，

逐步增加刺激的强度，如叫喊、摇动、强痛刺激，观察患者是否有意识反应。表现至少包括下列四项功能之一：言语反应、眼球的定向运动、遵嘱运动、去除疼痛。有，则意识反应包括：清醒、嗜睡、意识模糊（RLS1~3）；无，则表示昏迷（RLS4~8）（表 1-2）。

表 1-2　机体的反应水平分级（RLS85）

分级	表现
清醒 （RLS 1）	神志清楚，没有反应的延迟 没有嗜睡，定向准确（对于气管插管的患者，机体没有反应延迟的迹象）
嗜睡 （RLS 2）	对轻度刺激的反应 患者处于嗜睡状态，表现有反应的延迟
意识模糊 （RLS 3）	对强刺激的反应 患者被唤醒后，在下列三个问题中至少有一个回答错误： ① 你叫什么名字？② 你在什么地方？③ 现在是哪年哪月？
昏迷 （RLS 4）	对强痛刺激的运动反应，能定位疼痛，但不能去除疼痛 定位疼痛：检查时身体处于平卧位，双臂放于身体的侧面。① 按压乳突的根部，病人的手臂可抬高于胸部的位置；② 按压指甲，病人能移动另一只手超越身体的中线
昏迷 （RLS 5）	有躲避疼痛的动作 躲避疼痛：① 按压乳突的根部，患者能转动面部面向对侧；② 按压指甲，患者虽然不能定位疼痛，但有明显的缩手动作
昏迷 （RLS 6）	强痛刺激时肢体屈曲（去大脑皮质状态） 肢体的屈曲运动：对强痛刺激，腕及肘关节有缓慢而机械屈曲运动，但没有定位或躲避疼痛的动作
昏迷 （RLS 7）	强痛刺激时肢体背伸（去大脑状态） 肢体的背伸运动：对强痛刺激，上肢或下肢出现强直性的背伸 若既有屈曲，又有背伸，则应记为 RLS 6
昏迷 （RLS 8）	强痛刺激时机体没有反应 强痛刺激没有反应：重复给予强痛刺激，患者的上下肢和面部均没有任何反应

陈敬芳 苗琪琪

第二节　镇静评估量表

镇静是重症医学科（Intensive Care Unit，ICU）治疗的重要方法之一，然而，镇静不足或过度均可给患者带来不良影响，如镇静不足导致患者意外拔管，镇静过度导致机械通气时间延长、ICU 留观时间增加等。可见，如何达到理想的镇静目标显得尤其重要。

ICU 护士在镇静治疗中发挥着关键的作用，能及时对患者的镇静程度进行评估，并在第一时间反馈给主管医生，这是非常重要的工作之一。所以，ICU 护士应熟知常用的镇静评估量表，如 Ramsay 镇静量表、Richmond 躁动 – 镇静量表、镇静 – 躁动量表。

一、Richmond 躁动 – 镇静量表

Richmond 躁动 – 镇静量表（Richmond Agitation and Sedation Scale，RASS）（表 1–3）被证实具有良好的信效度，能较好地被临床护士接受，并用来准确评估镇静程度。在 2013 年美国重症医学会新发布的《ICU 成人患者疼痛、躁动、谵妄治疗指南》中，RASS 和 SAS（镇静 – 躁动量表）被推荐为评估 ICU 成人患者镇静深度和质量最有效和最可靠的量表。

评分分为 10 级，从 –5 至 +4 分，分 3 个评估阶段进行。第 1 步，观察病人状态，是否是清醒且平静（0 分）、是否有焦虑或躁动不安（1~4 分）；第 2 步，如病人没有清醒，呼叫病人名字，与评估者对视（–1~–3 分）；第 3 步，如对语言刺激无反应，对患者进行身体刺激（–4~–5 分）。

表 1–3　Richmond 躁动 – 镇静量表

分值	定义	描述
+4 分	攻击性	明显的好斗、攻击行为，对工作人员构成威胁
+3 分	非常躁动	抓或拔除引流管或各种插管，具有攻击性
+2 分	躁动	频繁无目的地活动，人机对抗明显
+1 分	不安	焦虑，活动没有攻击性
0 分	清醒安静	
–1 分	昏睡	对声音刺激保持清醒且目光接触时间 ≥ 10s
–2 分	轻度镇静	对声音刺激保持清醒且目光接触时间 < 10s
–3 分	中度镇静	听从声音指令，但没有目光接触
–4 分	深度镇静	对声音刺激无反应，对身体刺激有睁眼反应
–5 分	无反应	对声音、身体刺激均无反应

指南建议，要定时评估患者的躁动情况，每班至少评估 4 次或者必要时进行评估。推荐使用 RASS 和 SAS 两种量表，使用神经肌肉阻滞剂的患者建议使用脑功能监测的方法评估镇静深度。如果 RASS=1~4 分，或者 SAS=5~7 分，则患者躁动；如果 RASS=0 分，或者 SAS=4 分，则患者清醒且平静；如果 RASS=–2~–1 分，或者 SAS=3 分，则患者轻度镇静；如果 RASS=–5~–3 分，或者 SAS=1~2 分，则患者深度镇静。

指南推荐的镇静目标水平为 RASS=–2~0 分，或者 SAS=3~4 分；如果镇静不足（RASS > 0 分或 SAS > 4 分），首先应评估和治疗疼痛，不存在疼痛时再增加镇静剂量，首选非苯二氮䓬类药物，除非患者存在酒精戒断症状或苯二氮䓬类药物减量反应。如果镇静过度（RASS < –2 分或 SAS < 3 分），则先暂停使用镇静药物直至达到镇静目标，再以原来剂量的 50% 重新开始。护士在其中发挥至关重要的作用，即评估镇静程度，反馈给医生，再根据医嘱调整镇静剂的剂量。

有学者提出标准化的镇静流程，医生根据患者的病情设定每日的镇静目标，护士定

时评估患者的镇静深度，可根据该目标自主调整镇静剂的剂量，取得了较好的临床效果。

二、Ramsay 镇静量表

Ramsay 镇静量表（Ramsay Sedation Scale，RSS）（表 1-4）是临床上使用最为广泛的镇静评分量表，分为六级，分别反映三个层次的清醒状态和三个层次的睡眠状态。Ramsay 评分被认为是可靠的镇静评分标准，但缺乏特征性的指标来区分不同的镇静水平。

表 1-4　Ramsay 镇静评分量表

分值	描述
1 分	患者焦虑、躁动不安
2 分	患者配合，有定向力，安静
3 分	患者对指令有反应
4 分	嗜睡，对轻叩眉间或大声听觉刺激反应敏捷
5 分	嗜睡，对轻叩眉间或大声听觉刺激反应迟钝
6 分	嗜睡，无任何反应

三、镇静 - 躁动量表

镇静 - 躁动量表（Sedation and Agitation Scale，SAS）（表 1-5）相对于 Ramsay 镇静量表对患者镇静状态有更多的分层，被证明是可靠、有效的评分系统，广泛应用于 ICU 患者的镇静评分。

它克服了 Ramsay 评分系统不包括烦躁、兴奋等情况的评分及各级之间划分不清晰的缺点。在 2013 年美国重症医学会新发布的《ICU 成人患者疼痛、躁动、谵妄治疗指南》中，RASS 和 SAS 被推荐为评估 ICU 成人患者镇静深度和质量最有效和最可靠的量表。

表 1-5　镇静 - 躁动量表

分值	定义	描述
7 分	危险躁动	拉拽气管插管，试图拔除各种导管，翻越床栏，攻击医护人员
6 分	非常躁动	咬气管插管，需要保护性约束并反复语言劝阻
5 分	躁动	焦虑或躁动，经言语提示劝阻可安静
4 分	安静合作	安静，容易唤醒，服从指令
3 分	镇静	嗜睡，语言刺激或轻轻摇动可唤醒并能服从简单指令，但又迅速入睡
2 分	深度镇静	通过身体刺激能唤醒，但不能交流或服从指令，能自主活动
1 分	无反应	对恶性刺激无或仅有轻微反应，不能交流及服从指令

陈敬芳　苗琪琪

第三节 疼痛评估量表

1979 年国际疼痛研究学会（International Association for the Study of Pain，IASP）将疼痛定义为：真实存在的或潜在的组织损伤或类似情况所带来的不愉快感觉及情绪体验。

可见疼痛是一种复杂的主观感受，是近年日益受到重视的一个临床问题。ICU 患者在休息或者常规治疗时均可能感到疼痛，据国内学者报道，ICU 患者疼痛发生率高达77.9%。疼痛评估是进行有效疼痛控制的首要环节，不仅可以判断疼痛是否存在，还有助于评价疼痛治疗的效果。

常见的疼痛评估方法如下：语言评分法、视觉模拟法、数字评分法、面部表情评分法、术后疼痛评分法、行为疼痛量表、重症监护疼痛观察工具等。疼痛评估可以采用上述多种方法来进行，但最可靠的是患者的主诉。

一、语言评分法

语言评分法（Verbal Rating Scale，VRS）按从疼痛最轻到最重的顺序以 0（不痛）至10 分（疼痛难忍）的分值来代表不同的疼痛程度，由患者自己选择不同分值来量化疼痛程度。

二、视觉模拟法

视觉模拟法（Visual Analogue Scale，VAS）：用一条 100mm 的水平直线，两端分别定为不痛和最痛。由被测试者在最接近自己疼痛程度的地方画垂线标记，以此量化其疼痛程度。这种方法灵活方便，患者可以自由选择，适合于任何年龄的疼痛患者，且没有特定的文化背景或性别要求。VAS 已被证实是一种评价老年患者急慢性疼痛的有效可靠方法（图 1-1）。

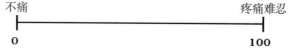

图 1-1 视觉模拟法

三、数字评分法

数字评分法（Numeric Rating Scale，NRS）（图 1-2）：是一个从 0~10 的点状标尺，0 代表不痛，10 代表疼痛难忍，由患者从上面选一个数字描述疼痛。其在评价老年患者急慢性疼痛的有效性及可靠性上已获得证实。

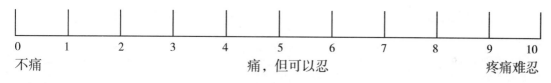

图 1-2 数字评分法

四、面部表情评分法

面部表情评分法（Faces Pain Scale，FPS）（图 1-3）采用面部表情来表达疼痛程度，从左到右六张面部表情，最左边的脸表示无疼痛，依次疼痛越来越重，直至最右边的脸表示极度疼痛。请患者立即指出能反映他疼痛的那张面部表情图。此评估方法适用于 3 岁以上的儿童。

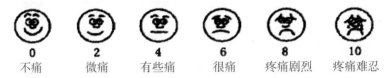

图 1-3　面部表情评分法

五、术后疼痛评分法

术后疼痛评分法（Prince-Henry 评分法）（表 1-6）：该方法主要用于胸腹部手术后疼痛的评估。从 0~4 分共分为 5 级。对于术后因气管切开或保留气管导管不能说话的患者，可在术前训练患者用 5 个手指来表达自己从 0~4 分的选择。

表 1-6　术后疼痛评分法

分　值	描　　述
0 分	咳嗽时无疼痛
1 分	咳嗽时有疼痛
2 分	安静时无疼痛，深呼吸时有疼痛
3 分	安静状态下有较轻疼痛，可以忍受
4 分	安静状态下有剧烈疼痛，难以忍受

六、行为疼痛量表

行为疼痛量表（Behavioral Pain Scale，BPS）（表 1-7）由法国 Payen JF 教授于 2001 年设计，适用于气管插管患者的疼痛评估。包括面部表情、上肢活动、机械通气依从性三个条目，每个条目得分 1~4 分，总分 3~12 分，3 分表示不痛，12 分表示最痛。国内外研究均表明该量表具有较好的信效度。

表 1-7　行为疼痛量表

指　标	描　　述	评　分
面部表情	放松	1 分
	部分紧张	2 分
	完全紧张	3 分
	面部扭曲	4 分

	无	1分
上肢活动	部分弯曲	2分
	完全弯曲且手指屈曲	3分
	持续回缩	4分
	耐受呼吸机	1分
机械通气依从性	咳嗽，大部分时间耐受	2分
	人机对抗	3分
	不能控制通气	4分

七、重症监护疼痛观察工具

重症监护疼痛观察工具（Critical-care Pain Observation Tool，CPOT）（表1-8）由加拿大 Gelinas 教授于2006年设计完成，CPOT与BPS的观察指标相似，同样应用疼痛相关的行为指标进行评估，包括面部表情、身体动作、肌肉紧张度和呼吸机顺应性。

每个方面从0~2分计分，总评分为0（无痛）~8分（最痛）。国内外研究均表明该量表具有较好的信效度。CPOT和BPS是其中研究较全面、评价较好的，且已被美国重症医学会（Society of Critical Care Medicine，SCCM）等多机构联合最新临床实践指南推荐使用。

表1-8 重症监护疼痛观察工具

指标			描述	程度	评分
面部表情			面部表情不紧张	放松，自然状态	0分
			皱眉，眉头深锁，眼周肌肉用力	紧张	1分
			上述所有表情加上眼皮紧闭	表情痛苦	2分
肢体动作			完全不动（并不代表一定不痛）	无动作	0分
			动作缓慢谨慎，轻触抚摸痛处，活动时会留意痛处	警戒	1分
			想拔管、想坐起、拳打脚踢、不听指令、攻击医护人员、想爬下床	躁动	2分
肌张力			被动屈曲上肢无阻力	放松	0分
			被动屈曲上肢有阻力	紧绷僵硬	1分
			有明显阻力，无法完成被动屈曲上肢	非常紧绷僵硬	2分
二选一	插管患者	呼吸机顺应性	通气正常，呼吸机无报警	适应呼吸机	0分
			呼吸机报警可自行停止	咳嗽但可适应	1分
			不协调：人机对抗，呼吸机频繁报警	对抗呼吸机	2分
	拔管患者	声音表达程度	正常谈话语调或无发出声音	正常	0分
			叹气呻吟	叹气呻吟	1分
			哭泣或大哭	哭泣或大哭	2分

第一章 危重症护理评估技术

指南建议疼痛评估应每班至少 4 次，或必要时评估。若患者能自我表达的，首选疼痛评估工具 NRS，对不能自我表达的患者，首选 BPS 或 CPOT。如果 NRS ≥ 4 分，BPS ≥ 6 分或 CPOT ≥ 3 分，则患者存在明显的疼痛。疼痛的治疗应在 30 分钟之内进行，并且需要再次评估。对于 ICU 非神经源性疼痛患者，推荐首选静脉给予阿片类药物，神经性疼痛推荐加巴喷丁与卡马西平，任选一种口服联合静脉阿片类药物治疗，对于创伤性肋骨骨折患者，建议采用胸段硬膜外镇痛。

对于疼痛的预防，推荐 ICU 患者拔除胸腔导管前预先镇痛和（或）采取非药物措施缓解疼痛，对患者行其他有创操作和可能引起疼痛的操作，建议用预先镇痛治疗和（或）采取非药物措施缓解疼痛。临床工作中，ICU 患者疼痛护理效果并不理想，其原因是多方面的，需要我们不断改进，力争取得进步。

陈敬芳 苗琪琪

第四节　谵妄评估

谵妄是一种急性可逆性意识混乱状态，以波动性意识障碍、注意力不集中、思维紊乱或意识水平变化为特征的一种急性脑功能障碍的临床综合征。ICU 谵妄发病率高，进行机械通气的重症患者谵妄发生率为 70%~80%，谵妄可导致患者病死率增加，以及机械通气和住院时间延长。及时发现、密切监测、明确并去除危险因素是 ICU 谵妄处理的关键。

在 2013 年美国重症医学会发布的《ICU 成人患者疼痛、躁动、谵妄治疗指南》中，推荐 ICU 谵妄诊断的意识状态评估法和重症监护谵妄筛查检查表是评估 ICU 成人患者谵妄最有效和可靠的量表。如果患者 RASS 评分为 –3~0 分，则被认为是安静型谵妄；如果患者的 RASS 评分为 1~4 分，则被认为是躁动型谵妄；如果安静型谵妄和躁动型谵妄交替出现，则被认为是混合型谵妄。如果患者的得分为 –4 分或 –5 分，由于患者处于深度镇静或昏迷状态，无法进行谵妄的评估，所以被排除在纳入范围以外。

一、ICU 谵妄诊断的意识状态评估法

ICU 谵妄诊断的意识状态评估法（The Confusion Assessment Method for the diagnosis of delirium in the ICU，CAM-ICU）（表 1-9）主要包含以下几个方面：患者出现突然的意识状态改变或波动，注意力不集中，思维紊乱和意识清晰度下降。

采用 CAM-ICU 评估患者是否发生谵妄分为两个步骤：第一步，使用躁动－镇静评分量表（RASS）评估患者的躁动－镇静水平。假若患者处于深度镇静状态或没有意识反应（即 RASS 为 –5 分或 –4 分）则停止进行谵妄评估。如果评分 ≥ –3 分，则进行下一步。第二步，使用 CAM-ICU 评估患者是否发生谵妄。

该量表包括 4 个诊断特征：①意识状态的急性改变或波动的进程；②注意力不集中；③思维紊乱；④意识水平的改变。

特征1：需要观察患者精神状态是否与基础水平不同，或在过去24h内是否出现意识状态的波动，如果出现上述任意一种情况，则属特征1评定为阳性。

特征2：通过让患者在听到特定数字时握手示意的方法或选出正确图片的方法来筛查其注意力，如果错误超过两个，则属特征2评定为阳性。

特征3：分为两部分考察，一部分为四个常识性是非问题，共有两组问题可以交替使用，每答对一个问题得1分，另一部分要求患者依次完成两个指令动作，完成全部指令得1分，两个部分总分相加小于4分，则属特征3评定为阳性。

特征4：根据患者的RASS评分来判定，RASS得分只要不为0分则评定为阳性。特征1和特征2必须是阳性，加上特征3或特征4为阳性，则CAM-ICU为阳性。

表1-9　ICU谵妄诊断的意识状态评估法

特征1：意识状态的急性改变或波动的进程①或②任一回答"是"则为阳性	阳性	阴性
①患者的意识状态与基础状况相比有急性改变吗？ ②在过去的24h内患者的精神状态是否发生任何波动？以GCS评分或镇静评分（如RASS）或既往谵妄评估的波动作为依据	是	否
特征2：注意力不集中①或②小于8分则为阳性。用注意力检测试验（ASE）来评估注意力——数字法（听力）或图片法（视力） 如果可以，先采用数字法对患者进行检测，如果患者可以配合并且测试得分是清楚的，则可以进行特征3的评估。如果患者无法配合检测，或得分不清楚则要进行图片法的测试	阳性	阴性
①数字法：随机数字"1"测试。对患者解释："我要读10个数字给您听，无论何时，您听到数字'1'的时候，您就握住我的手。"然后用正常的音调按顺序读出数字：8175141136。计分方式：在读"1"的时候患者没有握住手或没有读"1"的时候却握住了手，都是错误的	得分	
②图片法：指导患者看图片，根据回答的对错记录得分	得分	
特征3：思维紊乱 综合（问题+命令）分数小于4分则为阳性	阳性	阴性
①是非题： （任意使用A组或B组，必要时，在连续工作日可交替使用） 　A组　　　　　　　　　　B组 1. 石头会浮在水面上吗？　1. 叶子会浮在水面上吗？ 2. 海里会有鱼吗？　　　　2. 海里会有大象吗？ 3. 一千克是否比两千克重？3. 两千克是否比一千克重？ 4. 你可以用铁锤钉钉子吗？4. 你可以用铁锤砍木头吗？ 得分：回答对一个问题得1分	综合得分： （①+②）	

（续表）

②命令： 对患者说："请举这么多手指"（检查者在患者面前举两个手指） "现在请用另一只手做一样的事。"（不要重复手指的数目） *如果患者双手不能同时活动，则把指令第二部分改为让患者"增加一个手指" 得分：若患者可成功完成整个命令可获得 1 分	综合得分： （①+②）
特征 4：意识水平的改变 若患者 RASS 实际得分不为 0 分，则为阳性	阳性　阴性
CAM-ICU 总体评估（特征 1 和 2 阳性且特征 3 或 4 为阳性）	阳性　阴性

二、重症监护谵妄筛查检查表

重症监护谵妄筛查检查表（the Intensive Care Delirium Screening Checklist，ICDSC）（表1–10）包括 8 个评分项目：①意识状态改变的水平（有 5 个条目，选 A、C 得 1 分，选 B 得 0 分，选 D、E 停止评估）；②注意力不集中（有 3 个条目，任选 1 项得 1 分）；③定向障碍（1 个条目，选择得 1 分）；④幻觉（有 2 个条目，任选 1 项得 1 分）；⑤精神运动性兴奋或迟钝（有 2 个条目，任选 1 项得 1 分）；⑥不恰当的言语或情绪（有 2 个条目，任选 1 项得 1 分）；⑦睡眠 – 清醒周期紊乱（有 3 个条目，任选 1 项得 1 分）；⑧ 24h 内出现症状波动（例如从一个班次到另一个班次以上条目中的症状出现波动，症状出现波动得 1 分），共 8 个条目。

按照每类症状的有无，分别记 1 分或 0 分，最后将各个条目的得分汇总。Bergeron 等的研究表明，ICDSC 总分≥ 4 分可诊断为谵妄阳性，＜ 4 分可诊断为谵妄阴性。

表 1–10　重症监护谵妄筛查检查表

	得分
1. 意识状态改变的水平（A–E）从 A 到 E 中选择一项 A. 对正常刺激反应过激，得 1 分 B. 正常觉醒状态，得 0 分 C. 对轻度和中度刺激有反应，得 1 分；如为使用镇静剂导致则得 0 分，否则得 1 分 D. 对强烈的和重复的刺激（很大的声音和疼痛）有反应（该期间暂时停止评估） E. 没有反应（该期间暂时停止评估）	
2. 注意力不集中，有下列情况者得 1 分 A. 患者很难跟随交谈或遵循指令；或 B. 注意力容易被外界刺激所转移；或 C. 难于转移注意力 　测试：患者的眼光是否能跟随你的指令？	
3. 定向障碍，有下列情况者得 1 分 A. 对时间，地点或人物的任何明显识别错误得 1 分 　测试：患者是否能辨认护理人员？	

4.幻觉，有下列情况者得 1 分 A. 出现幻觉或由于幻觉导致异常行为（幻觉 = 感知到根本不存在的事物）；或 B. 错觉或现实验证明显异常。（错觉 = 对错误的认知坚信不疑） 　测试：患者是否看见不存在的事物？患者是否对周围的人和物产生恐惧感？	
5.精神运动性兴奋或迟钝，有下列情况者得 1 分 A. 过度兴奋，需要使用镇静剂或固定手段来防止潜在的危险（如拔掉留置静脉 　针，伤害医务人员）或 B. 活动减退或临床上明显的神经运动性迟钝	
6.不恰当的言语或情绪，有下列情况者得 1 分 A. 不恰当的、紊乱的或不连贯的言语；或 B. 对事物或所处境遇表现出不恰当的情绪 　测试：患者是否对当前的临床状况非常淡漠？	
7.睡眠 – 清醒周期紊乱，有下列情况者得 1 分 A. 一天中的睡眠时间少于 4h；或 B. 夜间经常醒（不指被医务人员唤醒或被杂音吵醒）；或 C. 一天中的多数时间处于睡眠状态	
8.症状波动，有下列情况者得 1 分 24h 内出现症状波动（例如：从一个班次到另一个班次以上条目中的症状出现 波动）	
ICDSC 总分（1~8 条相加）	

发生谵妄的危险因素：①既往罹患痴呆；②高血压和（或）酗酒病史；③住 ICU 时病情严重；④昏迷；⑤使用苯二氮䓬类药物。

谵妄的预防措施：①尽可能早期活动以减少谵妄发生，缩短谵妄持续时间；②采用多种方法促进成年 ICU 患者的睡眠，包括优化环境、控制光线和噪音、集中进行医疗护理工作和减少夜间刺激以保护患者的睡眠周期。

第五节　创伤评分工具

创伤（trauma）的含义可分为广义和狭义两种。广义的创伤也称为损伤（injury），是指人体受外界某些物理性（如机械性、高热、电击等）、化学性（如强酸、强碱、农药及毒剂等）或生物性（虫、蛇、犬等动物咬蜇）致伤因素作用以后所出现的组织结构的破坏和（或）功能障碍。狭义的创伤指机械性致伤因素作用于机体造成组织结构完整性的破坏和（或）功能障碍。

创伤严重程度评分（trauma scaling）简称创伤评分，是以计分的形式来估算创伤的严重程度，即应用量化和权重处理的患者生理指标或诊断名称等作为参数，经数学计算以显示伤情严重程度及预后的方法。创伤评分可以量化标准来判定伤员损伤的严重程度，指导创伤救护，预测创伤结局及评估救护质量。其中常用的创伤评分如下。

第一章　危重症护理评估技术

一、简明创伤分级法

简明创伤分级法（Abbreviated Injury Scale，AIS）是以解剖学为基础对器官、组织损伤进行量化的损伤严重程度评分法，由诊断编码和损伤评分两部分组成。

AIS 评分具体指标：查阅 AIS 编码手册，可以发现每一个伤员的伤情都可用一个 7 位数字表示，记为小数形式"××××××.×"。小数点前的六位为损伤的诊断编码，小数点后的一位数为伤情评分（有效值 1~6 分）。

左起第 1 位数字表示身体区域，用 1 至 9 分别代表头部（颅和脑），面部（包括眼和耳），颈部，胸部，腹部及盆腔脏器，脊柱（颈、胸、腰），上肢，下肢、骨盆和臀部，体表（皮肤）和其他未特别指明的部位。

左起第 2 位数字代表解剖类型，用 1 至 6 分别代表全区域、血管、神经、器官（包括肌肉或韧带）、骨骼、头 – 意识丧失。例如前两位为 42 表示胸部血管损伤。

左起第 3、4 位数字代表具体受伤器官代码，各个器官按照英文名称的第一个字母排序，序号为 02 至 99。如肝脏排为第 18 位，编码为"5418××.×"。

左起第 5、6 位数字表示具体的损伤类型、性质或程度（按轻重顺序），从 02 开始，用两位数字顺序编排以表示具体的损伤，同一器官或部位，数字越大代表伤势越重。

左起第 7 位表示损伤严重性的代码，共分为六级，AIS1 为轻度伤，AIS2 为中度伤，AIS3 为较严重伤，AIS4 为严重伤，AIS5 为危重伤，AIS6 为极重伤。而器官或部位不明确或资料不详的损伤编码为 AIS9。

AIS 评分的几个基本原则：以解剖学损伤为依据，每一处损伤都应有一个 AIS 评分。AIS 是对损伤本身以严重度分级，不涉及其后果，评分要求损伤资料确切具体，否则无法进行编码和确定其值。AIS 评分值与各系统损伤严重度记分之间呈非线性关系，不能由后者简单相加或平均后求得，故仅适用于单个损伤的评定，不能评定多发伤。以上编码的应用较难掌握，实际编码应用评分工具。

二、损伤严重度评分

损伤严重度评分（Injury Severity Score，ISS）（表 1–11）是以解剖损伤为基础的相对客观和容易计算的方法，适用于多部位、多发伤和复合伤的伤情评估。其评分方法把人体分为 6 个区域，并进行编码，选择其中损伤最严重的 3 个区域，计算出每一区域的最高 AIS 值的平方，三个值相加即为 ISS 值。ISS 的有效范围为 1~75 分，ISS 分值越高，创伤越严重，死亡率越高。一般将 ISS 为 16 分作为重伤的解剖标准，其死亡率为 10%。ISS < 16 分，定为轻伤，死亡率较低。ISS ≥ 16 分为重伤，ISS ≥ 25 分为严重伤。

如某伤者头部有 2 处伤，伤情为 1，2。胸部有 2 处伤，伤情为 2，3。腹部有 3 处伤，伤情为 1，3，4。故 ISS 即全身 3 处最严重创伤的 AIS 编码数的平方值相加，即 $2^2+3^2+4^2=29$。但 ISS 也有其不完善的地方，如它不能反映伤员的生理变化、年龄、伤前健康状况对损伤程度和预后的影响，以及对身体同一区域严重多发伤权重不足等。

表 1-11 损伤严重度评分

编码	区域	编码	区域
1	头部或颈：脑、颈髓、颅骨、颈椎骨、耳	4	腹部或盆腔脏器、腰椎
2	面部：口、眼、鼻和颌面骨骼	5	肢体或骨盆、肩胛骨、骨盆带
3	胸部：内脏、横膈、胸廓、胸椎	6	体表

三、新损伤严重度评分

新损伤严重度评分（New Injury Severity Score，NISS）是身体任何区域包括同一区域，3 个最高 AIS 分值的平方和。多数研究结果显示 NISS 优于 ISS，特别是在生存判断参数角度比较时，在某些方面两者具有等效性。总之，无论在成人或儿童 NISS 均能够显示出其优越性，且计算方法更加简便，有替代 ISS 的可能。

四、急性生理学与慢性健康评分 II

急性生理学与慢性健康评分（Acute Physiology And Chronic Health Evaluation，APACHE）（表 1-12）系统是目前常用的 ICU 危重创伤患者定量评估病情的方法，也是对患者病情严重程度和预测预后较为科学的评估体系，它不仅能客观评价危重症患者面临死亡或严重并发症的危险，还广泛用于评价治疗措施、抢救质量、资源利用、ICU 周转率、患者预后、医护工作质量等。该系统由 Knaus 等建立，先后有 APACHE Ⅰ ~ Ⅳ，目前最常用的是 APACHE Ⅱ。

APACHE Ⅱ 评分是由反映急性疾病严重程度的急性生理评分（Acute Physiology Score，APS）、年龄评分和患病前的慢性健康状况评分 3 部分组成。

急性生理评分为入 ICU 后的第一个 24h 内的最差的 12 项生理参数评分，每项 0~4 分，总分值 0~60 分；年龄 0~6 分；慢性健康评分 0~5 分。3 部分之和即为 APACHE Ⅱ 总分，总分 0~71 分。其分值与病情严重程度密切相关，分值越大，伤情越重，死亡危险性越大。当 APACHE Ⅱ 为 20 分时，院内预测死亡率为 50%，为重症点，< 10 分预测医院死亡的可能性小，≥ 35 分时死亡率高达 84%，而实际 55 分以上者基本没有。APACHE Ⅱ 对死亡率的预测和病情严重程度判断有较好的准确度。

表 1-12 APACHE Ⅱ 评分

A. 年龄	≤ 44 □ 0 分 　 45~54 □ 2 分 　 55~64 □ 3 分 65~74 □ 5 分 　 ≥ 75 □ 6 分
B. 有严重器官系统功能不全或免疫损害	非手术或择期手术后 　 □ 2 分 不能手术或急诊手术后 □ 5 分 　 无上述情况 □ 0 分
C. GCS 评分	=15 分 – 实际 GCS

（续表）

D. 生理指标	分值				
	+4 分	+3 分	+2 分	+1 分	0 分
a. 肛温（℃）	≥ 41 ≤ 29.9	39~40.9 30~31.9	32~33.9	38.5~38.9 34~35.9	36~38.4
b. MAP（mmHg）	≥ 160 ≤ 49	130~159	110~129 50~69		70~109
c. 心率（次 /min）	≥ 180 ≤ 39	140~179 40~54	110~139 55~69		70~109
d. 呼吸（次 /min）	≥ 50 ≤ 5	35~49	6~9	25~34 10~11	12~24
e. PaO₂（mmHg）（FiO₂<50%） AaDO₂（FiO₂>50%）	< 55 ≥ 500	55~60 350~499	 200~349	61~70	> 70 < 200
f. 动脉血 pH	≥ 7.7 < 7.15	7.6~7.69 7.15~7.24	7.25~7.32	7.5~7.59	7.33~7.49
g. Na⁺（mmol/L）	≥ 180 ≤ 110	160~179 111~119	155~159 120~129	150~154	130~149
h. K⁺（mmol/L）	≥ 7 < 2.5	6~6.9	2.5~2.9	5.5~5.9 3~3.4	3.5~5.4
i. 肌酐（μmol/L）	≥ 3.5	2~3.4	1.5~1.9 < 0.6		0.6~1.4
j. 血细胞比容（%）	≥ 60 < 20		50~59.9 20~29.9	46~49.9	30~45.9
k. WBC（10⁹/L）	≥ 40 < 1		20~39.9 1~2.9	15~19.9	3~14.9

$D.生理指标$ — e 项为 PaO_2（mmHg）（$FiO_2<50\%$）、$AaDO_2$（$FiO_2>50\%$）；g 项为 Na^+；h 项为 K^+；k 项为 WBC（10^9/L）。

【相关链接】

1. 数据采集应为患者入 ICU 或抢救开始后 24h 内最差值。

2. B 项中"不能手术"应理解为由于病情危重而不能接受手术治疗者。

3. 严重器官功能不全指①心：心功能Ⅳ级；②肺：慢性缺氧、阻塞性或限制性通气障碍、运动耐力差；③肾：慢性透析者；④肝：肝硬化、门静高压、有上消化道出血史、肝昏迷、肝衰竭史。

4. 免疫损害：如接受放疗、化疗，长期或大量激素治疗，有白血病、淋巴瘤、艾滋病等。

5. D 项中的 MAP 为平均动脉压 =（收缩压 +2× 舒张压）/3，若有直接动脉压监测则记直接动脉压。

6. 呼吸频率应记录患者的自主呼吸频率。

7. 如果患者是急性肾衰竭，则血清肌酐一项分值应在原基础上加倍（×2）。

8. 血清肌酐的单位是 μmol/L 时，与 mg/dL 的对应值如下：

mg/dL	3.5	2~3.4	1.5~1.9	0.6~1.4	0.6
μmol/L	305	172~304	128~171	53~127	53

陈敬芳 苗琪琪

第六节 压疮评估工具

压疮是长期卧床患者或躯体移动障碍患者皮肤易出现的最严重问题,具有发病率高、发展快、难治愈及易复发的特点,一直是医疗和护理领域的难题。是否发生压疮已成为评价护理质量的指标之一。

护士可以通过评分方式对患者发生压疮的危险因素进行定性和定量的综合分析,由此判断其发生压疮的危险程度。其目的在于筛查压疮发生的高危人群,根据评估结果制定并采取有效的预防措施,减少或消除压疮发生的危险因素,从而降低压疮预防护理工作的盲目性和被动性,提高压疮预防护理工作的有效性和护理质量。

常用的危险因素评估量表包括 Braden 压疮风险评估量表、Norton 压疮风险评估量表、改良 Norton 压疮风险评估量表、Waterlow 压疮风险评估量表等。

一、Braden 压疮风险评估量表

Braden 压疮风险评估量表(表 1-13)由 6 个被认为是压疮发生最主要的危险因素构成,即从患者的感觉、移动、活动能力 3 个因素和影响皮肤耐受力的 3 个因素(皮肤潮湿、营养状况、摩擦力和剪切力)6 个方面来进行评估。总分值范围 6~23 分,得分越低,说明发生压疮的危险性越高。

判断压疮发生的危险性。①轻度危险:15~16 分(年龄 ≥ 70 岁时分值 15~18 分为轻度危险);②中度危险:13~14 分;③高度危险:≤ 12 分。

评估频率:首先,患者入院后由责任护士评估记录。评分 ≤ 12 分需要填写压疮预警报告表。①评分 13~16 分,每周 2 次评估记录;② ICU 患者和评分 ≤ 12 分的患者每日进行评估记录;③病情变化时要随时评估。

表 1-13 Braden 压疮风险评估量表

项目 / 分值	1 分	2 分	3 分	4 分
感觉:对压力相关不适的感受能力	完全受限	非常受限	轻度受限	未受限
潮湿:皮肤暴露于潮湿环境的程度	持续潮湿	潮湿	有时潮湿	很少潮湿
活动力:身体活动程度	限制卧床	坐位	偶尔行走	经常行走
移动力:改变和控制体位的能力	完全无法移动	严重受限	轻度受限	未受限
营养:食物摄取状态	非常差	可能缺乏	充足	丰富
摩擦力和剪切力	有问题	有潜在问题	无明显问题	/

二、压疮风险评估量表

Norton 压疮风险评估量表(表 1-14)评估 5 个方面的压疮危险因素:身体状况、精神状态、活动能力、灵活程度及失禁情况,特别适用于对老年患者的评估。总分值范围

5~20 分，分值越少，表明发生压疮的危险性越高。评分 ≤ 14 分，提示有发生压疮的风险。由于此评估表缺乏营养状态的评估，故临床使用时需要补充相关内容。

表 1-14　Norton 压疮风险评估量表

分值 / 项目	身体状况	精神状态	活动能力	灵活程度	失禁情况
4 分	良好	思维敏捷	可以走动	行动自如	无失禁
3 分	一般	无动于衷	需协助	轻微受限	偶有失禁
2 分	不好	不合逻辑	坐轮椅	非常受限	经常失禁
1 分	极差	昏迷	卧床	不能活动	二便失禁

三、Waterlow 压疮风险评估量表

Waterlow 压疮风险评估量表（表 1-15）内容包括性别、年龄、体形、体重与身高、皮肤类型、控便能力、运动能力、食欲、心血管及全身情况、营养缺乏及药物治疗 9 大方面，累计 <10 分者为无危险，10~14 分为轻度危险，15~19 分为高度危险，20 分以上为非常危险。适合外科手术患者使用。

表 1-15　Waterlow 压疮风险评估量表

项目	具体内容及分值	得分
性别	男 1 分；女 2 分	
年龄	14~49 岁 1 分；50~64 岁 2 分；65~74 岁 3 分；75~80 岁 4 分；＞ 81 岁 5 分	
皮肤类型	健康 0 分；略薄 1 分；干燥 1 分；水肿 1 分；潮湿 1 分；颜色差 2 分；裂开或红斑 3 分	
体形	正常 0 分；大于正常 1 分；肥胖 2 分；小于正常 3 分	
组织营养不良	恶病质 8 分；多脏器衰竭 5 分；单脏器衰竭 5 分；外周血管病 5 分；贫血 – 血红蛋白 ＜ 80g/L 2 分；吸烟 1 分	
失禁情况	完全控制 0 分；偶有失禁 1 分；尿或大便失禁 2 分；大小便失禁 3 分	
运动能力	完全 0 分；烦躁不安 1 分；冷漠 2 分；限制 3 分；迟钝 4 分；固定 5 分	
食欲	中等 0 分；差 1 分；鼻饲 2 分；流质 2 分；禁食 3 分；厌食 3 分	
手术	整形外科或脊柱 5 分；手术时间 >2h 5 分；手术时间 >8h 6 分	
神经功能障碍	运动或感觉缺陷 4~6 分；糖尿病 4~6 分；截瘫 4~6 分；心脑血管疾病 4~6 分	
药物治疗	类固醇、细胞毒性药、大剂量抗生素 4 分	
总分		

四、改良 Norton 压疮风险评估量表

改良 Norton 压疮风险评估量表（表 1-16）评估 9 个方面的压疮危险因素：年龄、配合程度、皮肤状况、其他疾病、生理状况、精神状态、活动程度、灵活程度、失禁情况。

总分 9~36 分，9~13 分为非常危险，至少每 3 天评估一次，同时应填报压疮预警报告表；14~18 分为高度危险，每 3~5 天评估一次；19~23 分为中度危险，每 3~5 天评估一次；24~25 分为低度危险，每周评估一次。适合内科患者使用。

表 1-16　改良 Norton 压疮风险评估量表

分值/项目	年龄（岁）	配合程度	皮肤状况	其他疾病	生理状况	精神状态	活动程度	灵活程度	失禁情况
4 分	＜10	完全	尚好	无	好	警觉	走动	完全	无
3 分	＜30	较少	干燥脱屑	抵抗力下降、发热、糖尿病	一般	情感平淡	帮助下走动	轻微受限	偶有
2 分	＜60	部分	脱屑	多发性肝硬化、肥胖病	较差	情绪烦躁	轮椅范围	非常受限	经常
1 分	≥60	不能	伤口过敏、破口	动脉栓塞	很差	昏迷	昏迷	固定	完全

陈敬芳　苗琪琪

第七节　肌力评分

肌力评分方法适用于所有人，简单且易于记忆。检查时嘱患者做肢体伸屈运动，肌力指肌肉运动时的最大收缩力。临床常用六级分级法来作为肌力评定的标准，检查者从相反方向给予阻力，测试患者对阻力的克服能力，注意两侧进行比较。肌力的记录采用 0~5 级的六级分级法（表 1-17）。

表 1-17　肌力分级

分　级	临床表现
0 级	肌肉无任何收缩（完全瘫痪）
1 级	肌肉可轻微收缩，但不能产生动作（不能活动关节）
2 级	肌肉收缩可引起关节活动，但不能抵抗地心引力，不能抬起肢体
3 级	肢体能抵抗重力离开床面，但不能抵抗阻力
4 级	肢体能做抗阻力动作，但未达到正常
5 级	正常肌力

陈敬芳　苗琪琪

第八节 深静脉血栓风险评分

深静脉血栓临床评估简易模式，又称 Wells 评分（表 1–18），由 Wells 构建，于 1997 年发表的首个以评分方式来评估深静脉血栓形成（Deep Vein Thrombosis，DVT）风险的量表，该量表可以很好地帮助医护人员预测患者发生 DVT 的风险。经欧洲多个医疗中心论证该方法较为可靠，在欧美国家已广泛应用，但在我国尚未推广应用。

前 9 个条目正向评分，第 10 条反向评分。如果符合表中条目所述的内容，则前 9 个条目赋值为 1 分，第 10 条赋值为 –2 分。如不符合条目所述的内容赋值为 0。将各条目所评的分数相加，得到总分，总分 ≥ 3 分发生 DVT 的可能性为高度可能；1 或 2 分为中度可能；≤ 0 分为低度可能。

表 1–18 深静脉血栓临床评估简易模式

分 值	临床指标
1 分	肿瘤活动期（治疗中，在前 6 个月内接受治疗，接受姑息治疗）
1 分	偏瘫，轻瘫，最近实施下肢石膏固定
1 分	近期卧床 ≥ 3d，12 周内在全身麻醉或局部麻醉下接受大手术
1 分	沿深静脉走行的局部疼痛
1 分	全小腿水肿
1 分	小腿水肿超过对侧 3cm 以上（胫骨下为 10cm）
1 分	患肢出现可凹性水肿
1 分	出现浅静脉侧支（不曲张）
1 分	DVT 既往史
–2 分	至少与 DVT 类似的其他诊断

陈敬芳 苗琪琪

第九节 危重症患者安全转运护理

危重症患者病情复杂多变，常需在院内进行转运，以获取更好的救治条件。危重患者转运时间虽短，但也有可能发生全身各系统不同程度的并发症，以及管道脱落、坠床、药物给予延迟等不良事件。不规范的转运流程可能导致患者发生意外和死亡，导致医患关系紧张，甚至产生法律纠纷。如何将患者安全地转运到相关科室是危重患者救治生命链中的重要环节。

医院转运工作主要包括三个方面：第一，普通科室患者病情恶化需转运至 ICU 继续治疗；第二，急诊危重患者经抢救治疗后转至 ICU 或普通病房继续治疗；第三，全院各科危重患者因诊治需要必须到检查科室进行检查。

为了指导患者转运的具体工作，纠正转运流程中的不规范行为，在转运过程中重点关注以下几个方面：转运前风险评估、转运前沟通、转运前准备、途中监护、转运后交接、返回病房等环节。

一、转运前风险评估

1. 病情评估：由主管医生凭借自己所学的知识和经验对病情进行充分评估，确认病情稳定才能下达转运医嘱。否则，不能立即转运。

2. 转运途中风险评估：评估转运途中可能出现的病情变化，如急性呼吸衰竭、心搏骤停、心律失常等情况，评估监测装置、各管道等可能出现的情况，如监测设备发生故障、管道脱落、管道打折等。

3. 患者及家属心理评估：了解患者及家属的心理状况，以进行适当安慰。

二、转运前沟通

1. 与家属、患者沟通：主管医生向家属说明转运目的、必要性、所转科室、转运途中可能出现的各种风险及转运的实施方法，取得家属理解配合，家属签字同意后方可转运。主管护士向患者及其家属做好解释并说明途中注意事项，取得患者及其家属的配合，解除患者的心理疑虑，缓解患者的焦虑与恐惧。

2. 与目的科室沟通：电话联系目的科室，简要介绍病情并确定转运时间，目的科室根据病情做好设备、人员、诊疗措施等准备。

3. 与绿色通道沟通：通知电梯的工作人员，告知等候时间，保证绿色通道的畅通，减少等候时间。

三、转运前准备

1. 转运人员准备：危重患者转运一般需主管医生、主管护士与家属一同前往，必要时需住院总医师同行。医生和护士必须了解患者病情，且其中一名医护人员应熟练掌握急救技术，有丰富的转运经验和突发事件处理能力。

2. 药物及物品的准备：根据患者病情准备相关药物，如肾上腺素、阿托品、升压药、抗心律失常药、镇静药等常用抢救药物；根据病情准备急救物品，如氧气枕、呼吸球囊及加压面罩、便携式呼吸机和吸痰器、吸痰管、注射器、口咽通气管、便携式监护仪、带电微量泵、头皮针、输液管、听诊器等；根据病情选择合适的转运工具（轮椅、平车、病床等），使用前检查其性能。

3. 患者预处理：建立静脉通路，有输液的合理安排输液，保证静脉通畅；清理呼吸道分泌物、保持呼吸道通畅，有人工气道的加强固定；有各种管道者，检查各管道连接是否紧密，放空引流袋，根据病情需要决定是否予以夹闭和妥善固定；进行病情再评估，记录转运前瞳孔、意识、生命体征等情况，为转运途中病情变化做对照，填写转运交接单。转科患者注销各种治疗、护理卡，清算账目，检查并整理病历，确认页码齐备、签名齐全，无缺漏。整理患者生活用品、自备药及特殊检查报告等。

4. 患者过床搬运：所有准备工作做好以后，对于需要搬运的患者，先取下患者身上监护仪的各类导联线，将便携式监护仪连至患者身上，待数据稳定显示就可转运。根据病情选择合适的搬运方法，分工明确。把患者搬运上平车后将防护栏装好，方可转运。

四、途中监护与护理

1. 转运人员分工：医务人员站在患者的头侧，密切观察患者的病情变化，医生主要监管患者途中给氧及呼吸球囊辅助呼吸，护士负责途中病情监护及管理患者的输液和各类导管。家属站在患者脚侧，负责平车运送。

2. 密切观察病情变化：运送途中应密切观察患者意识、瞳孔、血氧饱和度、面色、生命体征、监测患者的心率和心律。当监护仪数据异常时，要注意识别是病情变化还是监护仪故障。一旦出现紧急事件，应就地处理，并做好记录。

3. 保暖与安全：应注意全身保暖。患者烦躁时给予约束具约束等处理。用平车转送需拉上两侧护栏，防止患者坠床。

4. 各管道护理：保持静脉输液通路通畅，根据医嘱随时调整药物剂量和输液速度；引流管应妥善固定，安全放置，防止管道扭曲、受压、堵塞、漏液，保证未夹闭的引流管有效引流。

5. 保持呼吸道通畅，给氧，必要时清理气道。有人工气道者，防止气管导管、呼吸机导管脱落，人工气囊辅助时要注意按压频率及幅度。

6. 安全合适的体位：取半卧或平卧位，使患者的头偏向一侧，防止呕吐物误吸，有颈椎损伤的予颈托固定，有脑脊液耳漏者头偏向患侧等。尽可能避免剧烈的震荡，上下坡时保持头高位，推床时防止过快、过猛。

7. 心理护理与人文关怀：转运途中对患者及家属应及时给予心理安慰和指导，根据患者的病情适当做好解释，减轻心理负担。

五、转运后交接

护送人员将患者送到目的科室后，双方医护人员共同安置患者，摆放体位、固定引流管、连接监护仪等。双方交接患者病情、生命体征、主要的治疗与护理情况，转运途中的病情变化、处理、心理状态、病历等，接收科室的医护人员了解情况后，签字确认。可参考 ICU 患者转科护理评估表（表 1–19）。

外出检查的患者检查过程中应严密观察病情变化，保持呼吸道通畅，妥善固定引流管防止发生脱落及扭曲。如果有使用人工气囊辅助呼吸的，应由医务人员在旁操作，一旦出现紧急事件，应立即停止检查并进行紧急处理。

六、返回病房

转运结束后返回病房，清点收拾用物及设备，消毒后放回原处备用。转运途中若有抢救，书写抢救记录，并让参与抢救者签字。外出检查的患者返回病房后将患者搬运至病床上，连接呼吸机、监护仪并处置各类管道等；记录各类监护数据、病情变化、外出和返回的时间；向上级医生汇报患者在外出检查过程中的情况。

表 1-19 ICU 患者转科护理评估表

| 姓名： | 性别： | 年龄： 岁 | 床号： | 住院号： |

| 转入时间：　年　月　日　时　分　　　出科时间：　年　月　日　时　分 |
| 留科天数：　　　　　　　　　　　　　　转入科室： |

| 出科诊断： | 手术： |

<table>
<tr><td>生命体征</td><td colspan="5">转出时：T　℃；HR　次/min；R　次/min；BP　/　mmHg；SpO$_2$　%
入科时：T　℃；HR　次/min；R　次/min；BP　/　mmHg；SpO$_2$　%</td></tr>
<tr><td>神经系统</td><td colspan="5">神志：清醒□　嗜睡□　昏睡□　昏迷□
瞳孔：左　mm 对光反射；右　mm 对光反射</td></tr>
<tr><td rowspan="2">导管</td><td>部位</td><td>A 导管</td><td>V 导管</td><td>中心静脉导管</td><td>气管导管</td><td>其他</td></tr>
<tr><td>日期</td><td></td><td></td><td></td><td></td><td></td></tr>
<tr><td rowspan="2">引流管</td><td>部位</td><td>胃管</td><td>尿管</td><td>胸腔引流管</td><td>腹腔引流管</td><td>其他</td></tr>
<tr><td>日期</td><td></td><td></td><td></td><td></td><td></td></tr>
</table>

<table>
<tr><td rowspan="11">患者情况</td><td>饮食</td><td colspan="4">禁食□　流质□　ml/24h　半流质□　普食□　其他□</td></tr>
<tr><td>排泄</td><td>小便</td><td>自解□
持续导尿□</td><td>大便</td><td>未排/已排：末次日期：
腹泻□　失禁□</td></tr>
<tr><td>皮肤</td><td colspan="4">正常□　脱水□　水肿□　黄疸□　苍白□　紫绀□
出血点□　瘀斑□　湿冷□　其他□</td></tr>
<tr><td>褥疮</td><td colspan="4">无/有：部位面积：
分期：Ⅰ期　Ⅱ期　Ⅲ期　Ⅳ期</td></tr>
<tr><td>运动</td><td colspan="4">翻身：次/h　　半卧位
下床活动：次/24h　其他：</td></tr>
<tr><td>自理</td><td colspan="4">基本自理□　　协助□　　部分依赖□　　完全依赖□</td></tr>
<tr><td>沟通</td><td colspan="4">正常□　　障碍：书面□　提示□　聋哑□　丧失□</td></tr>
<tr><td>情绪</td><td colspan="4">稳定□　悲哀□　易激动□　焦虑□　孤独□　恐惧□　淡漠□　无□</td></tr>
</table>

感染状况	血培养	痰培养	尿培养	大便培养	导管培养	其他

| 带出物品 | X 线□　CT □　MRI □　DSA □
病服：一件/一套　　　假牙：上/下　　　其他： |

| 备注： |

| ICU 转出交班者签名： | 转入科室接班者签名： |

第一章　危重症护理评估技术

表 1-20 危重症患者转运风险评估表

姓名： 年龄： 性别： 诊断： （以下评分或所选项目以√表示，无发生项目取最高分） 病情与风险评估
生命体征：T P R BP 稳定 5 分；药物或仪器维持稳定 3 分；高危状态 1 分 得分（ ）
神志：清醒 5 分；昏睡或谵妄 3 分；昏迷或躁动 1 分 得分（ ）
瞳孔：正常 5 分；不等大对光反射存在或消失或等大（针尖样），对光反射消失 3 分； 散大，对光反射消失 1 分 得分（ ）
静脉通道：无静脉通道 5 分；用头皮针或浅静脉留置针通道 1~2 条 3 分； 用深静脉留置针通道或静脉通道 ≥ 3 条 1 分 得分（ ）
各种通道（脑室引流管、胃管、气管插管、氧气管、胸腔引管、尿管等） 无通道 5 分；有 1~3 条管道 3 分；有三条以上管道 1 分 得分（ ）
气道支持：无采取气道支持措施 5 分； 通气导管或面罩供氧通气或气管插管与切开供氧通气 3 分； 气管插管或气管切开呼吸机辅助通气 1 分 得分（ ）
出血部位固定：不需要 5 分；普通止血包扎 3 分；加压包扎止血或止血带止血 1 分 得分（ ）
卧位（无采取气道支持措施）：自由体位 5 分；平卧头侧位或半卧位 3 分；端坐、平卧头后仰位 或头低足高位 1 分 得分（ ）
头部、脊柱、肢体保护：自由体位 5 分；绝对卧床限制活动 3 分；上颈托或脊椎板 1 分 得分（ ）
移动患者的方式：指导协助下挪动 5 分；需要 2 人或 2 人以上搬动 3 分；需要 3 人或 3 人以上平 行同轴搬动 1 分 得分（ ）
患者安全防护：只上床栏 5 分；上床栏及四肢约束 3 分；上床栏及全身约束 1 分 得分（ ）
呼吸机：无 5 分；指标正常 4 分；1 项指标异常报警 3 分；2 项指标异常报警 1 分 得分（ ）
监护仪：无 5 分；指标正常 4 分；1 项指标异常报警 3 分；2 项指标异常报警 1 分 得分（ ）
转运要求（请选择） （ ）得分 < 30 分，转运风险高：医生护士严密监护下转运，告知家属风险，携带急救物品做好急救 准备，主管医生对患者再次评估并提出处理意见 （ ）得分 < 30~40 分，转运风险较高：由医生护士监护下转送，告知家属风险；做好应急准备，预 先联系相关科室 （ ）得分 < 41~50 分，转运风险一般：医生护士陪同下转送，高度重视并做好相应的预防措施 （ ）得分 > 50 分，转运风险小：护士转送，做好相应的预防措施
需要携带哪些仪器及药物转运 1.呼吸机（ ） 2.监护仪（ ） 3.除颤仪（ ） 4.氧气袋（ ） 5.呼吸球囊（ ） 6.吸痰机（ ） 7.安定（ ） 8.平衡液（ ） 9.保暖工（ ） 10.急救箱（ ） 11.携带其他用物（ ）
注：凡医嘱开具危重患者需要外出检查、诊疗、转科，需在转运前 10min 由高级责任护士进行风险评估， 满分 65 分。根据评分，选择转运要求与需携带物资。 　　高级责任护士签名： 时间： 年 月 日

陈敬芳 苗琪琪

第二章 呼吸系统护理技术

第一节 口咽、鼻咽通气管的使用

【目的】1. 解除呼吸道梗阻，呼吸道分泌物较多不易吸出者便于吸引。

2. 癫痫或抽搐时保护舌齿，避免咬伤，用于气管插管患者，防止气管插管被咬。

【操作者资质】培训合格的护士。

（一）通气管结构

1. 口咽通气管结构（图2-1）。

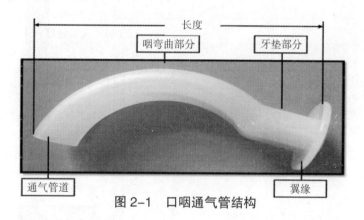

图 2-1　口咽通气管结构

2. 鼻咽通气管结构（图2-2）。

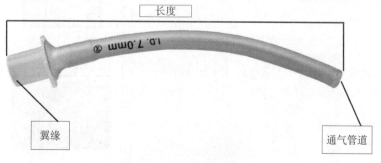

图 2-2　鼻咽通气管结构

（二）操作流程

操作流程	要点说明

评估：

1. 核对患者身份

2. 评估患者病情、意识、气道及呼吸状况、口腔及鼻腔黏膜情况、既往病史。重点评估患者是否有留置口咽、鼻咽通气管指征，以及有无禁忌证

告知：

清醒患者： 告知患者留置口咽、鼻咽通气管的目的、方法及可能带来的不适及配合方法

昏迷患者： 向家属解释留置口咽、鼻咽通气管的目的、方法及注意事项等

准备：

用物准备： 选择合适型号的口咽、鼻咽通气管，以及纱布、石蜡油、胶布、压舌板、吸氧装置，根据病情备吸痰装置，置入鼻咽通气管时需备血管收缩药和局部麻醉药，如呋麻合剂或麻黄素稀释液、利多卡因等

患者准备：

1. 彻底清除口腔、鼻腔分泌物、呕吐物

2. 体位准备：放平床头，患者取平卧位，头后仰，使上呼吸道三轴线（口、咽、喉）尽量保持在同一直线上

操作者准备：

护士洗手，戴口罩、帽子和手套。医护人员可能被患者喷溅的痰液污染时，需戴护目镜或防护面罩，穿隔离衣，为躁动不配合患者置入口咽、鼻咽通气管时，需两名护士合作（A 护士置入口咽、鼻咽通气管，B 护士固定患者头部）

1. 适应证

（1）**口咽通气管适应证：** 呼吸道梗阻患者；呼吸道分泌物较多不易吸出者；癫痫或抽搐者；气管插管患者，防止气管插管被咬

（2）**鼻咽通气管适应证：** 呼吸道梗阻患者；呼吸道分泌物较多不易吸出者；呼吸困难通过鼻咽通气管进行氧气吸入者；需反复经鼻腔吸引者，防止鼻腔黏膜破损；牙关紧闭不能经口吸痰患者；口腔科手术后的麻醉护理

2. 禁忌证

（1）**口咽通气管禁忌证：** 喉头水肿、气管内异物、哮喘、咽反射亢进等患者禁用口咽通气管。口腔内门前四颗牙具有折断或脱落危险的患者一般情况下禁用，如需置入，可采取侧卧位放置口咽通气管，以防牙齿脱落掉入咽腔吸入气管内引起窒息

（2）**鼻咽通气管禁忌证：** 鼻息肉、鼻腔出血或有出血倾向、鼻外伤、鼻腔炎症、明显的鼻中隔偏曲、凝血机制异常、颅底骨折、脑脊液耳鼻漏等患者禁用鼻咽通气管

口咽、鼻咽通气管的型号选择：

1. 口咽通气管： 长度相当于从口角至耳垂或下颌角的距离。口咽通气管应有足够宽度，以能接触上颌和下颌的 2~3 颗牙齿为最佳，原则：宁长勿短，宁大勿小

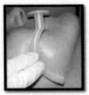

2. 鼻咽通气管： 长度为鼻外孔至下颌角的距离

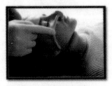

操作：

1. 口咽通气管

（1）润滑通气管

（2）开放气道

（3）置入口咽通气管：可采用直接放置法和反向插入法。直接放置法：用压舌板下压舌体，将通气管送入口中，导管的凸面贴近硬腭直接放入。反向插入法：将通气管送入口中，导管的凸面朝向患者下颌，沿舌上方方向下插，当插入全长的1/2时，旋转180°，继续向前推进至合适位置

（4）固定

2. 鼻咽通气管

（1）润滑导管

（2）清洁鼻腔

（3）鼻腔黏膜表面喷洒血管收缩药和局部麻醉药

（4）置入鼻咽通气管：将弯曲面对着硬腭插入鼻腔，顺腭骨平面向下推送至硬腭部，遇到阻力时，逆时针旋转90°，使其斜面对向鼻咽后部黏膜，通过咽后壁后，旋转回原位，并推送至合适深度

（5）固定

置入口咽、鼻咽通气管：

1. 口咽通气管置入

（1）口咽通气管直接放入法：

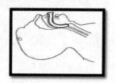

（2）口咽通气管反向插入法：

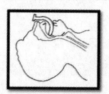

第一步：将导管的凸面朝向患者下颌方向插入

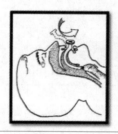

第二步：旋转导管使凸面向头部并继续往前推进到咽部

2. 鼻咽通气管置入

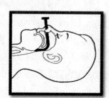

操作后处置、观察与记录：

1. 处置：

（1）置患者于舒适体位

（2）处理用物，一次性物品均丢弃于感染性医疗废物桶

2. 观察和记录：

（1）口咽或鼻咽通气管的置入日期、时间

（2）患者生命体征、血氧饱和度、呼吸状况、口腔或鼻腔黏膜情况等

护理要点：

1. 保持呼吸道通畅，按需吸痰，清理呼吸道，防止误吸

2. 加强呼吸道湿化，口咽或鼻咽通气管外口盖一层生理盐水纱布，既湿化气道又防止吸入异物和灰尘

3. 口腔护理，昏迷患者，口咽通气管可持续放置于口腔内，但每隔 2~3h 需要重新换位置，每隔 4~6h 清洁口腔及口咽管一次，防止痰痂堵塞。每 1~2d 更换口咽或鼻咽通气管一次

4. 严密观察病情变化并记录，备好各种抢救物品和器械，必要时配合医生行气管插管术·

5. 为避免呕吐及误吸，患者呕吐反射恢复后应立即拔管

（三）注意事项

【异常情况处理】

异常状况	发生原因	预防	处理
口唇破裂、鼻腔黏膜破损	1. 口唇干燥或鼻腔黏膜干燥；置管时未充分润滑口咽或鼻咽通气管 2. 操作不熟练；置管动作粗暴 3. 固定口咽通气管胶布粘住口唇，更换胶布撕裂口唇 4. 患者对胶布过敏	1. 口唇干燥时，给患者涂石蜡油，润滑口唇 2. 置管时避免动作粗暴 3. 更换胶布应一手拿胶布，一手按住皮肤，试探性撕下胶布，当发现胶布粘住口唇时，可用松节油将胶布浸湿，再轻轻将胶布撕掉 4. 对胶布过敏患者，推荐用棉质绑带固定，在口咽管翼缘两侧各打一个小孔，用绑带穿过两个小孔后绕到患者颈后固定	1. 局部涂抹石蜡油润滑 2. 避免破损皮肤受压 3. 对胶布过敏者，可选用棉质绑带固定

异常状况	发生原因	预防	处理
频繁恶心呕吐	1.患者疾病因素所致 2.口咽或鼻咽通气管刺激舌根及口咽部引起反射性恶心呕吐	1.针对原发疾病进行处理 2.插管时动作轻柔	1.发现患者呕吐时,立即将患者头部偏向一侧,及时清除口咽部呕吐物,以防患者误吸 2.频繁呕吐者,应及时拔出口咽或鼻咽通气管,改用气管插管或气管切开
口咽或鼻咽通气管堵塞	1.未及时清除患者呕吐物、痰痂 2.气道湿化不足,痰液黏稠不易吸	1.及时清除呕吐物,及时吸痰 2.加强气道湿化,可在口咽管外口盖一层生理盐水纱布 3.每隔4~6h清洁口咽或鼻咽通气管	更换口咽或鼻咽通气管
口腔或鼻腔感染	1.口咽或鼻咽通气管长时间放置于口腔或鼻腔内,舌面、咽后壁、鼻腔长时间受压,使受压局部组织缺血缺氧,致使组织表面破溃 2.机体抵抗力下降 3.口腔护理不规范	1.口咽或鼻咽通气管放置口腔后,每隔2~3h更换位置,每1~2d更换口咽或鼻咽通气管一次,同时观察受压部位有无压红、破溃 2.加强护士培训,使其从思想上认识到口腔护理的重要性	根据感染类型选择合适的漱口液。必要时,根据细菌培养结果静脉滴注抗生素抗感染
口咽或鼻咽通气管脱出	1.固定不妥当 2.患者恶心呕吐、抽搐、咳嗽	1.勤观察,勤更换,保持胶布清洁干燥 2.患者出现恶心、呕吐、抽搐、咳嗽时,及时清除,保持口咽或鼻咽通气管的通畅;警惕口咽管是否脱出 3.吸痰动作应轻柔,在抽出吸痰管时一手固定口咽管,防止将口咽管带出;发现痰液黏稠时,应加强湿化,减少吸痰时产生的摩擦力	1.立即清除口鼻分泌物 2.评估患者病情,如呼吸、血氧饱和度、呼吸道梗阻等情况

异常状况	发生原因	预防	处理
口咽或鼻咽通气管脱出	3.经口咽或鼻咽通气管吸痰，在抽出吸痰管的同时将通气管带出 4.患者躁动，自行将通气管拔出	4.准确评估，如患者的机体状况、意识状态、心理情绪状态等，密切监测高危患者；躁动患者给予有效的肢体约束，定时放松并检查约束部位；加强健康宣教，重视对陪护人员的宣教，讲明放置口咽或鼻咽通气管的重要性，若发现患者有拔管倾向，立即通知医护人员 5.认真做好床头交接班，要求每班护士交接班时要确认口咽管位置、深度、固定情况	3.患者如有继续留置口咽或鼻咽通气管的指征，则予以重新留置

莫蓓蓉　秦玉菊

第二节　简易复苏球囊和面罩的使用

【目的】当患者病情危急，来不及气管插管或在呼吸机使用前或呼吸机停用时，可利用简易复苏球囊和面罩直接给氧，使患者得到充分氧气供应，改善组织缺氧状态。

【操作者资质】培训合格的护士。

（一）结构

简易复苏球囊结构如图 2-3 所示。

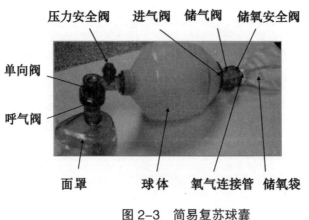

图 2-3　简易复苏球囊

（二）操作流程

操作流程	要点说明

评估：

1. 核对患者身份

2. 评估患者病情、意识、气道及呼吸状况、缺氧程度（根据血氧饱和度、氧分压等评估）。重点评估患者是否有使用简易呼吸球囊及面罩给氧的指征及禁忌证

1. 适应证

（1）现场救护：适用于无氧、无电情况下，各种原因引起的呼吸停止，做人工呼吸时使用

（2）医院内急救：呼吸衰竭或者呼吸停止者；各种原因导致呼吸机发生故障时(停电）；使用呼吸机患者需要转运者；在使用呼吸机时，由于参数原因出现人机对抗等，患者情况越来越差时，考虑暂时使用简易呼吸球囊

2. 禁忌证： 活动性咯血、心肌梗死、大量胸腔积液、张力性气胸、肺大泡、额面部外伤或严重骨折等

告知：

1. 清醒患者：告知患者使用简易呼吸球囊通气的目的、方法、可能带来的不适及配合方法

2. 昏迷患者：向家属解释使用简易呼吸球囊通气的目的、方法及注意事项等

准备：

用物准备：

1. 选择合适型号简易呼吸球囊及面罩、吸氧装置、连接管、氧气装置、纱布、弯盘等。根据病情备吸痰装置

2. 连接面罩、呼吸球囊及氧气装置。调节氧流量 10~15 L/min（供氧浓度为40%~60%），使储气袋充盈

患者准备：

1. 彻底清除口腔或鼻腔分泌物、呕吐物；取下活动性假牙

2. 体位准备：放平床头，患者取平卧位，头后仰，肩下垫小枕，使上呼吸道三轴线（口、咽、喉）尽量保持在同一直线上

操作者准备：

护士洗手，戴口罩、帽子、手套，医护人员可能被患者喷溅的痰液污染时，需戴护目镜或防护面罩，穿隔离衣

1. 面罩型号选择： 根据患者的脸型和面部大小选择，以能充分罩住患者的口鼻为佳

2. 潮气量： 潮气量 6~8mL/kg

3. 呼吸频率： 成人 10~12 次/min，婴儿和儿童 12~20 次/min

4. 吸呼比： 1：1.5~1：2

5. 压力： 压力不可过大，以挤压呼吸球囊的 1/3~2/3 为宜

简易呼吸球囊面罩充气保存备用时，不应使气囊面罩充气过于充足，以免面罩长期处于饱满状态，造成气囊面罩松弛，缩短使用寿命

操作：

1. 单人操作法： 将面罩罩住患者口鼻。采用 EC 手法进行固定：操作者一手拇指、示指圈住面罩的颈部，其余 3 指展开，小鱼际挤压面罩，使四周与皮肤紧密接触。另一手捏住呼吸球囊中间部分，均匀挤压呼吸球囊，待呼吸球囊重新膨起后开始下一次挤

操作后处置、观察与记录：

1. **观察及评估患者**：使用过程中，应密切观察患者对呼吸机的适应性及其胸廓起伏、皮肤颜色、脉氧饱和度等情况

2. **记录抢救经过**

3. **用物处理**

（1）无特殊感染患者使用后的简易呼吸球囊及面罩处理：拆开呼吸活瓣、接头、面罩，用清水冲净，再用 0.05% 含氯消毒剂浸泡 30~45min，然后用清水冲净，晾干备用。储氧袋禁止浸泡，可用 0.05% 含氯消毒剂或 75% 酒精擦拭

（2）特殊感染患者使用后的简易呼吸球囊及面罩处理：拆开呼吸活瓣、接头、面罩，用 0.2% 含氯消毒剂浸泡 30~45min，然后用清水冲净，晾干备用

压。如果患者有自主呼吸，应尽量保持与患者的呼吸节律一致。患者吸气时挤压呼吸球囊送气，患者呼气时放松呼吸球囊，禁止患者呼气时挤压气囊送气

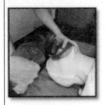 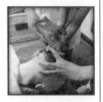

单人操作法　　　　双人操作法

2. **双人操作法**：由 1 人固定面罩，操作者分别用双手的拇指和示指放在面罩上，中指和环指放在下颌下缘，小指放在下颌角后面，将患者的下颌向前拉，伸展头部，疏通气道，保持面罩的适度密封。另一名操作者挤压球囊

（三）注意事项

【操作异常情况及处理】

异常状况	发生原因	预防	处理
胃胀气及胃内容物返流	1. 通气量过大、通气速度过快 2. 未充分开放气道 3. 未及时清除胃内容物	1. 避免通气量过大、通气速度过快，使气体进入胃内，导致胃胀气 2. 检查和调整头部及气道位置，保持正确的体位 3. 保持气道通畅，及时清理分泌物	1. 抢救者位于患者头部后方，将患者头部后仰，保持气道通畅 2. 密切观察患者腹胀情况，必要时留置胃管胃肠减压 3. 腹胀明显者，勿挤压腹部，让患者侧卧，同时清理呼吸道 4. 有返流发生时，让患者侧卧，清理胃内容物后，继续抢救

误吸和吸入性肺炎	1. 胃内容物返流 2. 未及时吸净反流的胃内容物	1. 未清除胃内容物之前应采取较慢的通气方式，避免过高的气道压力 2. 发现患者有胃内容物返流，立即停止挤捏呼吸球囊，吸净分泌物后再行辅助呼吸	立即吸出返流物，高浓度给氧，必要时行气管插管

（四）相关链接

1. 开放气道的手法

（1）仰头抬颏法：抢救者左手掌根放在患者前额处，下压使头部后仰，右手的示指与中指并拢放在患者下颏骨处，向上抬起下颏。操作时注意手指不要压迫患者颈前部颏下软组织，以免压迫气管，不要使颈部过度伸展。

（2）托颈压额法：患者仰卧，撤除枕头，抢救者一手放在患者前额，向后向下按压，使头后仰，另一手托住患者颈部向上抬颈。

（3）托颌法：抢救者在患者头侧，双肘位于患者背部同一水平，用双手抓住患者两侧下颌角，向上牵拉，使下颌向前。同时，使头部后仰，两手拇指可将下唇下推，使口腔打开。

2. 简易呼吸球囊的检测方法

（1）球囊测试：将储气阀及储氧袋取下，压下球囊后，将手松开，球囊很快地自动弹回原状，如果无法恢复，请检查进气阀工作是否正常，同时观察单向阀工作是否正常；将出气口用手堵住，压下球囊后，将会发现球囊不易被压下，如果发现球囊漏气，请检查球囊是否破裂、进气阀是否组装正确。

（2）储氧阀、进气阀：组装简易呼吸球囊，压缩球体数次后，如果无法恢复至原先位置，请检查储氧阀、进气阀工作是否正常。

（3）储气安全阀、储氧袋：将储氧阀接上简易呼吸球囊进气端，将气体经储氧阀吹入储氧袋使其鼓胀后，将接头堵住；压缩储氧袋，气体将自动溢出，若感觉不到气体溢出，请检查储气安全阀。

莫蓓蓉 秦玉菊

第三节　气管插管导管护理技术

【目的】迅速、有效地配合医生进行气管插管，保证患者有效的氧气供应。
【操作者资质】培训合格的护士。

一、气管插管导管置管术的配合

（一）操作流程

操作流程	要点说明

核对：
1. 医嘱
2. 患者

→ 核对患者姓名、性别、年龄、住院号

评估：
1. 患者年龄、性别、意识、合作程度、病情
2. 呼吸情况、缺氧程度、痰液颜色、性状、量
3. 牙齿：牙齿有无松动及活动性假牙
4. 颈部及气道情况：有无气道狭窄、畸形、颈髓损伤等情况
5. 所需气管插管导管型号

→ 1. 气道情况：询问病史，借助辅助检查结果（X线片、CT等）判断患者气道情况，确定有无影响气管插管操作的情况存在：气道梗阻、痉挛、烧灼伤、喉头水肿、气道大量出血或血凝块等，若存在以上情况，且经医生判断无法执行气管插管时可行气管切开
2. 活动性假牙需取下，牙齿松动明显请口腔科医生拔除或固定，以防插管时脱落坠入气道
3. 气管插管型号选择：同气管切开导管型号

告知：
1. 患者（清醒）及家属气管插管的目的、方法
2. 可能出现的不适、并发症及风险

→ 取得患者或家属同意并签字，紧急情况下可先抢救再签字

准备：
用物准备：
1. 气管插管箱、合适型号的气管导管及喉镜、导管芯、简易呼吸球囊
2. 听诊器、吸痰及吸氧装置、5mL注射器、喉头喷雾器
3. 镇静与镇痛药物、抢救药物、利多卡因、生理盐水 10mL
4. 牙垫、系带、3M胶布、气囊压力表、油纱
5. 呼吸机、抢救车处于备用状态
操作者准备：
洗手，戴口罩、手套、护目镜等

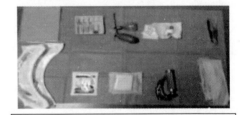

→ 1. 喉镜
（1）检查：操作前安装喉镜，确定光源明亮
（2）型号选择：成人选 3~4 号；4~8 岁儿童选 2 号；3 岁以下婴幼儿选 1 号
（3）困难喉镜：对插管困难患者应备好困难喉镜或可视喉镜

患者准备： 有假牙者取出假牙，取仰卧位，肩下垫软枕 （可取中单垫于肩下），头后仰，使口、咽、气管在一条直线上，约束双手

实施：

1. 打开床头照明灯（吊塔上），放下床头栏，根据操作者身高调整病床高度

2. 检查口腔有无异物，除去假牙，吸净口鼻腔分泌物

3. 用推举下颌法开放气道，呼吸机无创通气或简易呼吸球囊面罩加压给氧

4. 对不配合或躁动患者，遵医嘱给予静脉短效镇静、镇痛剂或肌松剂

5. 检查气管插管气囊是否漏气，油纱润滑气管导管，放置管芯

6. 从右口角处置入喉镜，充分暴露插管视野

7. 喉头喷雾器局部喷利多卡因（2%利多卡因 5mL 配 10mL 生理盐水）

8. 将气管导管递给医生，必要时按压环状软骨处，以便更好地暴露声门

9. 根据患者情况随时吸净分泌物

10. 当气管导管插进声门 1~2cm 时，拔除管芯

11. 判断气管插管是否成功【详见有关链接（三）】

12. 放置牙垫，牙垫缺口朝向导管

13. 向气囊内注气（6~8mL）使气囊压力保持在 25~30cmH$_2$O

14. 用系带或胶布固定气管导管，系带松紧以可放入一指为宜

15. 行气管插管内吸痰，保持呼吸道通畅

16. 再次听诊双肺呼吸音，确定双侧呼吸音对称

17. 需要人工辅助呼吸时，连接呼吸机辅助呼吸

2. 对于传染性疾病或疑似传染性疾病患者，必须佩戴防护围裙、护目镜，做好专业防护

3. 可能存在颈髓损伤的患者，经口插管时需两人配合，1 人插管，1 人保持线性牵引

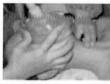 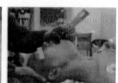

| 准备期和间歇期均维持面罩加压给氧 | 开放气道，放喉镜 |

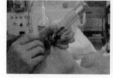 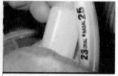

| 放入气管插管 | 放牙垫，凹槽对导管 |

注意事项：

1. 用物准备期和医生操作不成功的间歇期，均需立即予呼吸球囊面罩加压通气或呼吸机无创通气，当 SpO$_2$ 达到 90% 以上（最好为 95%）才能插管

2. 管芯为一次性或复消、较坚硬的铁丝，放入时比气管插管短 2~3cm，以防插管时损伤气管黏膜

3. 气管插管对应门齿的刻度为插管深度

4. 双侧呼吸音不对称，可能是导管插入过深，应及时报告医生处理

第二章　呼吸系统护理技术

操作中观察：

1. 严密观察患者病情：呼吸频率、呼吸深浅度、SpO$_2$、面色、心率及心律变化，神志和躁动情况

2. 观察口腔、舌面、牙龈等情况，并注意有无牙齿松动及脱落等情况

注意事项：

1. 若出现呼吸频率或节律不规整、SpO$_2$下降、心律失常等及时报告医生

2. 躁动患者及时做好镇静及约束护理

3. 口腔有出血者，及时给予止血处理

整理、观察与记录：

1. 整理床单位和用物，保持床单位干净整洁；无禁忌者床头抬高 30°，置于舒适卧位，保暖

2. 观察患者生命体征、通气情况、病情

3. 记录气管插管日期和时间、导管型号、插入深度、气囊压力

4. 记录痰液的颜色、量、黏稠度

5. 记录抢救经过、用药

6. 记录机械通气各项参数

1. 垃圾分类处理

2. 喉镜上分泌物用伽马消毒湿巾擦拭干净送消毒

3. 烦躁或意识不清者，做好镇痛、镇静与约束管理，防止患者拔管

4. 做好人工气道的护理，每班交接气管插管插入长度、听诊双肺呼吸音，如不对称可能是气管插管有移位，应及时报告医生进行处理

（二）注意事项

【异常状况及处理】

异常状况	发生原因	预防	处理
异常躁动、甩头	对患者的合作程度评估不足或镇静药物用量不足	加强评估，注意根据患者的合作程度调节镇静、镇痛药物使用剂量	1. 适度加大镇静、镇痛药物使用剂量 2. 若患者狂躁致操作无法进行，可遵医嘱使用肌松剂，待患者安静后再进行
口腔、舌、咽喉部黏膜擦伤、出血	操作不熟练或动作粗鲁	手法熟练，操作稳而准，不应用喉镜冲撞上门齿，并以此为杠杆，导致牙齿缺损	
缺氧	每次操作时间过长	一般情况下每次操作时间不超过 30~40s	密切监测 SpO$_2$，一旦低于 90%，应立即停止操作，保证氧供，直到 SpO$_2$ 恢复后再重新开始

异常状况	发生原因	预防	处理
呼吸、心脏搏动骤停	可能是刺激迷走神经引起兴奋，也可与不能迅速建立起通畅的气道等有关	术前掌握心脏情况，操作时尽量减少刺激迷走神经的动作	立即进行人工呼吸、胸外心脏按压、吸氧、强心等对症处理
误吸	插管时引起呕吐和胃内容物误吸	可在插管前放置胃管行胃肠减压，尽可能吸净胃内容物，避免误吸	
插管位置不当	管道远端开口嵌顿于隆突、气管侧壁或支气管	听诊双肺呼吸音对称，调整气管插管位置	

（三）相关链接

【判断气管插管成功的方法】
1. **听诊双肺**：护士一手扶住气管导管和喉镜，一手应用呼吸球囊，医生听诊肺部呼吸音，双侧呼吸音对称，胸廓有起伏
2. **监测患者呼出二氧化碳浓度**：如插入气道，则可见呼气时呈现二氧化碳的波形及测得呼出二氧化碳浓度值
3. **呼吸机参数**：呼出潮气量数据和波形图随呼吸变动于正常范围
4. **观察气管插管内气流**：若气管插管在气道内，可观察到气管插管管壁随呼吸气流的进出，有明显的雾气出现和消散现象
5. **棉花试验法**：取少许棉花，悬于气管插管出口处观察，若气管插管在气道内，棉花会随着呼吸气流的进出而漂浮移动
6. **气管导管误入食道的表现**：呼吸球囊加压给氧时听诊双肺无明显气流进出；随呼吸气流的进出，气管插管内无明显雾气出现和消散，棉花不漂浮，呼吸机潮气量过低报警

【可视喉镜】
原理：可视喉镜与普通喉镜结构相似，都是由手柄和镜片组成，不同之处在于可视喉镜在镜片末端装有图像采集工具，相当于将操作者的眼睛前移至接近喉镜片末端，使操作者可以通过目镜或屏幕查看咽喉部结构
优点：与普通喉镜相比，可视喉镜具有以下优点
1. 与普通喉镜在结构上的相似使熟悉普通喉镜操作的医师可以在培训之后快速掌握操作技巧，学习时间较短
2. 口内结构可清晰呈现在屏幕上，可轻松完成图像采集和视频录制，便于教学和科研
3. 操作者与患者之间可保持一定的安全距离，减少与呼吸道分泌物、血液和呕吐物的接触，减少交叉感染

4. 显著改善声门暴露分级，接近 99% 的患者声门暴露分级可到 I ~ II 级（Cormack–Lehane 分级），可至少将声门暴露分级降低 1 级

5. 气管插管时间变得更短，成功率更高，食管插管率更低

6. 普通喉镜气管插管时体位呈口、咽、喉三轴一线的嗅物位，以便更好地暴露声门，同时常常需加用各种手法改善暴露，而可视喉镜由于视点前移，无须三轴一线，头颈部操作幅度较小，适用于颈椎损伤患者

7. 操作力量更轻，损伤更小，血流动力学变得更加平稳

二、气管插管患者口腔护理

【目的】保持气管插管患者的口腔清洁，确保气管插管的有效固定，预防呼吸机相关性肺炎（Ventilator Associated Pneumonia，VAP）的发生。

【操作者资质】专科护士。

（一）操作流程

操作流程　　　　　　　　　　　　　　　　　　　　**要点说明**

评估：

1. 患者年龄、病情、合作能力、凝血功能，有无酗酒史、呕吐史

2. 普通患者口腔情况

（1）口唇色泽，有无干裂、出血、疱疹

（2）有无异味、口腔溃疡

（3）牙齿的数量，有无假牙、龋齿

（4）舌面颜色、舌苔情况、有无舌部伤口缝线、有无舌肿胀等情况

（5）颜面部皮肤情况：皮肤破损、伤口敷料情况，男性患者胡须长短情况

3. 口腔术后患者：评估有无下颌骨骨折，口腔内有无伤口缝线、纱块填塞引流、出血渗血，牙齿有无松脱等情况

4. 口服过农药等腐蚀性液体的患者：药液残留情况、气味、口腔黏膜破损度、出血情况

→

口护方法、固定方法、漱口液选择见附录

1. **躁动及酗酒患者：防脱管意外**

（1）操作前加大镇静药剂量，保持患者安静

（2）全程双人操作

2. **频繁呕吐患者：防误吸**

（1）操作前增加气囊压力在 30~35cmH$_2$O

（2）保持患者头偏向一侧，防止气管插管导管在口中随意移动

3. **普通患者**

（1）口唇干裂者：增加唇膏使用次数

（2）口腔疱疹患者：操作后用阿昔洛韦乳膏外涂于疱疹处

（3）口腔出血：操作毕用血凝酶、造口护肤粉或云南白药药粉外涂

↓

告知：操作前做好所有患者（无论昏迷与否）的告知工作

清醒患者：讲述刷牙的目的、方法及可能带来的不适，并告知配合方法

昏迷患者：告知刷牙的目的

（4）牙齿：有松动牙齿报告医生，必要时请口腔科会诊，防误吞；活动假牙需取出

（5）舌

①舌苔厚者需用牙刷刮清舌苔

②舌部有缝线时采用擦拭法，动作要轻柔

③舌肿胀者加强牙垫固定，防舌咬伤

4. **男性患者**：操作前剃净胡须

5. **口腔术后患者**：提前咨询口腔科医生了解口腔内部状况及护理注意事项，如纱块填塞是否可取出及是否需再次填塞，松动牙齿是否已有绑绳外露，防误入咽喉部等

用物准备：

1. **仪器与设备**：负压吸痰装置、气囊压力表

2. **无菌物品**：吸痰管

3. **非无菌物品**：橡胶手套、小棉签蘸取松节油、一次性聚乙烯（PE）围裙

4. **药物**：口腔护理液约30mL（注入空生理盐水瓶内连接好输液器或抽吸至60mL注射器内）

5. **治疗巾上摆放物品**（放治疗盘中，置于实施口腔护理者同侧）：已蘸取对应漱口液的大棉签，挤好牙膏的冲洗式口腔护理吸痰管或牙刷、干纸巾和湿纸巾、各型系带或胶布、牙垫、剪成对半的小3M胶布、唇膏、男性患者必备剃须刀

患者准备：

镇痛镇静药物：躁动不配合患者加大或加用镇痛镇静药物，使RASS评分保持在 -4~-3 分

以下备物为非必须物品，根据评估结果选用备物：

1. **儿童牙刷**：适用于儿童、口腔较易出血但仍需刷牙的患者（注：冲洗式口腔护理吸痰管质地相对较硬，操作不当易致出血，而儿童牙刷质地更柔软）

2. **60mL注射器**：内注入相对应的口腔护理液约30mL，可替代口腔护理液冲洗瓶使用，若使用此注射器冲洗，操作过程必须由第2人协助配合冲洗注射

3. **漱口液**：生理盐水、复方氯己定漱口液、双氧水、西帕依固龈液

4. **胶布、系带**：白系带、小3M透明胶布、丝绸Y型胶布、3M加压固定胶带剪成"工"型胶布和长方形胶布

5. **药品**：血凝酶、造口护肤粉、云南白药、阿昔洛韦乳膏等

6. **颜面部有伤口者另备**：纱块、碘附棉签、胶布、可选择水胶体敷料防压保护

第二章　呼吸系统护理技术

操作者准备：

　　两名护士（A 实施口腔护理，B 固定气管插管和患者头部并协助吸引），洗手，戴口罩、帽子，穿围裙

↓

实施（以刷牙为例）：

操作前：

　　1. **连接冲洗式口腔护理吸痰管（如右图）**：接好负压吸引管，注射器或口腔护理液冲洗瓶排空后，连接好冲洗式口腔护理吸痰管，口腔护理液冲洗瓶需悬挂于床头备用

　　2. **体位**：维持床头抬高 30°~45°，卧位，头偏向一侧

　　3. **吸痰及调整气囊压力**：予气管插管及口腔内吸净痰液，调整气囊压力在 30~35cmH₂O

　　4. **查看气管插管刻度**：查看实际刻度与记录刻度是否一致，若不一致，则在口腔护理完毕重新固定时，先确认双肺呼吸音清对称的情况下，重新调整至原先的记录刻度，或遵医嘱进行调整

实施：

操作中：

　　1. B 扶管，A 轻柔地将患者头偏向操作者 A 一侧

　　2. B 扶管，A 松系带，将气管插管及牙垫移至一侧口角

　　3. 刷牙

　　(1) 冲洗式口护吸痰管刷牙

　　① A 扶管，并用冲洗式口护吸痰管刷净牙齿各面、舌面、上腭，必要时 B 固定患者头部

　　② B 扶管，A 开放冲洗口腔护理液冲洗瓶的输液器开关，一边冲洗口腔内

　　7. 其他：小棉签、剪刀、必要时备开口器

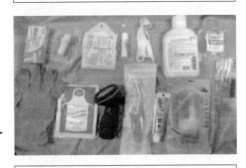

　　备皮刀、牙垫、小 3M 胶布、唇膏、系带、口腔护理液、空生理盐水瓶、胶手套、围裙、气囊压力表、冲洗式口腔护理吸痰管、牙膏、一次性输液器、大棉签

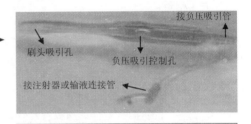

刷头吸引孔　　负压吸引控制孔　　接负压吸引管

接注射器或输液连接管

冲洗式口护吸痰管的构造与连接方法

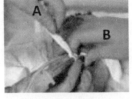

A 松系带，B 扶管

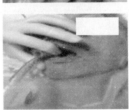

扶管要点：有支点扶管法：一人始终以下颌或颜面部为支点扶管

污物，一边控制负压吸引将污物吸出，同时应避免负压持续吸引口腔黏膜同一位置引起黏膜损伤，直至洗净

③B 扶管，A 关闭口腔护理液冲洗瓶的输液器开关，洗净口腔内污液

(2)普通牙刷刷牙

①A 扶管，并用普通牙刷刷净牙齿各面、舌面、上腭，必要时 B 固定患者头部

②A 控制吸痰管抽吸口腔污物并扶管，B 配合 A 使用装有口腔护理液的 60mL 注射器冲洗口腔污物，A 应避免负压吸引口腔黏膜同一位置引起黏膜损伤，直至洗净

4. A 扶管，并用已蘸取漱口液的大棉签擦洗口腔各部位，棉签不宜过湿，必要时 B 固定患者头部

5. A 扶管，B 用干或湿纸巾擦净口周污物

实施：

操作后：

1. 更换牙垫另侧放入，凹槽对准气管插管

2. 核查插管深度，确定双肺呼吸音对称

3. 湿纸巾擦净颜面，松节油棉签除净颜面部和气管插管上的胶布痕

4. 凡口周及颜面部需要剃须、换药、涂药膏、贴敷料等操作，都在此步骤完成

5. 选择合适的气管插管固定方式予以固定，松紧适宜（容一指松紧）——男性患者固定气管插管前须先剔净胡须（具体固定方法详见附录四）

6. 调整气囊压力在 25~30cmH$_2$O

7. 口唇擦唇膏，嘴角干裂或疱疹患者于嘴角上药后垫上纱块防摩擦破损

普通牙刷刷牙	冲洗式口腔护理吸痰管刷牙
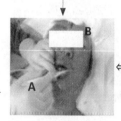	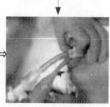
B 固定患者头部，普通牙刷刷牙	A 扶管，并用冲洗式口腔护理吸痰管不带负压刷净口腔

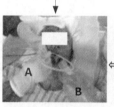

A 扶管，控制抽吸，B 控制注射器配合冲洗	B 扶管，A 开放冲洗口腔护理液冲洗瓶的输液器开关，边冲边吸

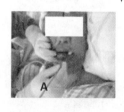

A 扶管，大棉签擦洗深部，必要时由 B 固定患者头部

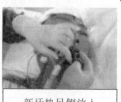 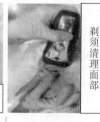

新牙垫另侧放入 · 剃须清理面部

8. 双侧脸颊的系带上加贴3M胶布，防系带滚动松脱

9. 再次听诊，确定气管插管插入深度和双肺呼吸音对称，观察口腔确定清洁

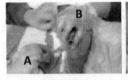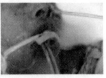

| B 扶管，A 固定 | 3M 胶布加贴两侧 |

听诊，确定气管插管插入深度和双肺呼吸音

操作后处置、观察与记录：

1. 处置

（1）置患者于舒适体位，维持床头抬高 30°

（2）镇痛、镇静药物：降低镇静药物用量，使 RASS 评分保持在 –2~0 分

（3）处理用物，一次性物品均丢弃于感染性污物桶

2. 观察和记录：气管插管刻度、生命体征、神志、口腔及口周皮肤黏膜等情况

（二）要点说明

1. 操作前

（1）气囊：确定和保持气囊充盈（30~35cmH$_2$O），以防口腔内污液顺气囊与气管壁的缝隙流入下呼吸道造成肺部感染及误吸。

（2）先吸痰：先吸净气管插管和口腔内的痰液，再做口腔护理。

（3）躁动患者：提前使用镇静剂。

2. 操作中

（1）全程动作轻柔，防损伤牙龈及黏膜。

（2）扶管：两人配合操作的全程中任一步骤，必须有一人以下颌或颜面部为支点固定好气管插管，防止意外脱管。

（3）生命体征：全程观察生命体征变化。若出现异常躁动、生命体征波动过大的情况，务必固定好管道，尽快结束口腔护理操作。

（4）颜面部护理：所有针对颜面部的换药、涂药膏、贴敷料等操作，须在气管插管固定前完成。

（5）气囊：注意保护气囊，防止损坏。

3. 操作后

（1）气管插管长度：确定气管插管插入长度与记录刻度一致，且听诊双肺呼吸音对称才能固定；若不一致，需先确认双肺呼吸音对称的情况后，重新调整至原先的记录刻度，或遵医嘱进行调整后再固定。

（2）气囊：维持气囊压力在 25~30cmH$_2$O。

（3）用物处置：冲洗式口护吸痰管洗净后务必放入床旁漱口杯内，勿丢弃；若有义齿，取下的义齿应放在冷水杯内浸泡，避免损坏。

（三）注意事项

【异常状况及处理】

注：发生以下任意一种情况，均需加强特殊交接班，告知接班护士，以防类似事件再次发生。

异常状况	发生原因	预防	处理
患者异常躁动、甩头	对患者的镇静程度评估不足，操作刺激	加强评估，注意根据患者的合作程度调节镇静镇痛药物使用剂量，保持 RASS 评分在 -2~0 分较合适。操作困难时，使 RASS 评分保持在 -3~-4 分	1. 扶管者紧密固定好管道防脱出 2. 适度加大镇静、镇痛药物使用剂量，必要时咨询医生是否使用安定等药物静脉推注 3. 若患者狂躁致操作无法进行，操作中务必立即停止操作，固定好管道后，再使用棉签擦拭法予以口腔护理
呛咳明显	口腔护理前未加大气囊压力，致使口腔护理冲水时，漱口液沿气囊壁流入气道引起呛咳	口腔护理前确保气囊内压力为 30~35cmH$_2$O	立即调整气囊压力为 30~35cmH$_2$O 动作轻柔 清醒患者予心理护理，缓解紧张情绪
	口腔护理用物刺激舌根部引起呕吐、呛咳反应	口腔护理时动作轻柔避免刺激舌根	
痰鸣音明显	口腔护理前未吸痰或患者气道分泌物过多	1. 口腔护理前吸痰 2. 提前使用雾化、拍背等方法促进痰液排出	立即吸痰：一人扶好管道，另一人予吸净痰液

异常状况	发生原因	预防	处理
口腔黏膜出血多	凝血功能障碍	加强凝血功能的评估，提前选择合适的口腔护理方式	1. 终止刷牙式口腔护理，改用大棉签擦拭法，分步蘸取双氧水、生理盐水、复方氯己定漱口液，分步擦拭干净即可。注意动作轻柔，必要时遵医嘱使用血凝酶、造口护肤粉或家属自备云南白药药粉外涂 2. 负压过大者立即检查吸痰负压，调节至合理范围 3. 注意交接班，告知接班护士暂不得再使用刷牙式口腔护理，直至可能导致患者口腔黏膜严重出血的原因消除为止
	负压吸引压力过大致负压伤	操作前务必检查吸痰压力于合理范围内，详见人工气道安全吸痰指引	
	冲洗式口腔护理吸痰管刷齿过硬且动作粗鲁	使用家属自购的小儿软毛牙刷，注意动作轻柔	
牙齿脱落	牙齿已松动，而口腔护理时动作粗鲁，松动的牙齿未绑绳	松动的牙齿提前绑绳，注意操作动作轻柔	1. 有绑绳的牙齿：立即从绑绳处拉出脱落牙齿 2. 未绑绳的牙齿：立即呼叫第二人，协助打开口腔，光线照射下用镊子夹出脱落牙齿 3. 脱落的牙齿均置于薄膜手套袋内，暂勿丢弃，告知家属后再做处理
大棉签的棉球头残留	大棉签质量问题；擦拭时用力过大	操作中动作轻柔	1. 棉球落入口腔：立即呼叫第二人，协助打开口腔，光照下用镊子夹出脱落棉球 2. 上报不良事件，嘱设备科告知厂家整改
固定时胶布互粘一团，无法使用	口腔护理操作方法不熟练；胶手套粘住胶布	1. 加强培训练习 2. 刷净口腔后，粘贴胶布前，脱去胶手套	一人扶管，另一人另备胶布，重新粘贴。必要时请上级护士予以指导

（四）附录

口腔护理方式选择

1.刷牙＋大棉签擦拭法：无刷牙禁忌证者常规采用，1次／日

2.大棉签擦拭法：适用于以下各类禁止刷牙的情况及1d多次的口腔护理

（1）口腔严重出血、凝血功能严重障碍、口腔内伤口过多、有纱块填塞的患者

（2）口服过农药等腐蚀性液体的患者

（3）极度躁动、心力衰竭、血流动力学极不稳定的患者

（4）无牙齿或牙齿严重缺失的患者

3.小棉签擦拭法：适用于3岁以下的儿童

口腔护理液选择

1.常规护理液：复方氯己定漱口液，无时可用生理盐水代替

2.口腔有出血、异味：3%的双氧水＋生理盐水＋复方氯己定漱口液

3.口腔术后、牙龈出血、口舌生疮：可遵嘱选用西帕依固龈液

4.口服过农药等腐蚀性液体：可先使用农药对应的洗胃液＋生理盐水＋复方氯己定漱口液

5.霉菌感染：1%~4%的碳酸氢钠（表现：口腔黏膜呈白色斑块样增生，舌苔白厚）

6.绿脓杆菌感染：0.1%醋酸溶液（表现：可见铜绿色脓性分泌物，偶见口腔黏膜皮疹）

气管插管各种固定方法选择

A 对贴布胶布粘贴法＋小3M敷料两颊加固法

适用范围：异常躁动，意外拔管风险高者

操作人员：严格双人操作

B 系带直接固定法＋小3M敷料两颊加固法

适用范围：活动能力较差，意外拔管风险较小者

操作人员：双人操作

C 小3M敷料两颊保护＋Y型丝绸胶布固定

适用范围、操作人员同B，依个人习惯选用

D 系带上唇缠绕固定法＋小3M敷料两颊加固法

适用范围：活动能力较差，意外拔管风险小同时合并嘴角破溃、裂口、疱疹或口腔分泌物过多者

操作人员：推荐双人操作；若单人操作只能由N2以上护士完成且必须采用输液管冲洗法，禁用注射器冲洗

E "工"型敷料固定法

适用范围：深昏迷患者或门齿脱落且不躁动不吐管的患者

操作人员：可单人操作

注：异常躁动合并嘴角破溃、裂口、疱疹或口腔分泌物过多者，注意保护口角或创面，创口消毒处理后加用纱块、棉球、敷料等保护后再用A法固定

关于口腔内有胃管的患者，固定方法如下：

1.看胃管的放置位置和固定方法，根据胃管出口端接头的大小和操作的实用性选择。

方法一：将胃管从牙垫孔穿过，用白胶布将气管插管和胃管固定于一起，靠近牙垫处固定一次，距离 5cm 上方处再固定一次

方法二：将气管插管放置在牙垫一侧凹槽，胃管放置于牙垫另一侧凹槽，用白胶布将气管插管、牙垫和胃管固定于一起，靠近牙垫处固定一次，距离 5cm 上方处再固定一次

2. 无论采用以上哪种方法放置胃管，固定时均需**固定两次**，且注意白胶布**松紧适度**即可，不能过紧，否则胃管易被胶布压疮

关于小儿患者口腔护理固定方法的说明：

1. 小儿气管插管的特殊性

（1）气管插管大多无气囊，极易脱出

（2）小儿镇静镇痛药物使用剂量的调节较成人更难把控，患儿易躁动

2. 要求：口腔护理全程必须**两名护士配合**完成，仔细评估患儿，可选择 **B 或 D 法**

气管插管各种固定方法详细步骤

A. 小 3M 敷料两颊保护 + 对贴布胶布粘贴法

1. 短胶布与长胶布中段胶面对贴形成无胶面，长胶布一端胶面对称反折形成无胶面，便于穿过患者后项

2. 小 3M 敷料剪半，分别贴于两颊近嘴角处

3. 无黏性面过后颈，两侧长度对称，注意使胶布平坦，勿绕圈

4. 近侧胶布先单独缠绕气管插管一圈后，再把牙垫包裹在内绕一整圈

5. 撕开对侧胶布的反折对粘面

6. 对侧胶布包裹牙垫导管缠绕两圈

7. 调整嘴角处胶布使之无勒压，必要时垫纱块

注意事项：

1. 第 5 步撕开反折对粘面后，若手套粘贴胶布妨碍操作，可脱去橡胶手套

2. 此方法固定牢靠，但较其他方法也更易损伤患者口角，必须注意粘贴胶布的松紧度适宜情况及口角垫软物保护情况

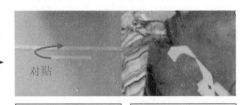

短胶布与长胶布有黏性面对贴	半张小 3M 敷料分别贴于两颊近嘴角处

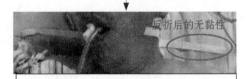

无黏性面过后颈，注意对称、平坦

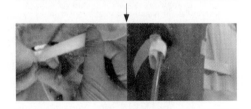

先缠近侧胶布

B. 系带直接固定法 + 小 3M 敷料两颊固定

1. 系带对折成两股绳，长边大于短边约 20cm

2. 单独固定气管插管一圈

3. 系带绕气管插管和牙垫下方固定一圈

4. 系带绕气管插管和牙垫上方固定一圈

5. 单独固定气管插管一圈

6. 系带绕颈，注意系带平整，在一侧脸颊处与短边系带打死结

7. 小 3M 敷料分别贴于两颊，固定在系带上，防止滑脱

注意事项：此固定方法较牢靠，但系带易卷边造成皮肤勒压及绑绳松脱，必须整理好两颊系带平整后，再在其上附贴小 3M 敷料

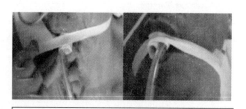

再缠对侧胶布，调整松紧度

C. Y 型丝绸胶布固定 + 小 3M 敷料两颊固定

1. 小 3M 敷料贴于两颊保护皮肤

2. Y 型胶布单边头贴在一侧小 3M 胶布上，靠近气管插管侧（请勿贴于靠牙垫侧脸颊，不利于固定）

3. Y 型胶布双边头的上条单独缠绕气管插管一圈后，再缠绕气管插管及牙垫一到两圈，末端贴于对侧脸颊 3M 胶布上，避开嘴角

4. Y 型胶布双边头的下条再次缠绕气管插管及牙垫 1~2 圈，末端贴于对侧脸颊 3M 胶布上，避开嘴角

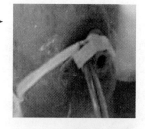

系带直接固定法 + 小 3M 敷料两颊固定

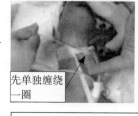

先单独缠绕一圈

Y 型丝绸胶布固定 + 小 3M 敷料两颊固定

注意事项：

1. 丝绸胶布黏性强，撕开后大多留有胶布痕迹且难以去除，必须使用松节油小棉签擦除干净后，用湿纸巾去除松节油油渍，再粘贴

2. 丝绸胶布遇油后，黏胶会溶出致不易清理，因此不适合颜面部油脂分泌旺盛的患者

D. 系带上唇缠绕固定法 + 小 3M 敷料两颊固定

1. 系带对折成两股绳，长边大于短边约 20cm；单独固定气管插管一圈

2. 系带缠绕气管插管和牙垫，于牙垫卡齿下方固定一圈

3. 系带缠绕气管插管和牙垫，于牙垫卡齿上方固定一圈

4. 再次单独固定气管插管一圈后，系带绑结靠近上唇

5. 一张长方形胶布贴于人中处

6. 长、短边系带互相缠绕，缠绕长度为系带绑结点至鼻孔下方共 2~3cm（不超过 3cm，否则易致气管插管脱出）

7. 用另一张长方形胶布贴于双股系带缠绕上方，高举平台法捏紧缠绕处，加压固定，使之不易松散

8. 长边系带绕颈，注意系带平整，在一侧脸颊处与短边系带打死结

9. 小 3M 敷料贴于两颊固定在系带上，防止滑脱

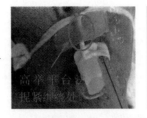

系带上唇缠绕固定 + 小 3M 敷料两颊固定

注意事项：

1. 用此方法固定，气管插管有一定的活动性，不适合躁动患者，只适合活动能力差且无意外拔管风险和吐管行为的患者

2. 第 7 步中双绳缠绕必须缠紧不松散

3. 第 8 步中另一张长方形胶布粘贴时务必捏紧，加压固定双绳缠绕处以保证不易松散

4. 同 B 方法：系带易滚边造成皮肤勒压及绑绳松脱，必须整理好两颊系带平整后，再在其上附贴小 3M 敷料

E. "工"型胶布固定

1. 无牙患者：气管插管移至一侧嘴角处；有牙而存在部分牙齿脱落的患者：气管插管移至脱落牙齿的凹槽处

2. "工"型胶布上边贴于上唇上侧，气管插管上方

3. 核对好气管插管刻度后，稍拉紧"工"型胶布中段，再将其下边缠绕气管插管贴紧

4. 有咬管风险的患者，在气管插管旁边加牙垫，用白胶布将气管插管和牙垫缠绕一起固定

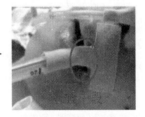

3M 加压固定胶带剪成"I"型胶布固定

注意事项：

1. 3M 加压固定胶带有一定的延展性，在第 3 步粘贴气管插管前，必须先拉紧胶布中段再粘贴，以免气管插管被胶布的延展性牵拉出门齿刻度外

2. 第 4 步中有咬管风险的患者是指无拔管风险、无吐管行为，而仅有咬管行为。若患者存在拔管风险和吐管行为，要选择其他固定方式

三、气管插管导管拔管护理

【目的】顺利拔除气管插管，预防拔管后并发症的发生。
【操作者资质】医生及专科护士。

（一）操作流程

操作流程 | 要点说明

核对：
医嘱、患者床号、姓名、住院号

↓

评估：
1. 气管插管通畅性
2. 神志、生命体征
3. 呼吸、呛咳能力，分泌物的量、性质
4. 肌力的恢复情况
5. 血气分析结果
6. 气囊漏气试验阴性（CLT）（见相关链接）

↓

告知：
患者拔管的目的和配合事项

↓

准备：
患者准备：仰卧或半卧位
用物准备：备好气管插管箱用物、急救药物、简易呼吸气囊于床旁，吸氧、吸痰装置处于备用状态，剪刀及适量干湿纸巾
操作者准备：洗手，戴口罩

↓

要点说明：

1. 适应证
（1）所需机械通气治疗的基础疾病或创伤已稳定或得到明显改善，营养状况、肌力良好
（2）足够的氧合：$PaO_2 \geq 60mmHg$ 且 $FiO_2 < 40\%$；$PEEP \leq 5\~10cmH_2O$；没有明显的呼吸性酸中毒
（3）稳定的心血管系统，不需要（或仅需要小剂量的）血管活性药
（4）稳定的代谢状态
2. 老年患者：麻醉药于体内代谢需要更长的时间，需等患者有遵嘱动作再考虑拔管
3. 其他特殊患者：儿童、插管困难、口咽部术后、颜面部或颈部肿胀明显等其他特殊情况的患者，需待水肿减轻后再考虑拔管

经评估对于**拔管后易发生上气道阻塞的高危人群**，可在拔管前30min给予地塞米松0.1mg/kg静脉滴注或雾化吸入，以防喉头水肿

实施:

1. **调高氧浓度**: 上机患者吸入纯氧 2min, 已脱机患者在原有吸入氧流量的基础上调高氧气流量 2~3L, 吸入 2min

2. **吸痰**: 充分吸尽分泌物, 先吸气管插管, 再吸尽存留在口鼻腔、咽部及气囊上方的分泌物

3. **气囊放气, 解开系带、胶布**: 剪刀剪断气囊线或注射器抽出气囊气体

4. **置入吸痰管**: 吸痰管置于气管插管深部超过其内口端 2~3cm

5. **边吸边拔**: 边吸边退吸痰管的同时, 将气管插管一并退出, 退至咽部和口腔处时, 吸尽各处分泌物

6. **清除分泌物**: 嘱患者将头偏向一侧, 协助擦净颜面部

7. **吸氧**: 立即予鼻导管或面罩吸氧, 加强湿化

---

1. 吸痰操作方法请参看《人工气道安全吸痰护理》

2. 一次吸痰时间不能超过 15s

3. 将吸痰管置入超过气管插管内口端 2~3cm 处, 在拔气管插管时能将深部分泌物一并吸净, 避免气囊周围分泌物流入气道

4. 吸痰、拔管时动作轻柔, 避免损伤气道黏膜, 引起喉头水肿而发生窒息

观察、记录与健康教育:

1. 观察

（1）严密监测生命体征和 SpO_2 变化, 观察呼吸道通畅性, 听诊双肺呼吸音, 注意呼吸频率、节律、深浅度, 有无呼吸困难、喉痉挛、喉头水肿及紫绀等发生

（2）观察吞咽和说话能力

（3）观察患者咳嗽、咳痰能力

2. 记录: 拔管过程、时间, 拔管后的处理及患者拔管前后生命体征

3. 健康教育

（1）拔管后如感觉呼吸困难等不适, 应立即告知医护人员

（2）指导患者有效咳痰

注意事项:

1. 呼吸道管理: 加强雾化、叩背, 咳嗽或排痰能力差时按需吸痰

2. 拔管后如出现喉头水肿、蝉鸣音、SpO_2 下降、呼吸困难等立即配合医生抢救, 患者取半坐卧位, 高流量面罩吸氧, 必要时重新建立人工气道

3. 告知患者拔管后 4~8h 内少说话, 咽部疼痛感和声音嘶哑属气管插管术后正常现象, 1~2d 以后可以自然消退

4. 适量多饮水以稀释痰液, 拔管初期饮水应少量多次, 小口饮水, 避免呛咳

5. 拔管后 24h 再撤离呼吸机回路, 以备拔管失败后再次插管行机械通气

（二）注意事项

【术中异常状况及处理】

异常状况	发生原因	预防	处理
拔管时患者呛咳激烈	操作不熟练，气管插管在气道敏感部位留置时间过长，吸痰操作动作粗鲁	1. 加强培训 2. 拔管前吸净痰液 3. 拔管时动作轻柔而迅速	轻柔而迅速地拔出气管插管，并予心理安慰
拔管后出现呼吸困难、SpO_2 下降等	1. 患者过于紧张 2. 拔管前评估不足	1. 拔管前严密做好评估工作，警惕拔管后喉头水肿等情况的发生 2. 拔管前床头备好再插管用物 3. 心理护理 4. 根据患者呼吸道症状，遵医嘱采取以下各项措施 （1）调高氧流量 （2）高浓度面罩给氧 （3）面罩无创通气 （4）重新气管插管予机械通气	
拔管后患者咽喉疼痛、异物感	长期留置气管插管的并发症之一	此属正常现象，给予患者心理安慰；嘱患者适度多饮水，少说话，指导患者进行深部咳痰	
拔管后痰液过多	患者本身疾病所致痰液过多	拔管前尽量吸净痰液，拔管后指导患者进行深部咳痰	
拔管后痰液见血丝	吸痰或拔管操作动作粗鲁	加强吸痰和拔管操作手法的培训	嘱患者适度多饮水，少说话，指导患者进行深部咳痰

（三）相关链接

【气囊漏气试验（Cuff Leak Test，CLT）】

　1. 适用人群

　（1）拔管后易发生上气道阻塞的高危人群：小儿、气管插管时间 > 36h、反复多次插管者、插管困难、口咽部术后、颜面部或颈部肿胀明显、近期有气道损伤者

　（2）此方法不常规应用于临床，因在以下情况可能存在假阳性：肥胖、主气管病变、气囊质量问题使气囊处于无法完全排空的状态、气囊硬化

　2. 目的：协助评估拔管后患者是否存在上呼吸道阻塞的隐患，进而降低重新插管的概率

　3. 方法

　（1）充分清除口腔内、气囊上方、气管插管内分泌物，呼吸机调至 A/C 模式，参数设置为潮气量 VT：10mL/kg，PEEP：$0cmH_2O$

　（2）气囊正常压力的情况下，监测吸入和呼出潮气量，保持大致相同

　（3）完全排空气囊，气囊压力为 0，呼吸稳定情况下，记录 5~6 次呼出潮气量，然后取其中最小 3 个数的平均值

　（4）气囊充气，维持合适气囊压力

4. 结果判断：阴性可拔管，阳性不可拔管

第一步：定性评估有或无

第二步：定量评估漏气量的大小

绝对漏气量 = 吸入潮气量（VTI）– 呼出潮气量（VTE）

相对漏气量 =（VTI–VTE）/ VTI

第三步：漏气试验阳性判断标准

绝对潮气量 < 110mL

相对潮气量 < 15%

5. 阳性结果的处理

（1）延迟拔管或气管切开

（2）予正压通气

（3）应用气管扩张药物

（4）应用糖皮质激素

【简易判断方法】

方法一：排空气囊后，观察呼出潮气量

1. 若呼出潮气量 ≈ 吸入潮气量，说明漏气试验阳性

2. 若呼出潮气量远小于吸入潮气量，说明漏气试验可能为阴性，征询医生是否需要进行 CLT 以排查

方法二：排空气囊后，用棉絮置于患者口周，感觉有无气体从口周流出

1. 若棉絮无飘动，说明漏气试验阳性

2. 若棉絮飘动，说明漏气试验可能为阴性，征询医生是否需要进行 CLT 以排查

操作者准备：洗手，戴口罩

四、气管插管导管意外脱管的预防及应急处理

（一）预防

1. 严格按照护理规范并结合患者实际情况选择固定方式，保证管道的放置处于安全位置。尽可能将呼吸机管路固定于患者手可触及范围之外。

2. 识别非计划性拔管的高危人群。留置多条管道、烦躁、谵妄、GCS 评分 8 分以上者均视为高风险人群。

3. 评估患者意识。患者是否处于躁动、谵妄等意识不清状况，出现上述状况应及时与医生沟通，根据病情予镇静处理。采用 RASS 评分评估患者镇静质量与深度。

4. 向清醒患者及家属解释留置气管插管的目的、作用和注意事项，取得患者的理解和配合。

5. 评估患者心理状况。有无焦虑、情绪紧张等。

6. 评估患者舒适度。关注患者有无疼痛、情绪紧张。

7. 关注患者的情绪。使用图片、写字、手势等方式与患者交流，减轻其焦虑与紧张。

8. 评估患者的经济状况、家庭支持情况。避免患者因为担心留置气管插管会增加医疗费用而自行拔管。

9. 管道须有清晰的标识，标明管道的名称和置管日期。每班检查并记录气管插管的置管深度、外露刻度。

10. 每日评估拔管指征。医生与管床护士共同评估是否可拔管。患者达到拔管指征后，尽早拔管。

11. 对于躁动不安、谵妄状态、GCS 评分高于 8 分等不配合治疗与护理的患者及对留置管道不耐受患者，使用保护性约束。注意评估约束的有效性。

12. 合理安排人力。尽可能让高年资的护士负责有高危管道的患者，做好薄弱时间段的人力资源调配。在抢救患者时，当班组长做好分工。

13. 在执行翻身、口腔护理、吸痰、移动患者时，应至少双人合作，避免过度牵拉管道。

（二）应急处理

操作流程

评估：
1. 立即判断患者病情，重点评估者自主呼吸情况（血氧饱和度、呼吸及其他生命体征情况）
2. 急救物品及药品是否齐全，是否处于备用状态
3. 呼吸机管路是否连接好，是否处于备用状态

告知：
清醒患者做好心理护理，指导患者进行有效呼吸及配合抢救

抢救：
1. 立即吸净呼吸道、口鼻腔的分泌物，保持呼吸道通畅
2. 无须重新建立人工气道的患者，则根据患者的自主呼吸与血氧饱和度情况，予鼻导管或面罩吸氧或无创呼吸机辅助通气
3. 自主呼吸弱或无自主呼吸患者，立即予简易呼吸球囊面罩辅助通气；同时准备重新建立人工气道。流程详见气管插管置管配合

要点说明

1. 少数患者在脱机期间发生意外脱管，注意评估患者是否达到拔管指征，如患者已达到拔管指征，吸氧状态下自主呼吸较好，血氧饱和度能维持在 90% 以上，则不必重新建立人工气道
2. 发现患者意外脱管后，立即推抢救车到患者床边

操作后处置、观察与记录：

整理：

1. 患者体位：取出患者肩部的枕头。如无禁忌证，床头抬高 30°~45°

2. 床单位：整齐、清洁

3. 用物处理

记录：

1. 详细记录脱管的经过及抢救过程

2. 气管插管导管的情况

3. 患者痰液的颜色、黏稠度、量等

4. 患者的生命体征、通气情况、病情

5. 机械通气患者还需记录各项参数

余下流程按照不良事件处理流程进行

→

1. **用物处理方法**

（1）喉镜镜片、导丝处理：清洁→75% 酒精擦拭→清水冲洗→送供应室环氧乙烷或等离子消毒

（2）喉镜镜柄处理：75% 酒精擦拭

（3）一次性用物按照《医疗废物处理条例》处理

2. **详细记录气管插管导管的情况：** 重新置管日期、时间；导管型号、途径、插入深度或外露长度、气囊的压力等

（三）相关链接

【导管危险程度分类】

1. 高危导管： 滑脱后需经有创途径重置、危及生命或严重影响治疗的导管。

包括气管插管、气管切开导管、主动脉内球囊反搏（IABP）期间动脉管、血液透析管道、动脉留置管、三腔二囊管、连续肾脏替代疗法（CRRT）置管、硬膜下引流管、脑室引流管、硬膜外引流管、经外周静脉植入中心静脉导管（PICC）、胸腔闭式引流管、血肿腔引流管、脓肿腔引流管、手术创腔引流管、股静脉置管、T 型管、腹腔引流管、肾造瘘管、心包纵隔引流管。

2. 中危导管： 滑脱后引起严重并发症，影响预后。如锁骨下静脉置管、颈内静脉置管、切口引流管、颈部引流管、鼻空肠营养管、膀胱造瘘管等。

3. 低危导管： 非计划脱管后对患者有一定影响。如胃管、尿管、留置针、肛管、氧气管、皮下引流管等。

五、气管插管导管意外堵管的预防及应急处理

（一）预防

1. 改进湿化方法，加强湿化控制，病室要保持空气新鲜，温度维持在（24±1.5）℃、湿度 50%~60%。

2. 推荐使用持续气道湿化，湿化器内温度为 37 ℃左右，绝对含水量 44mg/L，相对湿度 100%。根据痰液的黏稠度及时调整湿化。

3. 规范吸痰操作程序，有效抑制痰痂的形成。按需吸痰，掌握吸痰时机。在吸痰前对患者进行拍背，促使痰液松动，以利于吸引。根据气管插管的型号选择合适的吸痰管，直径不超过气管插管内径的 1/2。

4. 吸痰不仅要吸净管腔内和管壁四周的痰液，而且在吸痰管向外拉和吸引的同时要慢慢地旋转吸痰管，使黏附在管腔内壁的痰液也能被吸出，有效阻止痰液聚集。一旦吸引时遇到有痰液、痰痂的阻塞时，加强湿化，确保导管通畅，有效抑制痰痂的形成。

5. 每日评估拔管，拔出非必须留置的气管插管。置管时间与意外堵管有密切关系。据有关文献报道，痰痂极易在插管后 24 h 左右形成，而导管壁痰痂或痰栓的形成，以导管保留时间大于 10 d 者多见。

6. 堵管现象随着置管时间延长而有所加重，痰痂堵管程度与置管时间长短呈正相关。

7. 呼吸机湿化配合雾化，减少痰痂形成。对于机械通气的患者，对痰液黏稠者还可配合雾化吸入，将装有药液的药杯与呼吸机雾化器装置和呼吸机相连，开启后药液随呼吸机送气，达到稀释痰液的作用。

8. 增加患者的营养支持，加强患者的身心护理。长期气管插管或（并）使用呼吸机的患者，由于急救或治疗的需要，部分患者不能进食。而患者处于高代谢状态，蛋白质被分解代谢消耗，加重了患者的营养不良，可造成呼吸肌无力，导致拔管撤机失败，延长气管插管的时间。因此当患者禁食时必需行肠外营养，纠正负氮平衡，加强营养支持。

9. 准确记录出入量。维持出入量平衡。

10. 未接呼吸机管路的气管切开导管，做好警示标识，防止异物意外堵管。

（二）应急处理

操作流程	要点说明
评估： 1. 评估意外堵管的原因 2. 立即判断患者病情，重点评估患者自主呼吸情况（血氧饱和度、呼吸及其他生命体征情况） 3. 急救物品及药品是否齐全，是否处于备用状态 4. 呼吸机管路是否连接好，是否处于备用状态	气管插管导管意外堵管的临床表现：患者出现呼吸困难和发绀，气道阻力高，吸痰管插入受阻，检查气管插管导管见有异物或痰痂阻塞

告知：清醒患者做好心理护理，指导患者配合抢救

抢救：根据堵管原因进行抢救

1.异物堵管：立即予100%氧气吸入，移除异物；待患者血氧饱和度上升到正常范围后逐渐下调吸氧浓度。如无法移除异物，则应立即更换气管插管导管

2.痰液堵管：立即予100%氧气吸入，注入少量生理盐水，反复吸痰。还可行支气管镜直接吸引或钳除痰痂，如无效，则应立即更换气管插管导管

3.更换气管插管导管

（1）检查气管插管导管气囊完整性：注入8~10mL空气，观察气囊是否漏气；抽尽气囊内空气

（2）润滑气管插管导管，用石蜡油充分润滑导管置入体内部分

（3）体位准备：患者取仰卧位，肩下垫软枕，头后仰，充分打开气道

（4）将塑料导丝插入原气管插管导管内

（5）拔出原有气管插管导管

（6）吸净气道、口鼻腔分泌物

（7）重新置入气管插管导管

（8）确认导管是否在气管内

（9）向气囊内注8~10mL空气

（10）固定气管插管导管，气管插管导管接呼吸机辅助通气

置入气管插管导管时患者卧位：

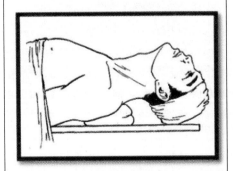

为异物堵塞气管插管导管患者更换导管时，禁止将导丝插入原气管插管导管内，避免异物掉入下呼吸道内。应将气管插管导管直接拔出，置管流程详见气管插管导管置管配合

禁止使用金属导丝，避免坚硬的导丝损伤患者气管黏膜

操作后处置、观察与记录：

整理：

1.患者体位：取出患者肩部的枕头。如无禁忌证，床头抬高30°~45°

2.床单位：整齐、清洁

3.用物处理

记录：

1.详细记录脱管的经过及抢救过程

2.气管插管导管的情况

3.患者痰液的颜色、黏稠度、量等

4.患者的生命体征、通气情况、病情

5.机械通气患者还需记录各项参数

余下流程按照不良事件处理流程进行

1.用物处理方法

（1）喉镜镜片、导丝处理：清洁→75%酒精擦拭→清水冲洗→送供应室环氧乙烷或等离子消毒

（2）喉镜镜柄处理：75%酒精擦拭

（3）一次性用物按照医疗废物处理条例处理

2.详细记录气管插管导管的情况：重新置管日期、时间；导管型号、途径、插入深度或外露的长度、气囊的压力等

（三）相关链接

1.痰液黏稠度判断与处理

（1）Ⅰ度（稀痰）：如米汤或泡沫样，吸痰后无痰液滞留在玻璃接头内壁。提示减少气道湿化。

（2）Ⅱ度（中度黏痰）：痰液外观较Ⅰ度黏稠，吸痰后有少量痰液滞留在玻璃接头内壁，易被水冲干净。提示气道湿化较满意，可维持目前的气道湿化量。

（3）Ⅲ度（重度黏痰）：痰液外观明显黏稠。常呈黄色，吸痰后有大量痰液滞留在玻璃接头内壁，不易被水冲净。提示气道湿化严重不足或伴机体脱水，需要增加气道湿化量。

2.吸痰时机

（1）有气道不顺畅或通气功能低下或障碍；患者咳嗽有痰，听诊有痰鸣音。

（2）直接听见痰鸣音，听诊呼吸音粗糙或肺部有湿啰音。

（3）机械通气患者采用容量控制模式时气道峰压增加或采用压力控制模式时潮气量减少。

（4）患者不能进行完整有效的自主咳嗽（如痰液连续刺激呛咳）。

（5）气道压力增高，或气道内可见痰液。

（6）呼吸机流量或压力曲线呈锯齿状波动（排除了呼吸机管路积水）。

（7）怀疑误吸。

（8）明显的呼吸困难。

（9）血氧饱和度下降。

（10）胸片改变与分泌物蓄积一致，需要留取痰标本检验。

陶艳玲　黄燕　管玉梅　何茹　戴雯　莫蓓蓉　秦玉菊

第四节　气管切开导管护理技术

【目的】迅速、有效地配合医生进行气管切开术，保证患者有效的氧气供应。
【操作者资质】培训合格的护士。

一、气管切开导管置管术配合及日常维护

【气管切开导管置管术配合】

（一）操作流程

操作流程	要点说明

核对：
1. 医嘱
2. 患者

→ 核对患者姓名、性别、年龄、住院号

评估：
1. 评估患者年龄、性别、意识、合作程度、病情
2. 呼吸情况、缺氧程度，以及痰液颜色、性状、量
3. 牙齿：有无牙齿松动及活动性假牙
4. 颈部及气道情况：有无气道狭窄、畸形、颈髓损伤等情况
5. 所需气管切开导管型号

→ 气管切开导管型号与适用年龄、性别

年龄	内径 mm	体重或年龄
< 6 个月	3.5	3kg
6~12 个月	4.0	5kg
1~2 岁	4.5	10 kg
> 2 岁	年龄 /4~4.5	> 2 岁
≥ 10 岁	6.5	≥ 10 岁
成人	男 7.5~8.5	成人
	女 7~8	

告知：
1. 患者（清醒）及家属气管切开的目的、方法
2. 可能出现的不适、并发症及风险

→ **告知：**
取得患者或家属同意并签字，紧急情况下可先抢救再签字

准备：
1. **用物准备**
（1）**仪器与设备**：手术灯、气囊压力表、吸氧吸痰装置、抢救物品、呼吸机处于备用状态
（2）**无菌物品**：气管切开包、气管切开套管、无菌手套、5mL 注射器 1 支、碘附、气切纱块、无菌纱块、油纱、换药包
（3）**药物**：2% 利多卡因 1~2 支
2. **床单位**：床头放平，取下床头栏，根据操作者身高调节病床高度，拉床帘保护隐私
3. **患者准备**
牙齿：牙齿松脱或活动性假牙可能

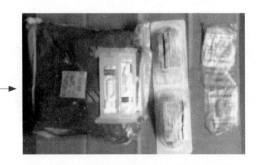

在操作中脱落导致发生意外，应提前请口腔科固定或拔除松动的牙齿，活动性假牙取出浸泡于冷水杯中

体位： 去枕仰卧位，肩下垫软枕（可取中单垫于肩下），头后仰使颈部充分暴露，使口、咽、气管在一条直线上，约束双手

镇痛镇静：

（1）清醒患者：做好心理护理，静脉使用短效镇静剂

（2）躁动患者：适度加大镇静镇痛药物的剂量

4. 操作者准备： 洗手，戴口罩、帽子、无菌手套、护目镜，穿手术衣，提前做好医护沟通

实施：

1. **开灯：** 打开床头照明灯（吊塔上）

2. **吸痰：** 吸净气道及口鼻腔分泌物，保持呼吸道通畅

3. **呼吸支持：** 根据患者病情调高氧流量，尽可能将 SpO_2 维持在 > 95%

（1）未插气管插管患者给予呼吸机无创通气或面罩加压给氧

（2）已插气管插管的患者气管插管接呼吸机支持通气

4. **开包：** 确定气管切开包在有效消毒日期内，协助医生开包，铺无菌区，将气管切开套管、注射器、纱块、碘附等放入无菌区

5. **配合皮肤消毒、局部麻醉：** 以切口为中心，直径 > 10cm；协助操作者抽吸利多卡因

6. 调节手术灯高度和角度

7. **吸痰：** 再次吸净口鼻腔分泌物

8. **润滑：** 凡士林纱布润滑气管套管前端至气囊处

9. **配合：** 当扩张钳扩大气管切口后，痰液、血液自切口涌出，立即吸净痰液

---

1. 存在颈髓损伤的患者，专人固定颈部保持线性牵引

2. 沟通：因气管切开手术操作者均为耳鼻喉专科医生，医护双方在术前应做好沟通，对手术过程的各个环节及相应的职责有充分了解，对可能出现的问题提前做好准备，确保手术顺利完成

3. 传染性疾病或疑似患者必须穿防护服，戴护目镜，做好职业防护

---

1. 操作过程中注意无菌操作

2. 检查气管切开套管气囊，确保完好无漏气

3. 配合拔气管插管时：务必紧密配合医生口令，使气管插管拔除的同时，气管切开导管能立即衔接插入，以免缺氧时间太长引起反射性心搏、呼吸停止

4. 术中密切观察患者生命体征、SpO_2 及病情变化，一旦出现意情况立即行心肺复苏

5. 手术过程中躁动者遵医嘱加大镇静、镇痛药物使用剂量

6. 术中做好职业防护，及时吸净血液痰液，防止分泌物四溅

7. 固定：在气切导管未固定前，需有一人全程固定管道，以免管道脱出

8. 系带：注意整理平整，勿卷边，颈部两侧的系带下可垫晾干的湿纸巾，以减少系带对颈部皮肤的摩擦

及血液

10. 拔气管插管：若有气管插管者，在气管切开套管进入气道时听从医生口令，松系带，气管插管气囊放气，拔除气管插管

11. 确认导管位置：气切导管置入后，套管外口有气体冲出可证实导管位于气道

12. 充气囊、呼吸支持：立即充足气囊，保持气囊压力为 25~30cmH$_2$O，连接呼吸机辅助呼吸或吸氧

13. 吸痰：吸出气道中的痰血混合物，保持气道通畅

14. 听诊：听诊双肺呼吸音，确定双侧呼吸音对称

15. 消毒与固定

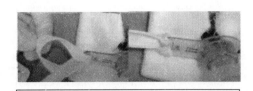

双层系带，先穿过一边侧孔，
再从系带孔穿过

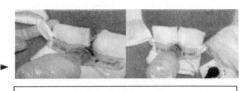

松紧以放入一指为宜，
颈部两侧系带下垫晾干湿纸巾

（1）系带固定气切导管，系带松紧度以可放入一指为宜，过紧可影响颈部静脉回流，过松容易滑出

（2）碘附棉球再次消毒气管切口

（3）待干后将气管切开纱布垫于伤口与套管之间，一般垫两块即可

整理、观察与记录

1. 整理：床单位和用物，保持床单位干净整洁；无禁忌者床头抬高 30°，置于舒适卧位，保暖

2. 观察

（1）生命体征、SpO$_2$ 和通气情况

（2）气管切口渗血情况，有无气胸、纵隔气肿、颈部及胸部皮下气肿

3. 记录

（1）气管切开日期和时间、操作者、导管型号、通畅性、气囊压力及其切口渗血情况

（2）痰液的颜色、量、性状、黏稠度

（3）生命体征、通气情况、病情、机械通气者记录呼吸机各项参数

1. 手术器械清水冲洗后点数放入待消毒箱

2. 垃圾分类处理

3. 严密观察**敷料渗血**情况，新切开术口渗血、渗液较多，污湿随时更换，保持敷料干洁

4. 做好镇痛、镇静与约束管理，**严防脱管：**外科气管切开术后窦道一般需 7d 形成，如窦道形成前脱管则极难重新插入，会危及生命，必须每班交接，严防脱管

（二）注意事项

【术中异常状况及处理】

异常状况	发生原因	预防	处理
异常躁动、甩头	对患者的合作程度评估不足或术中麻醉不满意	加强评估，注意根据患者的合作程度调节镇静、镇痛药物使用剂量	1. 适度加大镇静、镇痛药物使用剂量，必要时咨询医生是否使用安定等药物静脉推注 2. 若患者狂躁致操作无法进行，应立即停止操作，待麻醉满意后再进行
出血	操作不熟练或动作粗鲁，切口小而低，分离时偏离正中，解剖位置不清，误伤颈前静脉或甲状腺峡部等	手术熟练，操作稳而准，分离组织时保持正中钝性分离，未确定气管前，勿盲目切开	1. 吸净分泌物及出血 2. 协助医生查找出血部位进行结扎或血管修补
持续性喉痉挛	多见于破伤风患者，手术刺激促使痉挛发作	术前应用足量镇静、镇痛剂控制痉挛，充分有效的麻醉，避免声光刺激，操作要轻、快	立即切开环甲膜，迅速缓解呼吸困难
呼吸、心跳骤停	可能是刺激迷走神经，引起兴奋，也可能与不能迅速建立起通畅的气道等有关	术前掌握心脏情况，操作时尽量减少刺激迷走神经的动作	立即进行人工呼吸、胸外心脏按压、吸氧、强心等对症处理

【气管切开导管日常维护】

操作流程

> **评估：**
> 气管切开的日期、型号、切口、切开处有无出血、渗液、渗血及痰液、脓液溢出，局部皮肤情况、有无皮下气肿、管道通畅情况

↓

> **准备：**
> **用物准备：** 气囊压力表、吸痰装置、吸氧装置、换药包、无菌手套、清洁手套、碘附、系带、剪刀、气管切开纱块、晾干的湿纸巾
> **患者准备：** 床头抬高30°，头中位，置患者于舒适体位，清醒患者做好解释工作，取得配合
> **操作者准备：** 洗手，戴口罩，清洁手套

↓

要点说明

> 1. 常规的干燥伤口每天更换2次，污湿随时更换，保持创口清洁干燥
> 2. 切口过长、有感染者报告医生处理

> 1. 敷料：可根据患者切口周围皮肤及渗血、渗液情况选择，普通干燥的伤口可选择气管切开纱块，渗液多的可以选用泡沫敷料，有利于吸收渗液和促进伤口愈合
> 2. 切口发红可遵医嘱准备复方多粘菌素B软膏

实施:

1. 保证气道通畅: 吸痰,监测气囊压力,保持气囊压力在 25~30cmH$_2$O

2. 手消毒

3. 建立无菌区: 开换药包,碘附倒入装有棉球的无菌治疗盘内,将气管切开纱块放入无菌区

4. 消毒

(1)戴无菌手套

(2)一手扶住气管切开导管,另一手用镊子取出旧的纱块

(3)碘附棉球消毒气管切开口:围绕气管切口消毒,由内向外,至少3次,注意消毒气管切开导管双侧翼下方的皮肤

(4)待干

(5)一手扶住气管插管导管,另一手用镊子放入新气切纱块,缺口朝上,常规放入气管切开纱块厚度为2块,可根据患者实际情况调节

5. 拆除旧系带,重新固定

(1)一手始终扶住导管,另一手拆除或剪断旧系带,必要时请第二人协助扶管

(2)双层系带,先穿过一边的侧孔,双系带再从系带孔穿过

(3)托颈,系带平顺绕过后颈

(4)单层系带从另一侧孔穿过,与另一层绑死结,松紧以可放入一指为宜

(5)系带下方垫晾干的湿纸巾保护患者颈部皮肤

6. 再次检查气囊压力

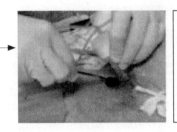

气管切口周围皮肤消毒至少3次

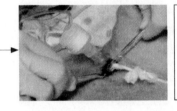

消毒气切导管双侧柄翼下方的皮肤

1. 注意无菌操作,动作轻柔,以免刺激患者引起呛咳、呕吐反射,造成导管脱出

2. 操作过程中密切观察患者的生命体征、SpO$_2$情况

3. 如选用泡沫敷料,应先用无菌剪刀将敷料剪一"Y"型口

4. 系带松紧度以可放入一指为宜,过紧可影响颈部静脉回流,过松容易滑出

5. 湿纸巾:主要成分为无纺布,质地柔软、细腻,晾干后垫于系带下方,能有效地避免系带勒坏颈部皮肤

整理、观察与记录:

1. 观察

(1)生命体征、SpO$_2$和通气情况

(2)气管切口情况,有无气胸、纵隔气肿、颈部及胸部皮下气肿

2. 记录

(1)气管切开日期、导管型号、导管通畅性、气囊压力及切口情况

(2)痰液的颜色、量、性状、黏稠度

1. 整理床单位和用物,保持床单位干净整洁;无禁忌者床头抬高 30°,置于舒适卧位,保暖

2. 垃圾分类处理

3. 导管如不通畅,及时报告医生处理

二、气管切开导管的更换

【目的】安全更换气管切开导管，维持呼吸道通畅，尽可能减少患者不适。

【操作人员资质】医生及专科护士。

（一）更换气管切开导管流程

操作流程

要点说明

评估：

1. 评估患者的意识、呼吸形态、痰液性状、生命体征、发绀情况
2. 评估气管切开造瘘口及周围皮肤，有无红肿、糜烂、息肉、发炎、脓性分泌物等，有无皮下气肿
3. 评估导管型号、留置时间
4. 评估导管的情况

用物准备：

合适型号的导管、换药包、无菌手套×2、凡士林纱布、碘附、气管切开纱布、干净系带、5mL注射器、剪刀×1、吸痰管、快速手消毒液、气囊压力表、个人防护装置（眼罩、面罩、防护服）

设备检查：

吸痰装置及吸氧装置是否完好

核对：

医嘱、患者

实施步骤：

1. **解释：**向患者解释操作的目的、过程及可能的不适，取得配合
2. **禁食：**提前予病人禁食2h
3. 打开换药包，把无菌用物放入，将碘附倒在棉球上
4. **体位：**患者平卧位，在颈后垫小枕，保持颈部过伸位
5. **个人防护：**洗手，戴手套、口罩

---

1. 患者意识较前变差、呼吸急促费力、痰液黏稠、SpO_2下降、发绀等应立即告知医生
2. 根据原来型号准备相同或者小一号的导管，具体询问医生。例如原来8#，应备8#或7.5#导管
3. 留置时间：气管切开7d内，气管切开窦道尚未形成，一旦拔除或者更换导管，容易造成呼吸道梗阻和严重缺氧，此时应备气管切开包
4. 若导管干涩、痰痂较多、气囊漏气等，应及时通知医生更换

---

1. 即使是昏迷患者，也要做好告知工作
2. 禁食可防止误吸
3. 换药包打开后，放入其中物品包括：气切套管、凡士林纱布、气切纱布、5mL注射器。全程保持其无菌区域。如果气管切开周围干净无明显分泌物，可采用生理盐水棉球而不用碘附棉球
4. 吸痰步骤详见吸痰指引
5. 更换时可由护士拔除旧导管，医生同时置入新管，或者医生独自完成，操作前应充分沟通配合方式
6. 置入新管时应先和气管呈90°垂直插入，进入1/3后转为平行置入

和眼罩，穿防护服

6. **吸痰**：先吸气道，再吸口鼻腔

7. **吸氧**：操作前予病人充分吸氧

8. 取下气管切开纱布，扔进医疗垃圾里，脱手套，快速手消毒，待干，戴无菌手套

9. **导管**是否完好，使用 5mL 注射器打空气入气囊，确保其不漏气后完全抽出空气

10. 用碘附棉球环状消毒气管切口周围，原则：从内而外，待干

11. 凡士林纱布润滑新导管前端至气囊处，放好备用

12. **抽空旧气囊**：用 5mL 注射器将患者身上导管气囊抽空，剪断系带，护士帮忙固定导管

13. 医生更换另一副无菌手套

14. **更换导管**：嘱患者用力呼气，医生以惯用手持准备好的导管，另一只手顺势将旧气切套管拔出，同时将新导管迅速插入

15. **拔通条**：一手固定导管，另一手立即拔除里面的通条

16. **打气囊**：护士用 5mL 注射器抽 5mL 空气注入气囊，并立即将吸氧装置或呼吸机管道连上

17. **确认导管位置**，保证在气道内

18. **系带固定气切套管**，松紧可以放入 1 横指为宜

19. **再次消毒**：以棉球再次消毒气管切口，待干后放上气管切开纱布（一般 2 层即可）

20. **测压**：用气囊压力表测压，保持其在 25~30cmH$_2$O

21. **恢复体位**：移去肩下小枕，予患者舒适体位

1. 整理用物，脱手套

2. 洗手

3. 听诊双肺呼吸音，观察患者呼吸有无改善，SpO$_2$ 有无上升、气管切开处有无渗血等

4. 记录

1. 用力呼气可以缓解患者的紧张，减少呛咳的危险，呛咳会导致气管切口的堵塞

2. 确认导管位置的方法：ETCO$_2$、肺部听诊或者胸片

3. 换管后应听诊双肺通气情况，呼吸音是否对称，有无哮鸣音。观察导管是否通畅

4. 气管切开换药频率为每天 2 次，如果气管切开纱布渗出分泌物或局部有红肿异常时，应随时更换并告知医生、记录，做好交接班

5. 在护理记录单上注明过程，并同时将正面侧边栏的导管相应的型号、日期更新

（二）注意事项

【异常情况及处理——重新置管失败】

1. 评估患者情况：有无自主呼吸（特别是评估呼吸频率、SpO$_2$、血压）及窦道形成，清醒患者做好心理护理，立即告知医生。

2. 携带急救物品：急救车内各种药品及物品齐全，功能完好处于备用状态。

3. 若窦道形成，消毒后协助医生重新置管，若窦道未形成，开放气道，使用呼吸球

囊辅助呼吸，协助医生准备重新建立人工气道。

4.根据医生判断，准备纤支镜或喉镜等用物配合气管插管，步骤详见《气管插管置管配合指引》。

5.予患者接呼吸机辅助呼吸，听诊双肺呼吸音。

6.妥善固定管道。

7.洗手，记录。

三、气管切开导管的拔管

【目的】拔除气管切开导管。

【操作者资质】培训合格的护士。

（一）操作流程

操作流程	要点说明
评估： 1.核对医嘱及患者身份 2.患者的年龄、意识、病情、呼吸、咳嗽反射、吸氧浓度、呼吸机参数、血氧饱和度、血气分析结果等，确定患者是否具有拔管指征	拔管指征详见相关链接
告知： **清醒患者：**告知患者拔出气管切开导管的目的、方法、风险及可能带来的不适及配合方法 **昏迷患者：**告知家属拔出气管切开导管的目的、方法、风险及可能带来的不适	**膨肺注意事项：** 1.膨肺方法：简易呼吸球囊连接氧气，开启氧气开关，氧流量调至10L/min，然后连接简易呼吸球囊与气管切开导管，根据患者的自主呼吸进行辅助通气，潮气量为正常值的1.5倍，通气频率持续10~12次/mim，1~2min 2.膨肺前需彻底吸净呼吸道分泌物，以免将分泌物挤进远端小支气管 3.膨肺过程中患者心输出量降低，因此对心功能差的患者应严格掌握适应证。膨肺期间应注意观察患者的心率、心律、血压、血氧饱和度的变化等
准备： **操作者准备：**洗手、戴口罩、手套，为传染性疾病或疑似传染性疾病患者拔气管切开导管应穿隔离衣、戴护目镜 **环境准备：**拉好隔帘或屏风遮挡 **用物准备：**备好剪刀、注射器、吸痰用物、吸氧用物、皮肤消毒液等。床边备用气管插管置管用物（详见气管插管导管置管配合及日常维护章节）和气管切开导管置管用物	

患者准备：

1. 停止鼻饲，抽尽胃内容物，防止胃内容物反流引起误吸

2. 患者取仰卧位或半卧位

3. 吸纯氧 3min

4. 吸痰－膨肺－吸痰：用简易复苏球囊给予数次辅助通气，充分扩张肺部；膨肺前后吸净气道、口腔、气囊周围的分泌物

操作：

1. 气囊放气，放气后 2~3min 评估是否已经充分放气

2. 松解固定带

3. 协助医生拔除气管切开导管：确保气囊充分放气，气管切开导管内充分吸痰后，把吸痰管放入导管内，边吸痰边拔管

4. 吸氧

5. 气管切口消毒后，用蝶形胶布将创缘拉拢

6. 鼓励患者深呼吸和咳嗽

→

1. 如果气囊放气后仍然不漏气，则停止继续操作

2. 拔管时应缓慢拔出导管（3~5s），因为快速拔出会引起较强刺激，并且无法带出气囊周围的分泌物

3. 指导患者用手按压住气管切开伤口，进行深呼吸和有效咳嗽

操作后处置、观察与记录：

整理：

1. 患者体位：如无禁忌证，床头抬高 30°~45°

2. 床单位：整齐、清洁

3. 用物

（1）金属气管切开导管：清洁→75% 酒精擦拭→清水冲洗→送供应室环氧乙烷或等离子消毒

（2）一次性用物按照《医疗废物处理条例》进行处理

观察与记录：

1. 记录拔管日期、时间

2. 观察并记录拔管后患者的病情，重点观察并记录患者的呼吸、血氧饱和度、自主咳嗽咳痰能力，痰液的颜色、黏稠度、量等

→

注意监测患者是否存在低氧血症和支气管痉挛

（二）注意事项

【操作异常情况及处理】

异常状况	发生原因	预防	处理
低氧血症	1. 拔管前评估不足 2. 误吸	1. 拔管前准确评估患者的病情，掌握拔管指征 2. 拔管前进行试堵管，遵循循序渐进原则，从1/4堵管逐渐过渡到全堵管，全堵管后24h，患者自主呼吸良好，咳嗽有力，无明显呼吸困难，血氧饱和度维持在90%以上方可拔管	1. 根据患者的呼吸、血氧饱和度等情况，进行鼻导管吸氧、面罩吸氧，严重者行气管插管或重新置入气管切开导管 2. 误吸导致低氧血症患者，应立即吸出返流物，高浓度给氧。必要时行气管插管
支气管痉挛	拔管过快，刺激气道引起支气管痉挛	拔管时应缓慢拔出（3~5s），避免拔管过快引起支气管痉挛	1. 根据患者的呼吸、血氧饱和度等情况，进行鼻导管吸氧、面罩吸氧，严重者行气管插管或重新置入气管切开导管 2. 遵医嘱应用缓解支气管平滑肌痉挛的药品进行雾化吸入
误吸	胃内容物返流；未及时吸净返流的胃内容物	1. 膨肺前抽尽胃内容物 2. 发现患者有胃内容物反流，立即停止操作，吸净反流物	立即吸出反流物，高浓度给氧。必要时行气管插管

（三）相关知识链接

【拔管指征】

1. 呼吸衰竭病因已基本纠正。

2. 血流动力学相对稳定，没有频繁或致命的心律失常，休克和低血容量已彻底纠正。

3. 感染得到控制，体温正常。

4. 神志清醒，或已恢复机械通气前较好状态。

5. 自主呼吸平稳，呼吸动作有力，具有足够的吞咽和咳嗽反射。

6. 吸氧浓度 <40%，无明显呼吸困难或发绀。

四、气管切开导管意外脱管的预防及应急处理

（一）预防

1.严格按照护理规范并结合患者实际情况选择固定方式,保证管道处于安全位置。尽可能将呼吸机管路固定于患者手可触及范围之外。

2.识别非计划性拔管的高危人群。留置多条管道、烦躁、谵妄、GCS 评分 8 分以上者均视为高风险人群。

3.评估患者意识。患者是否处于躁动、谵妄等意识不清状况,出现上述状况应及时与医生沟通,根据病情予镇静处理。采用 RASS 评分评估患者镇静质量与深度。

4.向清醒患者及家属解释留置气管切开导管的目的、作用和注意事项,争取患者的理解和配合。

5.评估患者心理状况。有无焦虑、情绪紧张等。

6.评估患者舒适度。关注患者有无疼痛、情绪紧张。

7.关注患者的情绪。使用图片、文字、手势等方式与患者交流,减轻其焦虑与紧张。

8.评估患者的经济状况、家庭支持情况。避免患者因为担心留置气管切开导管会增加医疗费用而自行拔管。

9.管道须有清晰的标识,标明管道的名称和置管日期。每班检查并记录气管切开导管的置管深度与外露刻度。

10.每日评估拔管指征。医生与管床护士共同评估是否可拔管。患者达到拔管指征后,尽早拔管。

11.对于躁动不安、谵妄、GCS 评分 >8 分等不配合治疗及护理的患者,以及对留置管道不耐受的患者,使用保护性约束。注意评估约束的有效性。

12.合理安排人力。尽可能让高年资的护士负责有高危管道的患者,做好薄弱时间段的人力资源调配。在抢救患者时,当班组长做好分工。

13.在执行翻身、口腔护理、吸痰、移动患者时,应至少双人合作,避免过度牵拉管道。

（二）应急处理

应急处理流程	要点说明
评估: 1.立即判断患者病情,重点评估患者自主呼吸情况(血氧饱和度、呼吸及	1.窦道是否形成与气管切开的时间存在密切关系:气管切开 7d 后,窦道已经形成;气管切开不足 7d,窦道未形成

其他生命体征情况）及窦道是否形成

2. 急救物品及药品是否齐全，是否处于备用状态

3. 呼吸机管路是否连接好，是否处于备用状态

告知：

清醒患者做好心理护理。指导患者进行有效呼吸及配合抢救

抢救：

1. 立即吸净呼吸道、口鼻腔的分泌物，保持呼吸道通畅

2. 无须重新建立人工气道患者，则根据患者的自主呼吸与血氧饱和度情况，予鼻导管或面罩吸氧或无创呼吸机辅助通气

3. 自主呼吸弱或无自主呼吸患者，立即予简易呼吸球囊面罩辅助通气；同时准备重新建立人工气道

（1）已形成窦道者：协助医生置入气管切开导管

①用血管钳撑开气管切口处

②检查气管切开导管气囊完整性，注入 8~10mL 空气，观察气囊是否漏气；抽尽气囊内空气

③润滑气管切开导管，用石蜡油充分润滑导管置入体内部分

④体位准备：患者取仰卧位，肩下垫软枕，头后仰，充分打开气道

⑤消毒切口周围皮肤，消毒范围15cm × 15cm

⑥重新置入气管切开导管

⑦向气囊内注 8~10mL 气体

⑧用 Y 型纱块或泡沫敷料覆盖伤口

⑨固定气管切开导管

（2）未形成窦道者：立即协助医生行气管插管（具体流程详见气管插管导管置管配合），接呼吸机辅助通气并

2. 少数患者在进行试堵管期间发生意外脱管，注意评估患者是否达到气管切开导管的拔管指征，如患者已达到拔管指征，吸氧状态下自主呼吸较好，血氧饱和度能维持在 90% 以上，则不必重新建立人工气道

3. 发现患者意外脱管后，立即推抢救车到患者床边

置入气管切开导管时患者卧位：

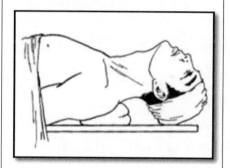

Y 型泡沫敷料：

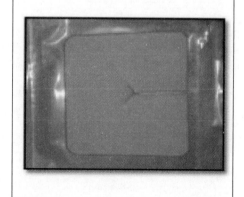

报告专科医生进行重新置入气管切开导
管

操作后处置、观察与记录：
整理：
1. 患者体位：取出患者肩部的枕头。如无禁忌证，床头抬高 30°~45°
2. 床单位：整齐、清洁
3. 用物处理
记录：
1. 详细记录脱管的经过及抢救过程
2. 气管切开导管的情况
3. 患者痰液的颜色、黏稠度、量等
4. 患者的生命体征、通气情况、病情
5. 机械通气患者还需记录各项参数
余下流程按照不良事件处理流程进行

1. 用物处理
（1）喉镜镜片、金属气管切开导管、导丝处理：清洁→75% 酒精擦拭→清水冲洗→送供应室环氧乙烷或等离子消毒
（2）喉镜镜柄处理：75% 酒精擦拭
（3）一次性用物按照医疗废物处理条例处理
2. 应记录气管切开导管的重新置管日期、时间；导管型号、途径、插入深度与外露的长度、气囊的压力等

（三）相关链接

RASS 镇静评分（Richmond Agitation and Sedation Scale，RASS） 是临床上使用最为广泛的镇静评分标准，能够有效地反映患者的镇静程度。使用镇静药物患者，RASS 评分应控制在最佳范围 –3~0 分；RASS 评分 > 0 分，提示镇静不足；RASS 评分 < –3 分，提示镇静过度。见表 2–1。

表 2–1　RASS 镇静程度评估表

分值	状态	临床症状
+4 分	有攻击性	明显攻击性或暴力行为，对人员有直接危险
+3 分	非常躁动	拔、拽各种插管，或对人员有过激行为
+2 分	躁动	频繁的无目的动作或人机对抗
+1 分	焦虑不安	焦虑、紧张但无攻击性或表现精力过剩
0 分	清醒平静	清醒自然状态
–1 分	嗜睡	没有完全清醒，但对呼唤可保持清醒超过 10s，能凝视
–2 分	轻度镇静	对呼唤有短暂（<10s）清醒，能凝视
–3 分	中度镇静	对呼唤有反应或能睁眼，但无法凝视

| −4 分 | 重度镇静 | 对呼唤无反应，但对身体刺激有反应或能睁眼 |
| −5 分 | 昏迷 | 对声音及身体刺激都无反应 |

五、气管切开导管意外堵管的预防及应急处理

（一）预防

1. 改进湿化方法，加强湿化控制。病室保持空气新鲜，温度维持在（24±1.5）℃、湿度50%~60%。推荐使用持续气道湿化，湿化器内温度 37 ℃左右，绝对含水量 44mg/L，相对湿度 100%。根据痰液的黏稠度及时调整湿化。

2. 规范吸痰操作程序，有效抑制痰痂的形成。按需吸痰，掌握吸痰时机。在吸痰前对患者进行拍背，促使痰液的松动，以利于吸引。根据气管切开导管的型号选择合适的吸痰管，直径不超过气管切开导管内径的 1/2。吸痰不仅要吸净管腔内和管壁四周的痰液，而且在吸痰管向外拉和吸引的同时要慢慢地旋转吸痰管，使黏附在管腔内壁的痰液也能被吸出，有效防止痰液聚集。一旦吸引时遇到有痰液、痰痂阻塞时，加强湿化，确保导管通畅，有效抑制痰痂的形成。

3. 每日评估拔管，拔出非必须留置的气管切开导管。置管时间与意外堵管有密切关系。据有关文献报道，痰痂极易在插管后 24 h 左右形成，而导管壁痰痂或痰栓的形成，以导管保留时间大于 10d 者多见。堵管现象随着置管时间延长而有所加重，痰痂堵管程度与置管时间长短呈正相关。

4. 呼吸机湿化配合雾化，减少痰痂形成，对于机械通气的患者，对痰液黏稠者还可配合雾化吸入，将装有药液的药杯与呼吸机雾化器装置和呼吸机相连，开启后药液随呼吸机送气进入气道内，达到稀释痰液的作用。

5. 增加患者的营养支持，加强患者的身心护理 长期气管切开导管或（并）使用呼吸机的患者，由于急救或治疗的需要，部分患者不能进食。而患者处于高代谢状态，蛋白质被分解代谢消耗，加重了患者的营养不良，可造成呼吸肌无力，导致撤机拔管失败，延长气管切开导管的时间。因此当患者禁食时必须实行肠外营养，纠正负氮平衡，加强营养支持。

6. 准确记录出入量，维持出入量平衡。

7. 未接呼吸机管路的气管切开导管，做好警示标识，防止异物意外堵管。

（二）应急处理

应急处理流程	要点说明

评估：

1. 评估意外堵管的原因

2. 立即判断患者病情，重点评估患者自主呼吸情况（血氧饱和度、呼吸及其他生命体征）

3. 急救物品及药品是否齐全，是否处于备用状态

4. 呼吸机管路是否连接好，是否处于备用状态

气管切开导管意外堵管的临床表现：

患者出现呼吸困难和发绀，气道阻力高，吸痰管插入受阻，检查气管切开导管见有异物或痰痂阻塞

告知：

清醒患者做好心理护理，指导患者配合抢救

抢救：根据堵管原因进行抢救

1. 异物堵管：立即予100%氧气吸入，移除异物；待患者血氧饱和度上升到正常范围后逐渐下调吸氧浓度。如无法移除异物，则应立即更换气管切开导管

2. 痰液堵管：立即予100%氧气吸入。注入少量生理盐水，反复吸痰。还可行支气管镜直接吸引或钳除痰痂，如无效，则应立即更换气管切开导管

3. 更换气管切开导管

（1）检查气管切开导管气囊完整性：注入 8~10mL 空气，观察气囊是否漏气，抽尽气囊内空气

（2）润滑气管切开导管：用石蜡油充分润滑导管置入体内部分

（3）体位准备：患者取仰卧位，肩下垫软枕，头后仰，充分打开气道

（4）将塑料导丝插入原气管切开导管内

（5）拔出原有气管切开导管

（6）吸净气道、口鼻腔分泌物。消毒气管切开口周围皮肤，消毒范围为 15cm×15cm

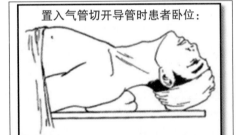

置入气管切开导管时患者卧位：

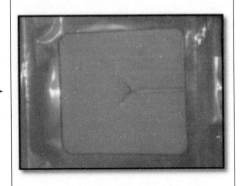

为异物堵塞气管切开导管患者更换导管时，禁止将导丝插入原气管切开导管内，避免异物掉入下呼吸道内。应将气管切开导管直接拔出，更换导管流程与意外脱管后重新置入气管切开导管流程相同

（7）重新置入气管切开导管

（8）向气囊内注入 8~10mL 空气

（9）用 Y 型纱块或泡沫敷料覆盖伤口

（10）固定气管切开导管，气管切开导管接呼吸机辅助通气

操作后处置、观察与记录：

整理：

1. 患者体位：取出患者肩部的枕头如无禁忌证，床头抬高 30°~45°

2. 床单位：整齐、清洁

3. 用物处理

记录：

1. 详细记录脱管的经过及抢救过程

2. 气管切开导管的情况

3. 患者痰液的颜色、黏稠度、量等

4. 患者的生命体征、通气情况、病情

5. 机械通气患者还需记录各项参数

余下流程按照不良事件处理流程进行

1. 用物处理方法

（1）喉镜镜片、金属气管切开导管、导丝处理：清洁→75% 酒精擦拭→清水冲洗→送供应室环氧乙烷或等离子消毒

（2）喉镜镜柄处理：75% 酒精擦拭

（3）一次性用物按照《医疗废物处理条例》处理

2. 应记录重新置管日期、时间；导管型号、途径、插入深度或外露的长度、气囊的压力等

（三）相关链接

1. 痰液黏稠度判断与处理

（1）Ⅰ度（稀痰）：如米汤或泡沫样，吸痰后无痰液滞留在玻璃接头内壁。提示减少气道湿化。

（2）Ⅱ度（中度黏痰）：痰液外观较Ⅰ度黏稠，吸痰后有少量痰液滞留在玻璃接头内壁，易被水冲干净。提示气道湿化较满意，可维持目前的气道湿化量。

（3）Ⅲ度（重度黏痰）：痰液外观明显黏稠，常呈黄色，吸痰后有大量痰液滞留在玻璃接头内壁，不易被水冲净。提示气道湿化严重不足或伴机体脱水，需要增加气道湿化量。

2. 吸痰时机

（1）有气道不顺畅或通气功能低下或障碍；患者咳嗽有痰，听诊有痰鸣音。

（2）直接听见痰鸣音，听诊呼吸音粗糙或肺部有湿啰音。

（3）机械通气患者采用容量控制模式时气道峰压增加或采用压力控制模式时潮气量减少。

（4）患者不能进行完整有效的自主咳嗽（如痰液连续刺激引起呛咳）。

（5）气道压力增高，或气道内可见痰液。

（6）呼吸机流量或压力曲线呈锯齿状波动（排除了呼吸机管路积水）。

（7）怀疑误吸。

（8）明显的呼吸费力。

（9）血氧饱和度下降。

（10）胸片改变与分泌物蓄积一致，需要留取痰标本检验。

陶艳玲　杨元立　莫蓓蓉　秦玉菊

第五节　人工气道安全吸痰

【目的】清除呼吸道分泌物，保持气道通畅。对预防肺部感染，以及对已知肺部感染的控制与治疗具有重要作用。

【操作者资质】培训合格的护士。

（一）操作流程

操作流程　　　　　　　　　　　　　　　　　　　　**要点说明**

评估：

1. 病情、意识状态、生命体征

2. 痰液的量和黏稠度

3. 呼吸状况：有无呼吸困难和发绀，SpO_2 是否下降，有无痰鸣音

4. 口鼻腔黏膜情况，气管插管位置和固定情况，有无活动性假牙

5. 心理状态、合作能力

6. 了解呼吸机参数设定

掌握吸痰指征和时机，遵循最小吸痰频次原则，按需吸痰：

1. 患者咳嗽有痰、听诊有痰鸣音

2. 直接听到痰鸣音，听诊呼吸音粗糙或肺部有湿啰音

3. 明显的呼吸费力，SpO_2 下降

4. 气道峰压高（排除其他原因后）

5. 需要留取痰液标本送检

告知（清醒患者）：

1. 吸痰的目的和步骤

2. 操作中可能的不适和风险，取得合作

3. 痰多危急时立即实施操作，然后再向患者解释

准备：

1. 操作者准备：洗手，戴口罩

2. 备物：负压吸引装置、听诊器、手电筒、清洁手套、吸痰管、生理盐水500mL、一次性治疗碗

3. 患者准备

（1）体位：头偏向操作者一侧，略后仰

（2）口腔：检查口腔黏膜，取下活动性假牙

吸痰步骤：

1. 连接负压吸引装置（流程图右）

（1）按下负压接头，听到"滴"一声，松手后检查，确保已安装紧密

（2）吸引内胆放入负压瓶内扣好

（3）按右图所示标号连接好各管道

2. 开一次性换药碗，倒少量生理盐水

3. 吸氧：给予纯氧 2min

4. 连接吸痰管

（1）打开吸痰管包装上段，将吸痰管末端与负压管道末端连接

（2）取出吸痰包内无菌手套，戴上无菌薄膜手套，纸质无菌巾铺于患者颌下

（3）抽出吸痰管：用戴无菌手套的手抽出吸痰管，握住吸痰管中段，防污染

5. 打开负压吸引开关，试吸力，检查吸痰压力

6. 未戴手套的手断开呼吸机接头置于无菌巾上

7. 人工气道内吸痰

（1）入管不带负压：放置吸痰管进入气道时不带负压，直到开始撤出时才予负压吸引

（2）严格无菌操作

（3）手法：左右旋转，上下提拉，动作轻柔

吸痰管的选择： 根据人工气道的直径大小来选择，**吸痰管的外径不能超过气管导管内径的1/2**，下面为吸痰管号数对应的外径：

2mm × （6F）× 500mm−1

2.67mm × （8F）× 500mm−1

3.33mm × （10F）× 500mm−1

4mm × （12F）× 500mm−1

4.67mm × （14F）× 500mm−1

5.33mm × （16F）× 500mm−1

吸痰管外径号数长度

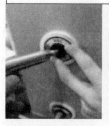

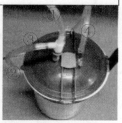

1. 按下负压头连接负压

2.①连接负压表，②③连接，④连接吸引管接吸痰管

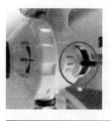

开关分三档：

REG 档：可调节负压

OFF 档：负压关闭

FULL 档：满压状态（400mmHg）

1. 吸痰压力：成人 13.3~20.0kPa（100~150mmHg），小儿不超过 13.3kPa（100 mmHg）

2. 无自主呼吸患者或使用 PEEP ≥ 8cmH$_2$O 均不得断开呼吸机管道吸痰，而应从螺纹管前端的顶孔进入吸痰或使用密闭式吸痰管（见附录一）

（4）时间：每次吸痰时间不超过15s

（5）负压：选择能够吸出痰液的最小压力

（6）观察：吸痰过程中注意观察心率、心律、血压、SpO_2 等情况

8. 吸痰完毕后立即连接好呼吸机管道

9. 给予纯氧 2min

10. 换吸痰管，吸净患者口鼻腔内痰液

11. 吸净治疗碗内生理盐水后冲洗管道，关闭负压吸引

12. 将负压管道末端连接于吊塔上，封闭套上

13. 听诊双肺呼吸音，判断痰液是否吸干净，如未吸干净，间隔 3~5min 再吸

---

3. 吸痰过程中出现 SpO_2 下降、心率过缓或发绀应停止吸痰

4. 严格执行无菌操作

用物处理：

1. **吸痰管**：戴无菌薄膜手套的手缠绕整条吸痰管于手心，抓起纸质无菌巾，另一手将无菌薄膜手套脱下，将无菌巾及吸痰管全部包裹在薄膜手套内，丢弃于感染性废物垃圾桶内

2. **治疗碗**：丢弃于感染性废物垃圾桶内

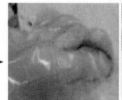 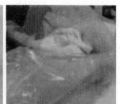

| 反折吸痰管 | 抓起纸质无菌巾 |

整理、洗手、观察、记录：

1. **整理**：整理床单位，置患者于舒适体位，床头抬高 30°

2. **观察**：生命体征，尤其是 SpO_2 和呼吸

3. **记录**：吸痰时间，痰液的量、性状、颜色，有异常时告知医生予以处理

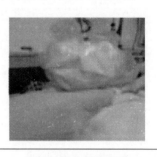

包裹无菌巾和吸痰管

（二）相关链接

【密闭式吸痰法】

密闭式吸痰管和人工气道是一个密闭的系统，吸痰时无须分离气管导管和呼吸机管道，尤其适用于氧储备差且开放式吸痰可能导致低氧血症的患者，使用高 PEEP 的患者，呼吸道传染性疾病患者

密闭式吸痰的使用

1. 将密闭式吸痰管的透明三通与呼吸机管路、气管插管（或气切导管）连接，尾端连接负压吸引器

2. 密闭式吸痰系统、管路冲洗液，标注使用日期、时间，每 24h 更换 1 次（密闭式吸痰管目前最佳的更换时间尚未确定，一般建议 24~48h，具体可参照产品说明书）

3. 吸痰前，打开冲洗液开关注入少量冲洗液，润滑吸痰管，检查负压系统和吸痰管是否通畅

4. 将吸痰管穿过气管插管插入气道深部，遇到阻力时向后退 1~2cm，拇指按住阀门，边吸边螺旋式退出，遇到痰液多的地方可停留片刻，充分吸净痰液，每次吸痰时间不超过 15s

5. 吸痰后将管头端退至冲洗注液口处，先按住阀门，再从冲洗注液口注入冲洗液，冲洗吸痰管。不得先注入冲洗液再按阀门，以免冲洗液流进气道

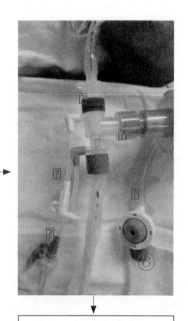

1. 连接负压吸引
2. 连接冲洗管路
3. 气管内给药
4. 连接呼吸机管路
5. 连接气管插管
6. 连接阀门

【负压失效时的常见原因分析及检查排除步骤】

1. 负压袋被吸扁

原理：

（1）接口①连接负压表供应整套装置负压

（2）接口②和③将负压一分为二，②供应玻璃瓶内的负压，③供应负压袋内负压

如各管道接口连接不紧密或漏气，负压袋不能被充盈将被吸扁

处理：

（1）检查各管道连接，特别是②和③连接是否紧密

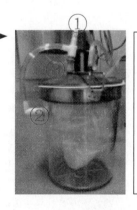

负压袋被吸扁

第二章　呼吸系统护理技术

（2）漏气可在漏气处使用 3M 透明敷贴封闭

（3）如不能完全密封请更换负压装置

2. 白色浮标被顶起：白色浮标被顶起，进入黑色软塞内，造成吸痰无负压

3. 白色浮标方向错误（右图）：安装方向错误

原理：

白色浮标的作用：负压袋装满或发生负压袋被吸扁的情况时，浮标会随污液浮力向上漂浮，顶入黑色软塞内，使吸痰装置内负压消失，污液不被吸入整个中心负压系统

处理：

（1）正确安装白色浮标

（2）发现白色浮标被顶起，及时将白色浮标正确安装

（3）白色浮标安装方向错误，将白色浮标重新正确安装

注意：

（1）白色浮标被顶起，吸痰装置将无法使用

（2）白色浮标安装方向错误，当污液进入负压腔后，白色浮标无法被顶入黑色胶塞内，污液会被吸入中心负压装置中，损害和污染整个负压系统

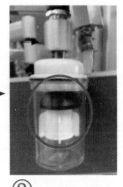

白色浮标被顶起

②

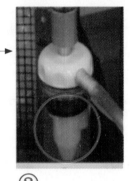

白色浮标安装错误

③

【痰液相关知识】

痰液颜色、气味、性状、量、黏稠度

1. 颜色：正常痰液无色或稀白色

（1）有血性痰或吸出坏死组织样物质时，注意检查和降低吸痰负压，并告知医生

（2）粉红色泡沫样痰为急性肺水肿特征

（3）灰黑色：由于气道灼伤吸入大量浓烟、吸入大量尘埃或长期吸烟所致

（4）铁锈色痰：多见于肺炎、肺梗死等，需告知医生行痰培养检查

（5）黄色或黄绿色：多见于慢性支气管炎、肺结核、肺部感染等。绿脓杆菌感染常呈黄绿色，需告知医生行痰培养检查

2. 气味：正常痰液无特殊气味

（1）血性痰液呈血腥味

（2）恶臭气味：见于肺脓肿、支气管扩张、肺部感染、晚期肺癌，需告知医生行痰培养检查

3. 性状：分为黏液性、浆液性、脓性、血性和混合性 5 种

（1）黏液性痰：黏稠、无色透明或略呈灰色，见于支气管哮喘、早期肺炎等

（2）浆液性痰：稀薄而有泡沫，由于肺部瘀血，毛细血管内液体渗入肺泡所致，见于肺水肿等

（3）脓性痰：呈黄色或黄绿色、黄褐色的脓状，见于各种化脓性感染。若将大量脓痰静置观察，可分为三层（上层为泡沫黏液，中层为浆液，下层为脓及坏死组织），则见于支气管扩张、肺脓肿，或脓胸向肺内破溃等

（4）血性痰：痰内带血丝或大量鲜红色带泡沫样血痰，为喉部以下的呼吸器官出血所致

（5）混合性痰：由上述两种或三种痰混合而成，如黏液脓性、浆液黏液性痰等

4. 量

（1）少量：痰液量不超过吸痰管

（2）大量：痰液很多，可以超过一条负压粗管甚至更多

（3）中等量：介于二者之间

5. 黏稠度

（1）Ⅰ度（稀痰）：如米汤或泡沫样，吸痰后无痰液滞留在玻璃头内壁

（2）Ⅱ度（中庶黏痰）：痰液外观较Ⅰ度黏稠，吸痰后有少量痰液滞留在玻璃接头内壁，易被水冲洗干净

（3）Ⅲ度（重度黏痰）：痰液外观明显黏稠，常呈黄色，吸痰后有大量痰液滞留在玻璃接头内壁，不易被水冲净

黄燕　陶艳玲

第六节　人工气道湿化

【目的】通过专门的装置将溶液或水分散成极细微粒，以增加吸入气体中的湿度，达到湿润气道黏膜、稀释痰液、保持黏液纤毛正常运动的一种物理方法。

【操作者资质】培训合格的护士。

（一）操作流程

操作流程	要点说明
评估患者及环境： 1. **患者**：评估患者床号、姓名、住院号、意识、生命体征、咳嗽反射情况 2. **环境**：评估病房温度、湿度；人工气道患者床旁备负压吸引装置及各种型号吸痰管若干条 3. **操作者**：符合资质要求，衣帽整洁，洗手，戴手套、口罩，必要时穿隔离衣	**注意事项：** 1. 咳嗽是人体一种重要的保护机制，能自主排出肺部痰液，防止和降低肺部感染。鼓励患者咳嗽，虚弱及昏迷患者可刺激胸骨上窝引发患者咳嗽。如下图： 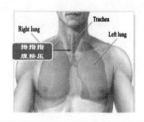

评估人工气道：

1. 人工气道的类型；留置时间：气管插管留置时间一般不超过 10d，超过 10d 无法拔管需改为气管切开

2. 人工气道是否妥善固定，是否通畅

3. 气囊压力是否合适

2. 人工气道患者条件允许置于单间，温度 20°~22°，相对湿度 50%~60%，自然通风良好

3. 若没有单间病房，痰液人工气道患者较多或者有肺部感染者最好置于病房的下风口（顺风末端）

注意事项：

1. 人工气道固定参照第三节气管插管导管护理技术

2. 气囊压力常规维持在 25~30cmH$_2$O，以起到内固定及防止口腔胃内容物返流误吸

评估肺部情况：

1. 听诊患者肺部呼吸音，具体见附录

2. 吸痰参照第五节《人工气道安全吸痰》

3. 根据痰液性质评估气道湿化效果

（1）湿化满意：临床表现为痰液稀薄能顺利吸出或咳出；导管内无痰栓；听诊气管内无干啰音或大量痰鸣音；呼吸通畅，患者安静

（2）湿化过度：临床表现为痰液过度稀薄，需不断吸引；听诊气道内痰鸣音多；患者频繁咳嗽，烦躁不安，人机对抗；可出现缺氧性紫绀、脉搏氧饱和度下降；心率、血压等改变

（3）湿化不足：临床表现为痰液黏稠，不易吸引出或咳出；听诊气道内有干啰音；导管内可形成痰痂；患者可出现突然的吸气性呼吸困难、烦躁、紫绀及血氧饱和度下降等

1. 肺部听诊顺序（如图）

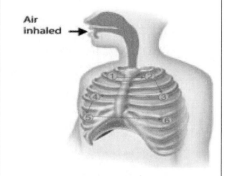

2. 评估患者痰液性质

（1）Ⅰ度（稀痰）：痰如米汤或泡沫样，吸痰后，玻璃接头内壁上无痰液滞留，提示气管滴注过量，湿化过度（如下图）

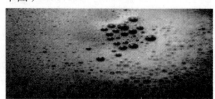

（2）Ⅱ度（中度黏痰）：痰的外观较Ⅰ度黏稠，吸痰后有少量痰液在玻璃接头内壁滞留，但易被水冲洗干净（如下图）

选择湿化方式及湿化液：

1. 根据医嘱选择湿化方式及湿化液

2. 根据气道及肺部情况选择湿化方

式及湿化液

　3.气道湿化方法

　（1）空气湿化法

　（2）气泡式湿化器湿化法

　（3）湿纱布覆盖法

　（4）喷雾器加湿

　（5）气道内滴药

　（6）雾化吸入湿化法

　（7）湿热交换器（HME）

　（8）加热型湿化器（HH）

　4.湿化液选择

　（1）生理盐水

　（2）无菌蒸馏水

　（3）1.25%碳酸氢钠溶液

　（4）药物湿化液

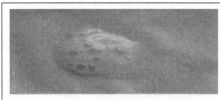

　　（3）Ⅲ度（重度黏痰）：痰的外观明显黏稠，常呈黄色，吸痰管常因负压过大而塌陷，玻璃接头内壁上滞留大量痰液且不易被水冲净

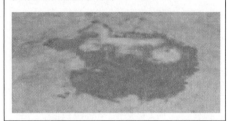

告知：

1.气道湿化的目的

2.气道湿化方法，取得患者及家属同意与配合

注意事项：

　1.保证充足的液体入量，呼吸道湿化必须以全身不失水为前提。如果机体的液体入量不足，即使气道进行湿化，呼吸道的水分会进入到失水的组织中，呼吸道仍然处于失水状态（具体见附录）

　2.尽量保持恒温恒湿

准备：

1.根据医嘱湿化方式准备药物

　（1）生理盐水

　（2）无菌蒸馏水

　（3）1.25%碳酸氢钠溶液

　（4）药物湿化液

2.根据医嘱湿化方式准备用物：60mL注射器、微量泵、电插板、人工鼻、雾化器、纱块、5mL注射器、气泡式湿化器、温湿度计、听诊器

3.各种型号的吸痰管、无菌手套、必要时备隔离衣

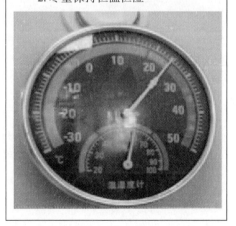

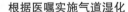

根据医嘱实施气道湿化

注意事项：

1.遵守无菌技术操作原则

2.密切监测病人生命体征改变

3.掌握吸痰时机：参照第五节人工气道安全吸痰

整理记录：
1. 无禁忌证患者取床头抬高 30°
2. 整理床单位及医疗垃圾分类处理
3. 洗手
4. 记录
（1）执行时间
（2）吸痰情况
（3）痰液性质及量
（4）患者生命体征
（5）其他特殊情况与处置

↓

痰液记录法：性质或计量
1.分子罗马数字：Ⅰ、Ⅱ、Ⅲ分别代表痰液三种黏稠度：Ⅰ稀痰，Ⅱ中度黏痰，Ⅲ重度黏痰
2.分母拉丁数字：1、2、3、4代表一次吸痰的痰液量：1只在吸痰管中有少量痰；2痰液充满吸痰管但未及负压连接管；3痰液充满吸痰管并到达部分负压连接管；4痰液充满整条吸痰管及负压连接管
3.Ⅱ或2为最理想痰液

（二）相关链接

【几种常用气道湿化方法比较说明】

湿化方法名称	工作原理或方法	注意事项
空气湿化	是一种间接的湿化方法，用加湿器或直接加热成蒸汽来湿化空气，湿化水不少于 250mL/h，并采用拖地、洒水等方式经常湿润地面，维持室内温度 22℃，相对湿度 60%	保证充足的液体入量，呼吸道湿化必须以全身不失水为前提。如果机体的液体入量不足，即使气道进行湿化，呼吸道的水分会进入失水的组织中，呼吸道仍然处于失水状态
湿纱布覆盖法	用生理盐水纱布湿敷气管导管外口，可增加吸入空气的湿度，起到湿化的作用，还可防止空气中的灰尘、微粒进入气道	这种传统的湿化方法远远不能解决气管切开术后呼吸道水分从气管切口处不断大量丢失的问题，不仅减少通气面积，且吸痰时反复取走湿纱布易增加感染概率。改良可选用面罩对准气管导管外口，用细线固定于颈部，既利于人工气道的观察，又不会减少有效通气面积，且患者感觉舒适，有时可将稀薄的痰液自行咳出气道外，减轻了吸痰的刺激，从而减少对气管黏膜的损伤

气泡式湿化器湿化	氧气从水下导管通过筛孔多孔金属或泡沫塑料形成细小气泡，增大氧气与水接触的面积，以达到湿化目的。筛孔越多，接触面积越大，湿化效果越好	
气道内间断给药	用一次性注射器抽取湿化液 3~5 mL，脱去针头将湿化液直接注入气管内	由于一次气道滴药量大，易使患者产生刺激性咳嗽、憋闷、心率增快、SpO_2 下降、血压升高等并发症，刺激性咳嗽会把部分滴入的湿化液咳出，影响湿化效果。同时使痰液纵深转移进入肺内或频繁进入气道；吸痰和滴注将大量细菌带入气道而增加了感染概率，所以气管内滴注生理盐水不能成为常规操作的依据，提倡采用其他的湿化方法
气道内持续给药	可分为输液管滴入法、微量泵持续滴入法和输液泵持续滴入法，同静脉输液，剪去针头将末端软管插入气管插管 15~18cm，气管切开插入 5~8cm 并用胶布固定以持续滴入。痰少且稀速度可 4~8mL/h；痰稠多者速度 8~20mL/h，以保证充分湿化，使痰液稀释	每次进入呼吸道量少，对气道刺激小，不易引起刺激性咳嗽，符合气道持续丢失水分的生理需要，使气道处于湿化状态，痰液黏稠度降低，分泌物稀释，患者能自行咳出以减少吸痰的次数，保持呼吸通畅。但此法只能在同一位置湿化，而导管内其他位置仍有可能形成痰痂或黏痰
雾化吸入湿化法	将药物湿化液注入雾化器中，接通电源，打开开关，调节雾化时间，一般时间为 10~20min，连接人工气道	采用小雾量、短时间、间歇喷雾湿化，雾化吸入的同时还可以吸氧，但在雾化液中加入因热而降低药效的抗生素等药物时，则不能用加湿雾化法

湿化方法名称	工作原理或方法	注意事项
HME 湿化法	1. 用吸水材料和亲水化合物构成的 HME 也称"人工鼻"，对吸入的气体进行加温保湿 2. 它是通过呼出气体中的热量和水分，对吸入气体进行加热和加湿，因此一定程度上能对吸入气体进行加温和湿化，减少呼吸道失水 3. 人工鼻可与加热蒸汽温化、湿化一样应用于长期机械通气的患者。每 24h 更换 1 次，若痰液堵塞需随时更换	1. 使用 HME 禁忌证 （1）患者气道分泌物浓稠、量大、血性时 （2）患者呼气潮气量小于吸气潮气量的 70%（如巨大气管胸膜瘘或气管插管的气囊未能密闭气管或缺乏气囊） （3）患者体温低于 32℃ （4）每分钟自主通气量 >10L 2. 在雾化治疗时，雾化器置于患者回路中，热湿交换器必须从患者回路中取下 3. HME 只能利用患者呼出气体来温热和湿化吸入气体，并不额外提供热量和水汽，因此，对于那些原来就存在脱水、低温或肺部疾患引起分泌物潴留的患者，HME 并不理想 4. HME 可能并发症 （1）体液不足，影响黏液分泌物 （2）因气道痰栓造成通气不足和（或）肺泡气体滞留 （3）因气道痰栓可能增加气阻呼吸功 （4）可能增加通过湿化器的气阻，可能由气道压力升高或回路断开造成 （5）可能无效腔增加而造成高碳酸血症，引起通气不足
HH 湿化法	1. 2. 湿化器将无菌水加热，产生水蒸气，与吸入气体进行混合，从而达到对吸入气体进行加温、加湿的目的	1. HH 可能并发症：体液不足，影响黏液分泌物；因气道痰栓造成通气不足和(或)肺泡气体滞留；因气道痰栓可能增加气阻呼吸功；可能增加通过湿化器的气阻，可能因气道压力升高或回路断开造成 2. 机械通气 HH 湿化风险如下：触电的危险；加热元件可能烫伤医护人员；湿化水温度过高（过低）；气道热损伤；螺纹管装水过多或冷凝水聚集导致无意的气道灌注，人机不同步；污染的冷凝水喷出使病人和临床人员有院内感染危险

【患者液体需求简易估算表】

见表 2-2。

表 2-2　正常人每日水的摄入和排出量（mL）

摄入量		排出量	
饮水　1000~1300		尿量　1000~1500	
食物水　700~900		皮肤蒸发　500	
代谢水　300		呼吸蒸发　350	
		粪便水　150	
合计	2000~2500	2000~2500	
每日生理需要量可按照 40mL/kg 体重 +500mL/d 估算，特殊情况下需要水量			
项目	程度	需要补水	
发热	体温每升高 1℃	额外补水 3~5mL/kg	
手术	大、中、小	组织创伤程度　额外液体需要量（mL/kg） 小手术创伤　　2~4 中手术创伤　　4~6 大手术创伤　　6~8	
禁食	按时间计算	每小时 100mL 补给 （按照 60kg 体重成人为例）	
人工气道	气管插管、气管切开	800~1200mL/d	
能量代谢	每摄入 1cal	需要补水 1mL（需在液体中冲减）	
额外损失	呕吐、引流、腹泻等	呕吐、引流、腹泻等	

【肺部正常与异常呼吸音】

见表 2-3、2-4、2-8、2-6。

表 2-3 正常呼吸音

特征	支气管呼吸音	支气管肺泡呼吸音	肺泡呼吸音
强度	响亮	中等	柔和
音调	高	中等	低
吸气：呼气	1:3	1:1	3:1
性质	Ha……	兼有	Fu……
正常听诊区域	喉部、胸骨上窝、背部第6至7颈椎、第1至2胸椎附近	胸骨两侧第1、2肋间隙，肩胛间区第3、4胸椎水平以及右肺尖	大部分肺野
产生机理	吸入的空气在声门、气管或主支气管形成湍流产生的声音	兼有支气管呼吸音和肺泡呼吸音特点的混合性呼吸音	空气在细支气管和肺泡内进出移动的结果

表 2-4 正常呼吸的增强与减弱

	肺泡呼吸音减弱或消失	肺泡呼吸音增强
出现部位	可在局部、单侧、双侧	可在单侧、双侧
产生原因	肺泡内的空气流量减少，进入肺内的空气流速减慢，呼吸音传导障碍	肺泡内的空气流量增多，进入肺内的空气流速加快，呼吸运动和通气功能增强
临床意义	脑廓活动受限——胸痛、肋软骨骨化、肋骨切除 呼吸肌疾病——重症肌无力、膈肌瘫痪、膈肌升高 支气管阻塞——阻塞性肺气肿、支气管狭窄 压迫性肺膨胀不全——胸腔积液、气胸 腹部疾病——大量腹水、腹部巨大肿瘤	呼吸深长——酸中毒 呼吸深长并增快——运动、发热、代谢亢进 呼吸运动增强——贫血 一侧肺泡呼吸音增强——健侧代偿

表 2-5　啰音

	湿啰音	干啰音
产生机理	气流通过气道内稀薄分泌物，形成的水泡破裂所产生的声音。或气道因分泌物黏着而陷闭，当吸气时突然张开重新充气所产生的爆破音	气流通过狭窄或部分阻塞的气道时发生湍流所产生的声音
音调	音调可高可低，断续而短暂	音调较高，持续时间较长
听诊	于吸气时或吸气末较明显，有时也出现在呼气早期	吸气及呼气均可听到，但以呼气时明显
部位、性质	部位较恒定，性质不易变，可中、小湿啰音同时存在	部位易变换，在短时间内数量可明显增减
咳嗽	咳嗽后可减轻或消失	与咳嗽关系不明显
分类	按啰音响亮程度分：响亮性、非响亮性湿啰音，另分为粗、中、细湿啰音和捻发音	按音调高低分：高调—哮鸣音 低调—鼾音

表 2-6　啰音的分类

	粗湿啰音	中湿啰音	细湿啰音	捻发音
别称	大水泡音	中水泡音	小水泡音	
发生部位	气管、主支气管、空洞部位	中等大小支气管	小支气管	细支气管和肺泡
出现时期	吸气早期	吸气中期	吸气后期	吸气末
临床意义	支气管扩张、肺水肿、肺结核、肺脓肿空洞	支气管炎、支气管肺炎	支气管肺炎、细支气管炎、肺瘀血、肺梗死、弥漫性肺间质纤维化	肺瘀血、肺泡炎、肺炎早期、老年人、长期卧床者

第二章　呼吸系统护理技术

【常用气道湿化液】

> 1. **生理盐水**：采用生理盐水作为湿化液是临床上一直沿用的气道湿化的常规护理。但研究表明，生理盐水根本不能和分泌物混合，而当一定量的盐水进入气道时会引起患者咳嗽，导致大量的气体进入气道和肺，随咳嗽进入气道的气体可使痰液进一步向纵深转移而进入肺。另外，生理盐水进入呼吸道后随着呼吸时水分的蒸发，钠离子沉积在支气管和肺泡内，形成高渗状态，易引起支气管炎、肺水肿，影响气体交换，而且导致痰液脱水、黏稠、不易咳出，甚至形成痰痂、痰栓，增加肺部感染率。国外研究也证明滴入生理盐水对稀释或溶解分泌物是无效的，且容易引起患者呛咳。临床上宜慎用
>
> 2. **无菌蒸馏水**：属低渗液体，因不含杂质，被广泛用于呼吸机常规呼吸道湿化。蒸馏水稀释黏液的作用较强，但刺激性较生理盐水大，可应用在分泌物黏稠、量多、需要积极排痰的患者
>
> 3. **1.25% 碳酸氢钠溶液**：碱性溶液具有皂化功能，使用 1.25% 碳酸氢钠溶液进行呼吸道冲洗，局部形成弱碱性环境，使痰痂软化，黏痰变稀薄。其效果明显优于生理盐水，但碳酸盐是一种抗酸药，用量大时可导致组织水肿、肌肉疼痛、抽搐、碱中毒而加重肺水肿。而有学者研究表明，用 1.25% 碳酸氢钠溶液进行气道湿化和预防肺部感染效果更好
>
> 4. **药物湿化液**
>
> （1）**盐酸氨溴索**：为黏液溶解剂，能增加呼吸道黏膜浆液腺的分泌，减少黏液腺的分泌，降低痰液的黏度，还可促进肺表面活性物质的分泌，增加支气管纤毛运动，使痰液易于咳出或有效吸出；盐酸氨溴索是一种新型呼吸道润滑祛痰药，可促进呼吸道内黏稠分泌物的排出及减少黏液的滞留，加强纤毛摆动，显著促进排痰，改善呼吸状况；同时盐酸氨溴索具有协同抗生素的作用，使抗生素的肺组织（血浆）浓度比值上升，缩短抗生素治疗时间。采用 0.45% 氯化钠加盐酸氨溴索作为湿化液，能使气道分泌物引流更为通畅，有利于控制和预防肺部感染，减少并发症，达到最佳的气道湿化效果，值得临床推广
>
> （2）**糖皮质激素**
>
> ① 地塞米松：有抗炎作用，可减少呼吸道内炎症因子的产生，抑制其对黏蛋白合成分泌的刺激作用，最常用于慢性阻塞性肺疾病的患者
>
> ② 糜蛋白酶：具有抗炎和防止局部水肿的作用，促使痰液稀释便于咳出，对于脓性和非脓性的痰液都有效

管玉梅 周秀红

第七节 纤维支气管镜操作护理配合

【目的】协助医生顺利进行纤维支气管镜检查与治疗，留取标本，完成外送消毒工作，使仪器处于良好备用状态。

【操作者资质】培训合格的护士。

（一）操作流程

操作流程	要点说明

评估：

1. 患者生命体征、胸片检查结果、实验室检查结果

2. 患者配合程度及镇静、镇痛药物使用剂量

3. 口腔有无出血或假牙等

4. 气管插管型号及通畅情况

准备：

用物准备：

1. 治疗巾 2 条、一次性换药包 1 个、50mL 及 5mL 注射器各 1 支、无菌纱块 2 包、凡士林纱块 1 包、75% 酒精 1 瓶、100mL 及 500mL 生理盐水各一瓶、2% 利多卡因 2 支、无菌手套；留取痰液标本时备痰液收集器、无菌刀片，无人工气道者备牙垫

2. 纤维支气管镜、专用车、负压吸痰装置

患者准备：

清醒患者充分解释，取得配合，躁动患者适当镇痛、镇静，做好约束，术前禁食 4~6h，置患者于平卧或半卧位，拉床帘保护隐私

操作者：

洗手，戴口罩、帽子、无菌手套

配合：

1. 摆物

（1）铺无菌治疗巾于纤维支气管镜专用车上形成无菌区，按无菌操作原则将上图用物开包摆放

要点说明栏：

1. 哮喘急性发作：严重低氧血症、严重心律失常、不稳定型心绞痛、新近发生的心肌梗死应暂缓纤维支气管镜操作

2. 躁动者：适当加大镇静、镇痛药物使用剂量，做好约束，避免患者损坏纤维支气管镜

3. 口腔：活动性出血，应先止血。有活动性假牙者，须将假牙取下

4. 目前常用的纤维支气管镜外径为 4.5~4.8mm，最细可套入内径 4.5mm 的气管导管

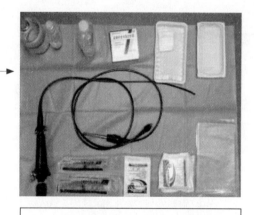

上层：500mL、100mL 生理盐水，75% 酒精，2% 利多卡因，换药包

下层：纤支镜，5mL、50mL 注射器，凡士林纱块，纱块，治疗巾

（2）换药包里的两个弯盘分别倾倒生理盐水及酒精，将酒精倒在有纱块的弯盘里，以示区别

（3）抽吸利多卡因，置于车上备用

2. 吸净口腔分泌物

3. 呼吸支持

（1）机械通气患者：调节 FiO_2 至 100%

（2）非机械通气患者：给予高流量吸氧（＞8L/min）

4. 连接冷光源、吸痰装置，打开开关

5. 试吸水，检查纤维支气管镜目镜清晰度及亮度

6. 润滑：凡士林纱块润滑纤维支气管镜

7. 协助入镜

（1）有人工气道：使用顶部有加盖密封口的 T 型连接管，通过打开的顶孔进入呼吸通路

（2）经口腔入镜：必须经牙垫进入，以防患者咬破纤维支气管镜

8. 表面麻醉：纤维支气管镜入声门裂后，经纤维支气管镜活检口注入 2% 利多卡因 2~4mL 做气管黏膜内麻醉（药物与气体混合）

9. 镇痛、镇静：根据患者反应给予镇痛、镇静或调整镇痛、镇静药物的剂量

10. 固定：全程扶管，注意固定牙垫、气管插管或气管切开导管

11. 协助收集痰液标本

12. 气道灌洗、注药：用 37℃ 生理盐水灌洗，每次 10~15mL，反复灌入，直到吸出液全部变清，总量一般为80~100mL；如需注药可在灌洗后将药液注入

13. 退出内镜：用酒精纱块擦洗纤维支气管镜管，吸尽弯盘内剩余的生理盐水和酒精，对管道进行初步清洗，防止痰液、血痂等异物堵塞纤维支气管镜管道

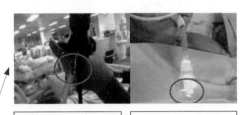

1. 纤维支气管镜连接负压吸痰装置	2. T 型连接管顶孔进出纤维支气管镜

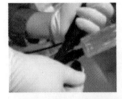

	3. 经纤维支气管镜活检口注生理盐水灌洗或注药

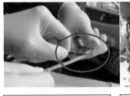

4. 双人配合使用无菌刀片切断痰液收集器吸痰管端	5. 吸痰管端接纤维支气管镜负压接口处，另一端接吸痰装置

注意事项：

1. 观察：操作过程密切观察生命体征，如发生血压或心率骤升或骤降、心律失常、SpO_2 骤降，患者异常躁动、面色苍白等情况，需立即停止纤维支气管镜操作

2. 不得断开呼吸机管道做纤维支气管镜操作，以免患者发生呼吸困难、缺氧等意外情况

3. 操作者需动作轻柔，禁止将管道过度弯曲，以免导光束、导像束纤维断裂，缩短使用寿命

4. 操作弯曲钮时勿过于用力，以减少仪器磨损

整理、观察、记录：

1. 整理：整理床单位，置患者于舒适体位，床头抬高 30°

2. 观察：生命体征尤其是 SpO_2 和呼吸、神志的变化

3. 呼吸机参数：调至原来通气模式参数，或遵医嘱予鼓肺（相关链接）

4. 记录：操作者姓名、操作时间、操作期间及操作后患者生命体征、使用的药物、呼吸机参数和鼓肺情况、痰液量、性状等

---

1. 做好交接班

（1）纤维支气管镜检查结果及特殊情况

（2）纤维支气管镜消毒去向

2. 清醒患者嘱术后 2h 内勿进食，因声门麻醉后功能尚未恢复，以免呛咳引发吸入性肺炎

用物处理：

1. 痰液标本及时送检

2. 垃圾分类处理

3. 纤维支气管镜消毒登记本上登记：日期、时间、患者姓名、住院号、操作者，特殊感染患者须注明细菌种类

4. 送消毒：使用后的纤维支气管镜连同纤维支气管镜消毒登记本送纤维支气管镜室消毒

5. 消毒后的纤维支气管镜悬挂于内镜洁净柜内备用

注意事项：

1. 送消毒时需将防水帽一起送纤维支气管镜室，浸泡清洗消毒时需在电子接头上盖防水帽，防止水进入镜中不能进水的地方

2. 如遇晚上不能送消毒时，需在纤维支气管镜腔内注入多酶清洗剂防止痰液、血痂等异物堵塞纤维支气管镜管道。放置在外送车上，不得反折

3. 需将送消毒的配件登记，与纤维支气管镜室做好交接

（二）注意事项

【术中异常情况及处理】

异常状况	发生原因	处理
出血	1. 凝血机制异常 2. 操作时动作粗鲁损伤血管 3. 负压吸引时压力过大	1. 吸气道分泌物时，严格掌握负压吸引的压力及时间，每次吸引时间不能超过 15s，压力不能超过 150 mmHg，以免引发出血及加重缺氧 2. 出血量少或少量痰中带血可不做特殊处理或直接用纤维支气管镜将血吸出 3. 出血量较多时及时吸净积血，遵医嘱注入止血药 4. 密切观察生命体征及呼吸道分泌物颜色、性质、量

异常状况	发生原因	处理
喉支气管痉挛	1. 多由于声门气管麻醉不良或操作过于粗暴刺激局部激惹所致 2. 患者过度恐惧、紧张 3. 原有哮喘或喘息性慢性支气管炎者更容易发生	1. 痉挛不严重，只有轻度呼吸困难、缺氧者，加注麻醉药可缓解 2. 痉挛症状加剧，应立即停止操作，拔出纤维支气管镜，加大氧浓度或遵医嘱予雾化吸入，做好心理护理，安抚患者情绪
低氧血症	主要由于纤维支气管镜占据气道一部分空间，加上气道反应性增加，造成气管特别是支气管痉挛	检查过程中密切观察患者呼吸及 SpO_2 情况，若出现缺氧发绀明显，呼吸困难加重或 SpO_2 下降至90%以下，立即报告医生停止操作，并给予加大氧浓度吸入至缺氧症状改善
剧烈呛咳	气管麻醉不良或患者过度恐惧、紧张	1. 气道加注局部麻醉药 2. 安抚患者情绪，待呛咳缓解后再进行操作
异常躁动	对患者的合作程度评估不足或镇静药物用量不足	1. 适度加大镇静、镇痛药物使用剂量 2. 若患者狂躁致操作无法进行，可遵医嘱使用静脉推注短效镇静剂，待患者安静后再进行

（三）相关链接

【鼓肺】

临床上俗称的**鼓肺**包括：使用呼吸球囊挤压法和肺开放（复张）策略，两者具体执行方法均请咨询医生后处理

肺开放（复张）策略（recruitment maneuver，RM）简介

主要实施方法：控制性肺膨胀（Sustained Inflation, SI）、高呼气末正压（PEEP）、叹息（sigh）、俯卧位通气法

目的：对 ICU 急性呼吸窘迫综合征患者实施肺开放（复张）策略的主要目的是为使出现萎陷趋势的肺泡未继续加重萎陷程度，重新开放已萎陷的肺泡，开放已通气的肺泡和再通气的肺泡及其之间的气道

优点：增加急性呼吸窘迫综合征患者的功能残气量，纠正肺通气 / 灌注（V/Q）比例失衡情况及缺氧状态，避免肺组织反复开放（闭合）产生剪切力造成的呼吸机相关性肺损伤（VALI），降低 QS/QT（< 10%）、消耗肺表面活性物质及肺内皮细胞损伤，减少产生继发性炎性递质及对血流动力学的影响

方法：结合呼吸力学及血流动力学指标综合考虑，遵嘱调节呼吸机参数，肺复张后给予基础通气

合理应用：不会产生气压伤，有利于减轻肺损伤

压力过高：肺泡过度膨胀，加重肺损伤、增加心率，同时增加恶性心律失常等不良事件的可能性

黄燕 陶艳玲

第八节 胸腔闭式引流管置管配合及护理

【目的】是治疗气胸、血胸、脓胸的重要措施。可以排出胸膜内积气、积液、积血、积脓，从而恢复胸膜的腔内负压状态，促进肺复张，同时有预防和治疗胸膜腔感染的作用。

【操作者资质】培训合格的护士。

（一）操作流程

操作流程　　　　　　　　　　　　　　**要点说明**

<table>
<tr><td>

评估：
1.患者年龄、病情、意识和合作能力、呼吸功能情况、心理状态
2.引流液的量、颜色、性状及插入刻度、水柱波动情况
3.伤口敷料、局部皮肤

</td><td>

胸瓶液体量达到1300mL或根据产品要求更换胸瓶（目前产品3d更换）

</td></tr>
<tr><td>

告知：
引流管名称、引流目的和意义、并发症和必要的护理配合

</td><td>

置管后清醒患者嘱经常做深呼吸、咳嗽并协助翻身及被动运动，告知其活动意义及意外脱管时紧急应对措施

</td></tr>
<tr><td>

准备：
环境：符合无菌要求，保护隐私
患者准备：将患者置于合适体位，躁动患者予约束镇静
操作者准备：洗手，戴帽子、口罩、手套
用物准备：闭式引流系统（管道和一次性胸瓶或深静脉导管包、抗反流袋）、手术包、碘附、生理盐水500~1000mL、无菌手套、无菌纱块1包、局部麻醉药（2%利多卡因、注射器）、缝针、线、刀片、胶布、无齿血管钳2把

</td><td>

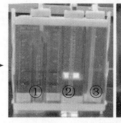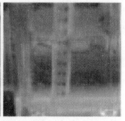
① ② ③

说明：①是引流瓶，②是水封瓶，③是调压瓶，此瓶不接负压时可不放水，接负压吸引时，水位在8~12cm，为吸引时的压力
注意：负压大小取决于水位线，当负压超过8~12cmH$_2$O时，便会有外界空气进入形成水泡溢出，以维持负压为水位对应的压力

</td></tr>
</table>

胸瓶的准备:

1. 检查胸瓶有效期,引流系统是否密闭完好

2. 连接管路,如图所示

3. 在水封瓶内倒入无菌生理盐水至水位线

4. 连接管道后接患者端管口用无菌纱块和胶布包住保持无菌,备用

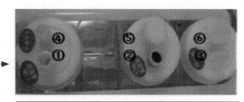

短管①②相接;③负压接口;
④接胸管;⑤加水口

协助置管:

1. 协助医生消毒

2. 铺无菌巾

3. 局部麻醉

4. 协助置管、连接胸瓶、缝线固定

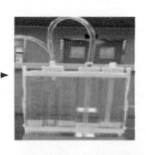

固定:

1. 引流管予以固定,引流瓶放置低于胸部以下,防止瓶内液体逆流入胸膜腔

2. 标识清晰

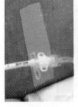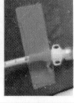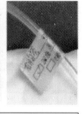

(1)6cm×2cm 胶带 2 条,第一段胶带粘贴于预固定的皮肤上

(2)第二段胶带,高举平台法固定在第一条胶带上

(3)标签上写管道名称、置管日期、刻度,粘贴于距敷料口 10cm 处

密封和无菌:

1. 检查引流装置是否密闭及引流管有无脱落

2. 引流装置应保持无菌,检查是否达到水位线,保持胸壁引流口处敷料清洁干燥,一旦渗湿,及时更换

3. 搬动患者或更换引流瓶时,需双重夹闭引流导管,防止空气进入

4. 按规定时间更换引流瓶,更换时严格遵守无菌操作规程

通畅:

1. 床头抬高;定时挤压引流管,防止引流管堵塞、受压、扭曲

2. 鼓励患者做咳嗽、深呼吸运动及

挤压:1~2h 挤压 1 次

方法:一手反折硅胶管,向离心方向反复挤压引流管,再缓慢松开,防止引流瓶中液体倒吸

变换体位，以利胸腔内液体、气体排出，促进肺扩张

更换胸瓶：

实施：

1. 患者取半坐卧位、坐位或平卧位，暴露管道，注意保护隐私

2. 铺上治疗巾，打开换药包并倒入碘附

3. 新胸瓶放于地上，其连接管放于换药盘上

4. 两把无齿血管钳双向将原引流管夹闭

5. 用碘附棉球消毒引流管接口处

6. 撤除旧胸瓶

7. 用碘附棉球由内向外消毒胸管接口处，连接新胸瓶，消毒范围大于 5cm

8. 松开血管钳，观察引流管是否通畅

9. 引流瓶妥善放置，保持引流瓶低于胸管处皮肤平面 60~100cmH$_2$O

10. 嘱患者咳嗽，向离心方向挤压引流管

11. 观察胸瓶内的水柱波动情况

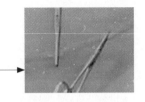

两血管钳距管口 5~10cm

两血管钳之间距离 3~4cm

1. 必须使用**无齿血管钳双向将原引流管夹闭**，以防引流液漏出、漏气致气胸及因多次更换时夹损引流管

2. 胸瓶必须低于胸部以下，不可倒转，维持引流系统密闭，接头牢固固定

3. 保持引流管长度适宜，翻身活动时防止受压、打折、扭曲、脱出

整理、观察与记录：

1. 整理床单位，协助患者取舒适体位，用物处理

2. 观察水柱波动情况，一般情况下水柱上下波动 4~6cm

3. 观察引流液的量、颜色、性状

4. 观察有无气体溢出与皮下气肿

5. 观察水封瓶、调压瓶是否达到水位线

6. 准确记录

（1）记录更换胸瓶时间及引流量

（2）早上 7：00 统一累计 24h 引流量，做好标识

1. **活动性出血：**连续 3h 引流量超过 200mL/h 或 >4mL/（kg·h）鲜红或暗红色液，说明仍在继续出血，应立即报告当值医生

2. **引流量：**首次勿超过 1000mL，防止发生纵隔快速摆动移位或复张肺水肿。超过 1000mL 应报告医生，遵医嘱夹闭引流管

3. **水柱波动**

（1）波动过高，可能为肺不张

（2）无波动，引流管不畅或肺已完全扩张；但若患者出现胸闷气促、气管向健侧偏移等肺受压的状况，应疑为引流管被血块堵塞，需设法捏挤或使用负压间断抽吸引流瓶的短玻璃管，促使其通畅，并立即通知医生处理

4. 负压大小取决于水位线，低于水位线应及时加水

5. 统计引流量后应在胸瓶上做好标记，方便下一班统计

（二）要点说明

1. 胸腔闭式引流的原理：根据胸膜腔的负压机制，设计的一种密闭式水封瓶引流系统，即依靠水封瓶中所盛液体使胸膜腔与外界空气隔离。当胸膜腔内因积气积液而压力升高时，其积气积液就可通过引流系统排至体外。当胸膜腔恢复负压时，水封瓶内的液体被吸入长玻璃管下端而形成负压水柱，同时阻止了外界空气进入胸膜腔。

2. 特殊操作

（1）标本留取

用物：无菌手套、醋酸氯己定、棉签、5mL 注射器、无菌标本容器。

① 醋酸氯己定棉签消毒 3 次：患者端引流管与胸瓶接口的上方 5cm 处。

② 手消毒戴无菌手套，持无菌注射器刺入消毒部位管道，按要求容量抽取标本，并置入无菌容器中。

③ 醋酸氯己定棉签再次消毒刺孔处。

（2）拔管护理

① 拔管指征：引流液明显减少，无气体排出，经 X 线胸透证实，肺膨胀良好，无漏气现象，可先夹管 24h，观察全身情况无异常，即可拔管。血胸、脓胸者，拔管时间应待出血停止、脓液充分引流干净、脓腔容量 <10mL 后，才可拔管。

② 拔管 24 h 内，密切观察呼吸情况。

③ 拔管后管口处贴 3M 伤口敷料，取健侧卧位，注意观察局部有无渗血、漏气、皮下气肿等。有异常立即告知医生。

（3）紧急情况——脱管处理

① 引流管从胸腔滑脱：a. 立即用手顺皮肤纹理方向捏紧引流口周围皮肤（注意不要直接接触伤口）。b. 消毒后用凡士林纱布封闭伤口，协助医生做进一步处理。

② 引流管连接处脱落或引流瓶损坏：立即用无齿双钳夹闭或反折胸端引流管，按无菌操作更换整个装置。

（4）外出检查护理

① 使用无齿血管钳双向夹闭引流管，保持引流管长度适宜，方便过床。

② 夹闭的胸瓶在转运过程中妥善悬挂于床栏外侧，途中避免撞击。

③ 过床时将胸瓶夹于患者双腿之间，平稳过床，勿倾斜。

④ 外出随身携带布胶布和无菌凡士林纱块备用。

黄燕　陶艳玲

第九节 胸部物理治疗技术

胸部物理治疗是指通过物理技术协助患者将气道分泌物从细支气管移至主支气管，以便自行咳出和（或）吸出的一种治疗方法。包括有效咳嗽咳痰、叩击震颤、体位引流、呼吸功能训练等。

一、呼吸功能训练

【定义】呼吸功能训练是指保证呼吸道通畅、提高呼吸肌功能、促进排痰和痰液引流、改善肺和支气管组织血液代谢、提高气体交换效率的训练方法。

【目的】

（1）通过对呼吸运动的控制和调节来改善呼吸功能。

（2）通过增加呼吸肌的随意运动使呼吸容量增加，从而改善氧气的吸取和二氧化碳的排出。

（3）·通过主动训练可以改善胸廓的顺应性，有利于肺部及支气管炎症的吸收及肺组织的修复。

（4）增加咳嗽的效果。

（5）改善呼吸肌的肌力、耐力及协调性。

（6）建立有效呼吸方式，促进放松。

【操作者资质】培训合格的护士。

（一）有效咳嗽咳痰的护理

【操作流程】

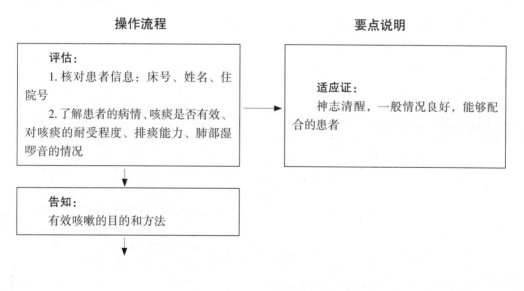

操作流程	要点说明
评估： 1. 核对患者信息：床号、姓名、住院号 2. 了解患者的病情、咳痰是否有效、对咳痰的耐受程度、排痰能力、肺部湿啰音的情况	**适应证：** 神志清醒，一般情况良好，能够配合的患者
告知： 有效咳嗽的目的和方法	

准备：
1.操作者：着装整洁，洗手
2.用物：纸巾，视需要备枕头
3.患者：体位准备

体位：
1.取坐位或半卧位，屈膝，上身稍前倾
2.视患者的病情和耐受能力承受的前提下进行
3.痰液黏稠者先行雾化吸入和拍背，有助于痰液咳出

具体操作：
1.深而慢的腹式呼吸 5~6 次
2.深吸气至膈肌完全下降，屏气 3~5s，继而缩唇，缓慢地将肺内的气体呼出
3.再深吸一口气，屏气 3~5s，身体前倾，从胸腔进行 2~3 次短促有力的咳嗽
4.停止咳嗽，缩唇将余气尽量呼出
5.重复以上动作，连续做 2~3 次，正常休息几分钟后再重新开始
6.护士协助擦痰，患者面部清洁，体位舒适
7.再次肺部听诊，痰鸣音是否减弱

1.咳嗽同时收缩腹肌或用手按压上腹部帮助痰液咳出，有脑血管破裂、栓塞或血管瘤病史者应避免用力咳嗽，最好使用多次的哈气来排出分泌物
2.有伤口者，护士双手按压在切口两侧，减轻咳嗽引起的伤口疼痛
3.颈椎损伤的患者腹肌部分麻痹或完全麻痹，护士要用双手在其上腹部施加压力，以代替其腹肌的功能，协助完成有效咳嗽
4.操作中如出现痰液梗阻，立即给予吸痰
5.疼痛剧烈时，可遵医嘱给予镇痛剂，30min 后进行有效咳嗽

观察与记录：
记录咳痰的效果，排出痰液的性质、颜色和量，患者排痰过程的反应

（二）叩击与震颤的护理

【操作流程】

操作流程	要点说明

评估：
1.核对患者信息：床号、姓名、住院号
2.了解患者的病情、耐受能力、咳嗽反射
3.患者的双肺呼吸音和痰鸣音，X

1.听诊双肺呼吸音和痰鸣音，阅读胸部 X 线片，明确胸部叩击震颤的部位
2.胸部叩击和震颤治疗前必须保证患者有良好的咳嗽能力，或者在叩击后进行体位引流，以免痰液进入更深的部位而难以排出

线胸片

4.患者的心理状态、沟通理解及合作能力

↓

告知：

1.实施叩背排痰的目的、步骤

2.排痰中可能出现的不适和风险

3.教会患者配合操作的方法

↓

准备：

1.操作者：着装整洁，洗手

2.环境：必要时关闭门窗，置屏风

3.用物：纸巾，听诊器

4.患者：体位准备

→

1.体位：取坐位或侧卧位

2.叩击部位用薄毛巾或其他保护物包盖以保护皮肤

3.体位的摆放要在患者的病情和耐受力能承受的前提下进行

↓

具体操作：

叩击：

1.叩击者两手手指弯曲并拢，使掌侧呈杯状，使用手腕力量叩击胸背部

2.叩击顺序：从肺底自下而上、由外向内，迅速而有节律地叩击胸壁，震动气道，叩击时发出一种空而深的拍击声

3.叩击幅度：10cm 左右

4.叩击时间与频率：每一肺叶叩击1~3min，120~180 次/min

震颤：

1.双手掌重叠或分别置于胸廓的两侧部位，吸气时随胸廓扩张慢慢抬起，不施加任何压力,呼气期手掌紧贴胸壁，施加一定压力并进行轻柔的上下抖动

2.震颤紧跟叩击后进行，每个部位重复6~7 个呼吸周期

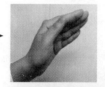

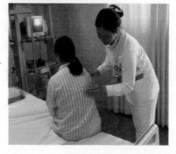

1.叩击加震颤时间 15~20min 为宜，在餐后 2h 至餐前 30min 进行

2.叩击时避开乳房、心脏、骨突部位（如脊柱、肩胛骨、胸骨）及衣服拉链、纽扣等

3.叩击力量适中，以患者不感到疼痛为宜

4.叩击时应密切注意患者的反应

观察与记录：

1. 操作过程中应密切观察病情、生命体征、呼吸情况

2. 操作后：做好口腔护理，协助患者休息，复查生命体征、肺部呼吸音及啰音

3. 记录排痰效果，排出痰液的性质、颜色、量及患者在叩击震颤过程中的反应

5. 震颤紧跟叩击后进行，并只在呼气时震颤，不适宜于婴幼儿及儿童

（三）体位引流的护理

【操作流程】

操作流程

评估：

1. 核对患者信息：床号、姓名、住院号

2. 了解患者的病情、耐受能力

3. 测量生命体征

4. 患者的双肺湿啰音集中的部位

5. X 线胸片提示的炎性所在的肺叶或肺段

6. 患者的心理状态、沟通理解及合作能力

告知：

1. 体位引流的目的、步骤

2. 配合操作的方法

3. 操作中可能出现的不适和风险

具体操作：

1. **体位选择原则：** 体位引流的一个重要原则是不让置于高位的病肺的引流物污染或危及置于低位的正常"肺"和支气管。需要引流的肺叶处于最高位置，引流支气管开口向下

2. **有效的引流体位：** 坐位或半卧位促进肺上叶引流；一侧卧位转为仰卧位，

要点说明

1. 听诊双肺啰音，阅读胸部 X 线片，明确引流的体位

2. 有支气管痉挛者，在体位引流之前 10min 可先气雾吸入支气管舒张药

3. 有脑血管破裂、栓塞或血管瘤病史者应避免用力咳嗽，最好使用多次的哈气来排出分泌物

4. 适应证：肺脓肿、支气管扩张症等有大量痰液排出不畅且无力咳嗽者、慢性阻塞性肺疾病急性发作者、卧床肺部感染肺不张者及机械通气患者

5. 禁忌证：生命体征不平稳者、明显呼吸困难和发绀者、近 1~2 周内曾有大咯血史、严重心血管疾病、烦躁焦虑或年老体弱不能耐受者、颅内高压者、头颈部损伤、活动性出血、有高危误吸风险者、近期脊柱外伤或手术、肋骨骨折者、支气管胸膜瘘、气胸及胸腔积液未处理者

1. **体位引流时间：** 引流频率视分泌物多少而定，分泌物少者每天上午、下午各引流 1 次，通常在**餐前、餐后 1~2h或睡前**，每日 1~3 次（痰量多者宜每天引流 3~4 次），每次 15min；**引流多个部**

再转向另一侧卧位，有利于肺中叶的引流；头低足高位、俯卧位有利于肺下叶的引流

（1）上肺叶—顶节：前顶节—取坐位或用枕头垫于后背使患者坐起

后顶节—协助病人反坐于靠背椅上，双手平放椅背上，或取坐位，使用床旁桌支托

（2）上肺叶—前节：取平卧位屈膝位，在膝下垫一软枕

（3）左上肺叶—后节：取右侧卧位前倾45°，用3个枕头垫于左肩部，右手向外伸展

（4）右上肺叶—后节：取左侧卧位前倾45°，用3个枕头垫于右肩部，左手向外伸展

（5）下肺叶—顶节：取俯卧位，头偏向一侧，在腰下垫一软枕

（6）肺舌：取右侧卧位，用枕头垫于背部，使身体后倾45°，肩部不贴在枕头上，腰下垫2个枕头

（7）右中肺叶：取左侧卧位，用枕头垫于背部，使身体后倾45°，肩部不贴在枕头上，腰下垫2个枕头

（8）下肺叶—前节：取仰卧位，腰下垫3个枕头，肩部不贴在枕头上

（9）下肺叶—后节：取俯卧位，头偏一侧，腰下垫3个枕头

（10）左下肺叶—外（内）侧节：取右侧卧位，肩部不贴在枕头上，腰下垫3个枕头

（11）右下肺叶—外侧节：取左侧卧位，肩部不贴在枕头上，腰下垫3个枕头

3.体位引流的同时配合胸部叩击震颤

观察与记录：

1.操作过程中应密切观察病情、生命体征、呼吸情况

2.操作后：做好口腔护理，协助患者休息，复查生命体征、肺部呼吸音及啰音变化

3.记录排痰效果和排出痰液的性质、颜色及量

位总时间不超过45min，每种体位维持5~10min。身体倾斜度为10°～45°

2.体位摆放要充分考虑患者的病情和耐受力

3.引流时要动态评估患者的血氧饱和度

4.如果实施过程中引起强烈咳嗽，应让患者坐起，直至咳嗽消失。若引流5~10min仍未咳出分泌物，则进行下一个体位

5.如突然出现咯血或脚部水肿，应立即报告医生并及时处理

1.体位引流后，让患者恢复治疗前的体位，确保患者的舒适与病情稳定，并再次检查生命体征，胸部听诊和询问患者的反应

2.注意痰液的颜色、性状及量，必要时留取痰培养送检。如有异常，应立即停止

3.评估引流效果并记录，内容包括所采用的特殊引流体位，采用该体位的时间，患者的耐受性，治疗主观和客观指征（包括痰量和痰的性质等）；观察到任何不良反应。体位引流的效果不一定马上出现，在治疗后1~2h内应随访患者，追随观察

4.终止体位引流的指征

（1）胸部X线示肺纹理清除

（2）患者体温正常，并维持24~48h

（3）肺部听诊呼吸音正常或基本正常

（四）呼吸训练

【缩唇呼吸操作流程】

操作流程	要点说明

评估：

　　1. 核对患者信息：床号、姓名、住院号

　　2. 了解患者的病情、生命体征

　　3. 评估患者胸廓及腹部起伏情况

　　4. 患者的心理状态、沟通理解及合作能力、耐受情况

适应证：
　　神志清醒、一般情况良好、能够配合的患者

告知：
缩唇呼吸的目的和方法

准备：
1. 操作者：着装整洁，洗手
2. 患者准备：排空大小便

具体操作：

　　1. 患者取坐位、平卧位或半卧位

　　2. 患者闭嘴吸气，然后双唇向前突起呈吹口哨样，让气体经嘴缓慢呼出

　　3. 吸气与呼气时间比为 1:2 或 1:3

　　4. 呼出气流大小以能使 15~20cm 处的蜡烛火焰倾斜且又不熄灭为适度

　　5. 每天训练 3~4 次，每次重复训练 8~10 次

　　患者**呼气时间一般为 4~6s**，呼气时缩唇大小程度由患者自行调整，呼气口不要过大或过小。过大达不到提高气道内压的目的，过小会增大呼气阻力，呼气费力，气体交换量减少

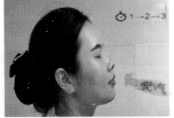

观察与记录：

　　1. 操作过程中应密切观察病情、生命体征、呼吸情况

　　2. 操作后：协助患者休息，复查生命体征

　　3. 做好记录

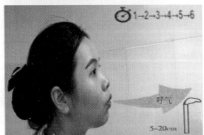

【腹式呼吸操作流程】

操作流程   **要点说明**

评估:

1. 核对患者信息:床号、姓名、住院号
2. 了解患者的病情、生命体征
3. 评估患者胸廓及腹部起伏情况
4. 患者的心理状态、沟通理解及合作能力、耐受情况

↓

告知:

腹式呼吸的目的和方法

↓

准备:

1. 操作者:着装整洁,洗手
2. 患者准备:排空大小便

↓

具体操作:

1. 患者可取立位、坐位、平卧位或半卧位
2. 两手分别放于前胸部和上腹部
3. 用鼻缓慢吸气,使膈肌最大程度下降,腹部肌肉松弛,腹部凸出,手感到腹部向上抬起
4. 呼气时经口呼出,腹肌收缩,膈肌放松,膈肌随腹腔内压力增加而上抬,推动肺部气体排出,手感到腹部下降
5. 每天训练3~4次,每次重复训练8~10次

↓

观察与记录:

1. 操作过程中应密切观察病情、生命体征、呼吸情况
2. 操作后协助患者休息,复查生命体征
3. 做好记录

→

1. 可以在腹部放置小枕头、杂志或书帮助训练腹式呼吸
2. 如果吸气时,物体上升,证明是腹式呼吸
3. 腹式呼吸需要增加能量消耗,因此只能在疾病恢复期进行训练

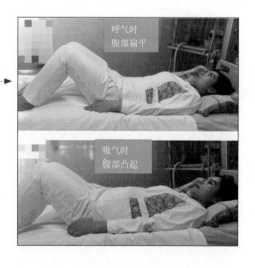

呼气时
腹部扁平

吸气时
腹部凸起

（五）相关链接

1. 目的

（1）有效咳嗽咳痰护理：清除气道分泌物，保持肺部清洁。

（2）叩击与震颤的护理：震动潴留的分泌物，使其从气管支气管壁上松动脱落，并通过咳嗽或吸引而排出。震颤目的是使分泌物在呼气时移向中心气道以利于其排出。

（3）体位引流的护理：促使呼吸道分泌物流入气管、支气管排出体外，改善通气。

（4）呼吸练习：缩唇呼吸法使气道内压力升高，能防止气道的陷闭，使每次通气量上升，呼吸频率、每分通气量降低。腹式呼吸法能使横膈的活动增加，胸锁乳突肌、斜角肌等呼吸辅助肌的活动减少，从而使每次通气量、呼吸效率、动脉血氧分压上升，使呼吸频率、分钟通气量减少。

2. 定义

（1）叩击与震颤的护理：胸部叩击是一种借助叩击所产生的振动和重力作用，使滞留在气道内的分泌物松动，并移行到中心气道，最后通过咳嗽排出体外的胸部物理治疗方法。胸部震颤是用适当机械的力量对胸壁做功，使气道分泌物松动。

（2）体位引流：利用重力促使呼吸道分泌物流入气管、支气管排出体外的方法，其效果与需引流部位所对应的体位有关。

（3）呼吸练习，缩唇呼吸：缩唇呼吸是吸气时用鼻子，呼气时嘴呈缩唇状形成的微弱阻力来延长呼气时间，增加气道压力，延缓气道塌陷的方法，吸气与呼气时间比为 1:2 或 1:3 缩唇的程度与呼气流量以能使距口唇 15~20cm 处、与口唇等高水平的蜡烛火焰随气流倾斜又不至于熄灭为宜。

3. 适应证： 叩击与震颤。久病体弱、长期卧床、排痰无力、肺不张、呼吸衰竭的机械通气患者，大手术后的患者，体位引流效果不佳者。

4. 禁忌证： 叩击与震颤。未经引流的气胸、肋骨骨折、有病理性骨折病史、肺挫裂伤、肺叶切除侧、肺部血栓、肺出血、凝血功能障碍、心律失常、低血压及肺水肿等患者。

二、振动排痰机的应用

【目的】快速有效地促使患者细小支气管中痰液移动到支气管中，利于痰液排出。

【操作者资质】培训合格的护士。

（一）操作流程

操作流程	要点说明

评估：
1. 评估患者：年龄、病情、意识、体征、体检（肺部痰鸣音或湿啰音）、胸片（X线片）、治疗情况、活动能力、耐受能力及合作程度
2. 核对医嘱及患者信息（床号、姓名、住院号）

进行治疗前先查看患者的病历，了解患者的病情、体征、体检情况，是否有吸烟史，肺部感染情况，通过胸部X线片了解感染部位，患者的体重，体质的强弱程度，对卧床的患者要了解卧床时间长短

告知：
1. 向患者解释使用振动排痰机的目的、方法、注意事项及配合要点
2. 与家属进行沟通，取得家属的配合

准备：
1. 操作者准备：衣帽整洁，洗手，戴口罩
2. 用物准备：振动排痰机、吸痰设备及物品、纸巾、听诊器、屏风、痰盂
3. 患者准备：排空大小便，了解振动排痰及目的、方法、注意事项及配合要点，体位准备
4. 环境准备：室温 18℃~22℃、必要时关闭门窗或使用屏风遮挡
5. 设备检查及调试：使用前查阅说明书，检查电源线是否完好，选择合适的叩击头

1. 体位：采取侧卧位
2. 对于无自主咳痰能力及昏迷的患者，请在使用排痰机前准备好吸痰设备，并在操作中随时观察患者的反应，随时吸痰

实施：

1. 连接主机：将叩击结合器的一端旋进缆线装配头的面板，另一端旋入叩击头，将旋好的叩击头放在主机边的支架上

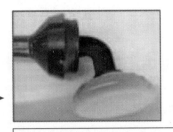

2. 连接电源：将主机电源线插入电源插座，打开主机右侧电源开关，时间和频率显示窗均有数字显示，设置时间、频率和程序

1. 插座必须可靠接地
2. 调节参数
（1）时间：5~20min/ 次
（2）频率：20~30Hz，可根据患者耐受情况酌情增加；
（3）选用智能固定程序
①程序 1：变频范围 15~25Hz，适合体质较弱或需重点护理患者，初次治疗可选择
②程序 2：变频范围 25~35Hz，适合体质较好或需进行治疗患者
③程序 3：变频范围 30~45Hz，适合体质强壮患者

3. 接叩击头：使用标 2 号叩击头（标准型号）

4. 进行叩击
（1）直接将叩击头作用于胸廓或肺部下叶处，一只手轻轻握住叩击头的手柄，另一只手引导叩击头，轻加压力（1kg 左右），**持续** 30s 左右，提起叩击头，向上移动，放在另一部位进行叩击；叩击顺序 **从下向上，从外向里，** 直到整个肺部及肋部，要缓慢有次序地移动，不要快速、随意移动，以免影响效果。根据患者具体情况，**每天治疗 2~4 次，每次治疗时间为** 5~20min

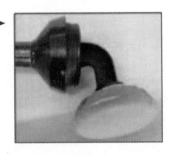

1. 根据了解的情况，判定治疗的频率及重点治疗的部位，可侧重治疗患侧或感染部位，一般治疗的开始频率为 20Hz
2. 治疗中根据患者的反应情况适当地增减力度。对于体弱及术后的患者，开始使用较低的频率，并根据患者的承受情况，更换叩击头，以减少患者在治疗中的不适感
3. 在肺下叶及重点感染部位，可适当延长叩击时间，同时加大一些压力，可增加频率，促进痰液排出

（2）要暂停治疗时直接按暂停按钮即可

（3）继续治疗时再按启动按钮即可

（4）时间到，仪器自动停止振动叩击

4. 操作过程中应密切观察病情、生命体征、呼吸情况，必要时停止振动，协助排痰，观察痰量、性质、颜色的变化

5. 在**餐前1~2h或餐后**2h进行治疗，治疗前进行20min的雾化治疗，效果更好，治疗后5~10min进行排痰

```
观察与记录
1. 观察效果与反应
2. 整理用物
3. 洗手，记录
```

1. 满意疗效标准：痰液减少，少于5mL/24h，病变部位呼吸音改善，无啰音

2. 操作后：做好口腔护理，协助患者休息，复查生命体征、肺部呼吸音及啰音变化

3. 记录使用部位、时间、效果、患者反应，以便于评价

```
有效咳嗽与排痰
```

（二）要点说明

1. 结构介绍

（1）主机部分

见图2-3。

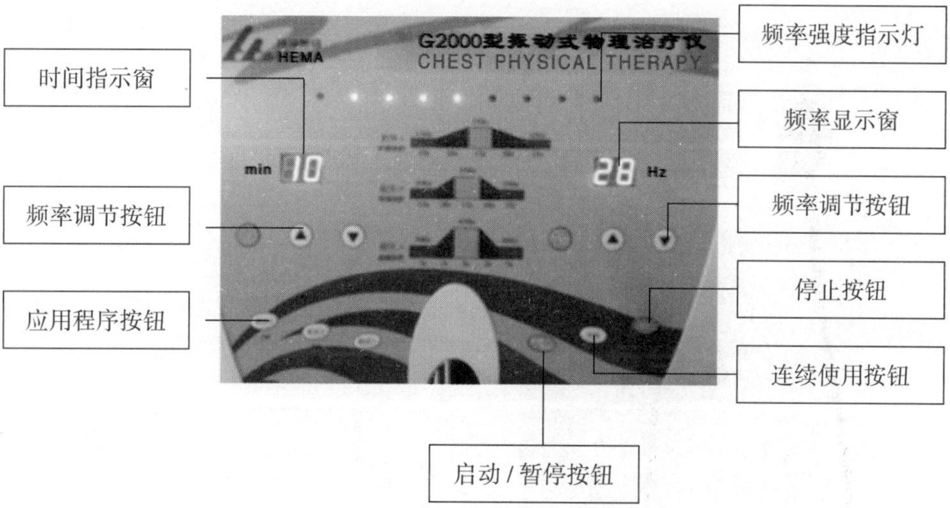

图2-3　主机部分示意图

（2）叩击头介绍（见图2-4）

① 1号叩击头：增强型，直径130mm，聚氨酯圆形海绵面叩击头，治疗用，临床可用于体位引流和术后护理，适用于体质较强或肥胖的患者。

② 2号叩击头：标准型，直径90mm，聚氨酯圆形海绵面叩击头，治疗或护理用，临床可用于体位引流和术后护理，也适用于较敏感部位的治疗，适合体弱或对叩击较敏感的成人。

③ 3号叩击头：柔和型，直径68mm，聚氨酯圆形海绵面叩击头，护理或儿童专用，适用于个别对叩击特别敏感的成人或敏感部位的治疗。

④ 4号叩击头：特定型（羊角型），肋部、肩部等治疗或护理。

⑤ 如儿童使用可配儿童专用叩击头。

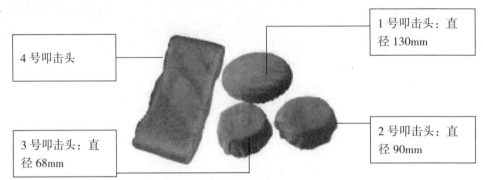

图2-4 叩头示意图

（3）整体结构

见图2-5。

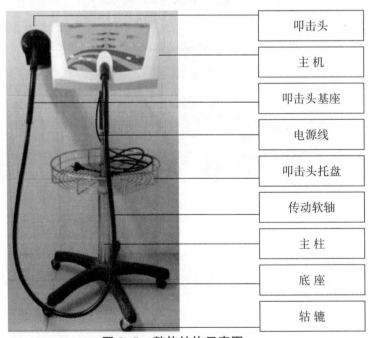

图2-5 整体结构示意图

2. 适应证

（1）外科术后。

（2）气管切开术后。

（3）哮喘。

（4）支气管扩张。

（5）慢性阻塞性肺气肿。

（6）慢性支气管炎。

（7）急性肺炎。

（8）职业性肺部疾病。

（9）肺囊性纤维性病变。

3. 禁忌证

（1）皮肤及皮下感染。

（2）肺部肿瘤（包括肋骨及脊柱的肿瘤）。

（3）肺结核、气胸及胸壁疾病。

（4）肺脓肿。

（5）凝血机制异常。

（6）肺部血栓。

（7）肺出血及咯血。

（8）不能耐受震动。

（三）注意事项

1. 对于正在使用监护设备及其他治疗设备的，治疗中要随时观察设备的使用情况，遇到异常现象，先停止治疗，判定不正常原因，解决后再继续治疗。

2. 对于可以行走的患者，在进行叩击治疗后，可请患者下床活动，以帮助肺部纤毛活动，利于排痰。

3. 对于正在静脉滴注的患者，在使用振动排痰机前应详细检查有无渗漏、脱针现象。

4. 为避免交叉感染，应尽量使用一次性叩击头罩。

5. 操作中异常情况及处理。

异常状况	发生原因	预防	处理
皮肤瘀斑和（或）出血点	叩击力度或频率不正确	叩击力及频率从最弱最小的开始，逐步增加，凝血功能异常的患者禁止使用振动排痰机	1. 调整叩击头及使用时间 2. 立即停止使用，报告医师，遵医嘱给予止血治疗 3. 停止使用，观察生命体征的变化，持续异常报告医师给予对症处理
异常状况	发生原因	预防	处理

接通电源，指示灯不亮	1.停电或电源插座未插好 2.电源或机器故障 3.绿色指示灯烧坏	1.使用前检查电路 2.主机与电源线是否接触良好	1.检查电源，插好电源插座 2.其他原因造成的故障，送设备维修站由专业维修人员维修，非专业人员不许打开设备外壳，以免造成人员伤害
接通电源，叩击结合器不运转	叩击头与叩击器连接错误或有无设定治疗时间		调整位置，重新连接
治疗仪不工作，指示灯不亮	开关触点损坏		送设备维修站由专业维修人员维修，非专业人员不许打开设备外壳，以免导致人员伤害

6. 设备维护

【清洁消毒】

（1）用毕拔掉电源插座后，每天用清洁毛巾擦拭振动排痰机的机箱、导线、手把、支架和托盘一次，以去除灰尘，同时确保没有液体渗入马达。

（2）经常使用振动排痰机，每周须用肥皂水进行清洁消毒一次，不可用乙醇清洁，否则会使塑料或橡胶变质。

【日常维护】

该设备长期不使用时应对该机进行如下维护：

（1）时间：夏季，每 3 个月进行一次维护，冬季每 6 个月进行一次维护。

（2）方法：使用中性肥皂水棉球对设备进行清擦一遍，开机运行 1h 左右。

（3）不要向振动排痰机的马达及其部件添加润滑剂，除支架的脚轮外所有马达、传动缆等都是密闭的且是自我润滑的。

（4）为确保使用安全和延长设备寿命，用后立即拔掉电源插头，要防止强烈震动、受潮。

（5）设备意外被水淋湿后，应立即切断电源，停止使用，并对该机进行烘干处理，并由专业维修人员检查后才能使用。

【保管要求】

设备长期不用时应装箱储存，设备应储存在干燥、通风良好的室内，温度保持为 -40℃ ~40℃，相对湿度为 10%~90%，大气压力范围 500~1060kPa。

李石荣　郑志霞

第十节　使用呼吸机的护理操作

一、有创通气

【目的】应用呼吸机为呼吸功能不全的患者提供呼吸支持，以达到改善通气、纠正缺氧、防止二氧化碳潴留的目的。

【操作者资质】经过培训并考核通过的夜班准入后护士。

（一）仪器结构

见图 2-6。

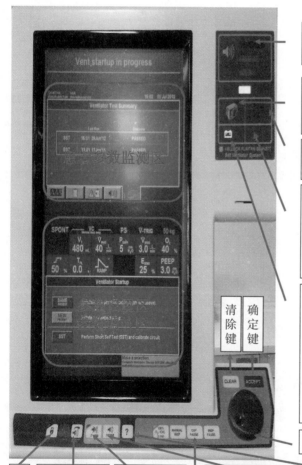

报警级别警示灯
红色（！！！）：必须马上处理

呼吸机工作指示器：
灰色：正常
红色：全面自检或保修

红色安全阀打开（SVO）指示器：
提示呼吸机进入安全模式

压缩机就绪指示灯
其左侧光柱出现提示压缩机正为呼吸机提供空气
光柱未亮：其他压缩气源为呼吸机供气

绿色 BPS（后备电源系统）就绪指示器：提示呼吸机监测到 BPS，且可维持工作 2min 以上。
其旁侧的黄色光柱亮：呼吸机在 BPS 驱动下工作（例如停电时）。
BPS 仅为呼吸机主机供电，不提供电力给空气压缩机和湿化器

旋钮

清除键　确定键

锁屏键

报警音量键：按住此键并转动旋钮调节报警音量

报警静音 2min：若有新的报警将自动退出静音

报警复位键：清除报警或将高度紧急报警自动复位。并将此按键动作记录于报警日志中

显示呼吸机基本操作信息

图 2-6　呼吸机仪器结构示意图

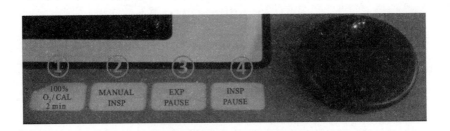

图 2-7 部分按键示意图

① **纯氧输送 2min 和氧传感器定标键**：至少每 24h 按一次 100%O_2/CAL 2min 键进行氧电池标定。见图 2-7。

② **手动通气键**：按此键呼吸机会根据当前强制通气参数设置值对患者进行手动通气一次。见图 2-7。

提示：在吸气相和最短呼气相期间不输送手动吸气。

③ **呼气暂停键**：用于测量总的 PEEP（PEEPTOT）和内源性 PEEP（PEEPI）。见图 2-7。两种方式：自动和手动。

自动：瞬时按下呼气暂停键即放开。暂停时间至少 0.5s，但 < 3s。最好用于患者气道在暂停呼气中均保持开放，导致"干净和彻底"的测量。

手动：按下呼气暂停键不放。暂停时间最长 < 20s。最好应用于接近呼气末流速时显示有阻塞的现象。

④ **吸气暂停键**：用于测量静态肺—胸部顺应性（C）、静态阻力（R）和平台压力（PPL），或是使肺处于充气状态。见图 2-7。

测量方法和用途：

自动：瞬时按下吸气暂停键即放开。暂停时间至少 0.5s，但 < 2s。用于测量 C、R（限容量控制呼吸方形波）和 PPL。

手动：按下吸气暂停键不放。暂停时间最长 < 7s。用于保持肺充气状态（如：拍摄清晰的胸部 X 线片）。

（二）操作流程及要点说明（以 PB840 为例）

1. 连接气源（空气和氧气），连接呼吸机管道及人工鼻或湿化罐

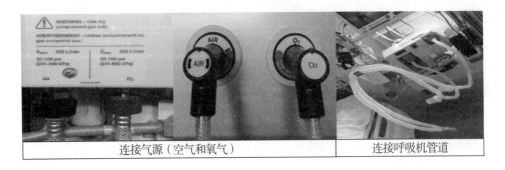

| 连接气源（空气和氧气） | 连接呼吸机管道 |

连接湿化罐：管道从呼入端滤器连接至湿化罐入口，再从湿化罐出口连接管道至患者

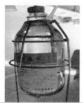

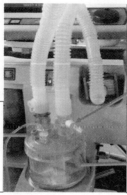

安装温度计，将温度控制在32℃~34℃适宜

湿化液（使用无菌注射用水，瓶身写开瓶日期时间）连接输液管后，输液管插入湿化罐顶部侧孔加水

加纯化水至湿化罐；不可烧干，加水不可超过 Maximum water level 线；水量最好控制在湿化罐容量的1/2~2/3（湿化罐容量500mL）

2.SST（快速自检）

（1）**定义**：SST（快速自检）可在极短时间内（约3min）进行一系列自检以确认呼吸机的正常功能，检查病人回路（包括管路、湿化器、过滤器等）是否漏气，同时测量病人回路的顺应性，此外SST还检查呼气过滤器的阻力。

（2）**执行SST时机**：呼吸机每使用15d、更换患者时、改变患者回路配套时。

（3）**执行SST的要求**：

① 呼吸机先撤离病人再行SST。

② 确认病人回路配套与实际相同，不要在做完SST后改变病人回路配套。

③ 若检测到ALERT（警告），提示呼吸机或相关原件故障，除非十分肯定其不会对患者、操作者或环境带来伤害，否则在使用前必须先维修。

SST测试顺序：于测试阶段任何一步，若显示Failed，则测试不通过。

Failed：按Repeat键和Accept键重复测试该步骤。

第一步：

开机，点击SST，并在5s内按下呼吸机左侧面的TEST按钮

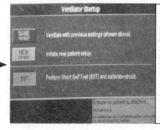

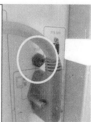

SST每一步均须参看屏幕右下角橙色英文说明，按要求做后请按ACCEPT键

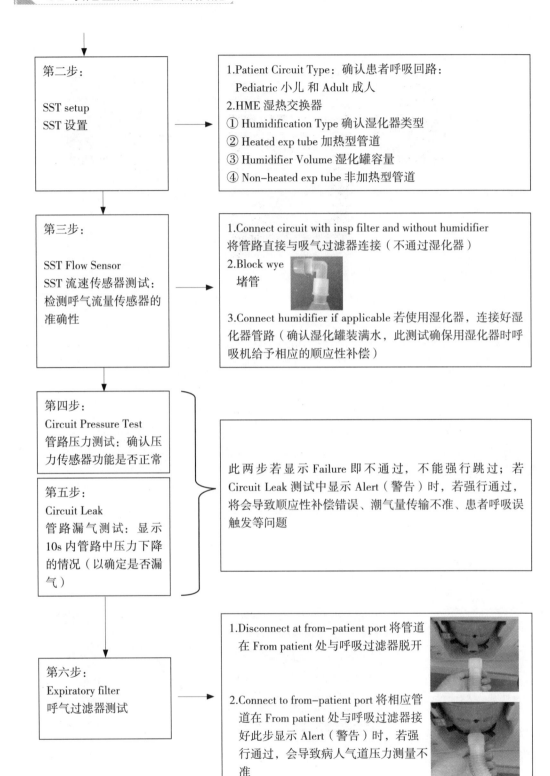

第二步：

SST setup
SST 设置

1.Patient Circuit Type：确认患者呼吸回路：
 Pediatric 小儿 和 Adult 成人
2.HME 湿热交换器
① Humidification Type 确认湿化器类型
② Heated exp tube 加热型管道
③ Humidifier Volume 湿化罐容量
④ Non-heated exp tube 非加热型管道

第三步：

SST Flow Sensor
SST 流速传感器测试：
检测呼气流量传感器的
准确性

1.Connect circuit with insp filter and without humidifier
将管路直接与吸气过滤器连接（不通过湿化器）
2.Block wye
堵管

3.Connect humidifier if applicable 若使用湿化器，连接好湿
化器管路（确认湿化罐装满水，此测试确保用湿化器时呼
吸机给予相应的顺应性补偿）

第四步：
Circuit Pressure Test
管路压力测试：确认压
力传感器功能是否正常

此两步若显示 Failure 即不通过，不能强行跳过；若
Circuit Leak 测试中显示 Alert（警告）时，若强行通过，
将会导致顺应性补偿错误、潮气量传输不准、患者呼吸误
触发等问题

第五步：
Circuit Leak
管路漏气测试：显示
10s 内管路中压力下降
的情况（以确定是否漏
气）

第六步：

Expiratory filter
呼气过滤器测试

1.Disconnect at from-patient port 将管道
 在 From patient 处与呼吸过滤器脱开

2.Connect to from-patient port 将相应管
 道在 From patient 处与呼吸过滤器接
 好此步显示 Alert（警告）时，若强
 行通过，会导致病人气道压力测量不
 准

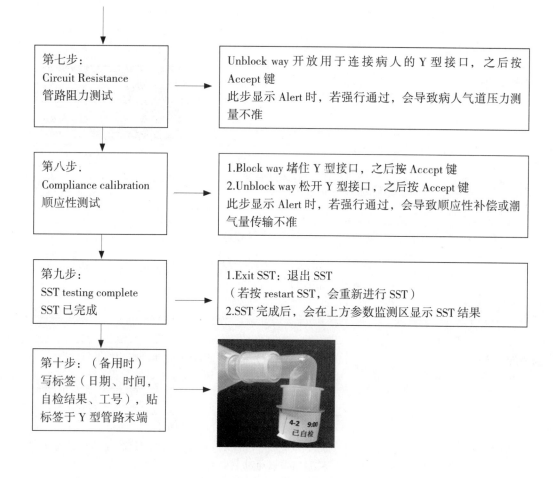

| 第七步：
Circuit Resistance
管路阻力测试 | → | Unblock way 开放用于连接病人的 Y 型接口，之后按 Accept 键
此步显示 Alert 时，若强行通过，会导致病人气道压力测量不准 |

| 第八步．
Compliance calibration
顺应性测试 | → | 1.Block way 堵住 Y 型接口，之后按 Accept 键
2.Unblock way 松开 Y 型接口，之后按 Accept 键
此步显示 Alert 时，若强行通过，会导致顺应性补偿或潮气量传输不准 |

| 第九步：
SST testing complete
SST 已完成 | → | 1.Exit SST：退出 SST
（若按 restart SST，会重新进行 SST）
2.SST 完成后，会在上方参数监测区显示 SST 结果 |

| 第十步：（备用时）
写标签（日期、时间，自检结果、工号），贴标签于 Y 型管路末端 | → | |

3. 先不连接患者端，开机，患者与体重的设置。

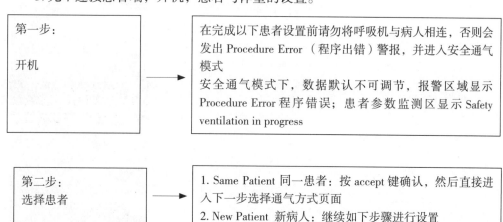

| 第一步：

开机 | → | 在完成以下患者设置前请勿将呼吸机与病人相连，否则会发出 Procedure Error（程序出错）警报，并进入安全通气模式
安全通气模式下，数据默认不可调节，报警区域显示 Procedure Error 程序错误；患者参数监测区显示 Safety ventilation in progress |

| 第二步：
选择患者 | → | 1. Same Patient 同一患者：按 accept 键确认，然后直接进入下一步选择通气方式页面
2. New Patient 新病人：继续如下步骤进行设置 |

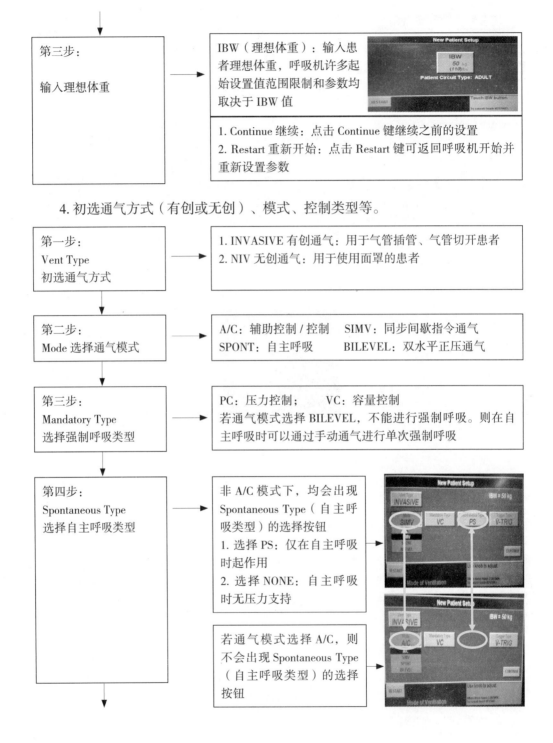

| 第三步：

输入理想体重 | IBW（理想体重）：输入患者理想体重，呼吸机许多起始设置值范围限制和参数均取决于 IBW 值 |
| | 1. Continue 继续：点击 Continue 键继续之前的设置
2. Restart 重新开始：点击 Restart 键可返回呼吸机开始并重新设置参数 |

4. 初选通气方式（有创或无创）、模式、控制类型等。

第一步： Vent Type 初选通气方式	1. INVASIVE 有创通气：用于气管插管、气管切开患者 2. NIV 无创通气：用于使用面罩的患者
第二步： Mode 选择通气模式	A/C：辅助控制 / 控制　　SIMV：同步间歇指令通气 SPONT：自主呼吸　　　BILEVEL：双水平正压通气
第三步： Mandatory Type 选择强制呼吸类型	PC：压力控制；　　　VC：容量控制 若通气模式选择 BILEVEL，不能进行强制呼吸。则在自主呼吸时可以通过手动通气进行单次强制呼吸
第四步： Spontaneous Type 选择自主呼吸类型	非 A/C 模式下，均会出现 Spontaneous Type（自主呼吸类型）的选择按钮 1. 选择 PS：仅在自主呼吸时起作用 2. 选择 NONE：自主呼吸时无压力支持
	若通气模式选择 A/C，则不会出现 Spontaneous Type（自主呼吸类型）的选择按钮

114

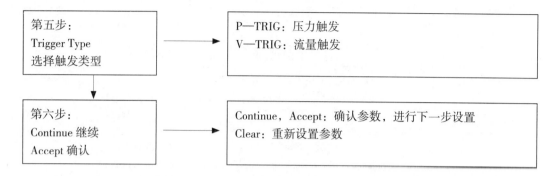

| 第五步：
Trigger Type
选择触发类型 | → | P—TRIG：压力触发
V—TRIG：流量触发 |

| 第六步：
Continue 继续
Accept 确认 | → | Continue，Accept：确认参数，进行下一步设置
Clear：重新设置参数 |

5. 调节所选各模式下参数

	名称	单位	说明及注意	初始调节范围
最常用的参数设置	F：呼吸频率	次/min	说明：病人每分钟接收到的呼吸机最低的强制呼吸次数 注意：尽量保持患者自主呼吸，防止吸气肌萎缩 应根据原发病而定： 慢频率通气有利于呼气 在 ARDS 等限制性通气障碍的疾病以较快的频率辅以较小的潮气量通气，有利于减少克服弹性阻力所做的功和对心血管的不良影响	12~16 次/min
	V_T：潮气量	mL/min	容量控制下强制通气的潮气量	6~8mL/kg
	O_2：氧浓度	%	设置原则是在保证氧合的情况下，尽可能使用较低的氧浓度支持	35%~100%，>50% 时需警惕氧中毒
	P_{SUPP}： PSV 压力支持	cmH$_2$O	仅适用于 SIMV 和 SPONT 模式，只对自主呼吸有影响，是自主呼吸时的压力支持值（PEEP 水平之上） 支持压力的高低，决定了每次自主呼吸时呼吸机帮助病人吸入气体的力量大小。潮气量主要呼吸机完成	5~10 cmH$_2$O
	PEEP： 呼气末正压/ 基线压力	cmH$_2$O	说明：呼气期间患者管道内维持的正压 注意：注意 PEEP 对回心血量的影响，可通过 P-V 环低拐点帮助确定 设置：不同病种常规所需的 PEEP 水平差别很大：COPD 可予 3~6cmH$_2$O，ARDS 则高达 10~15 cmH$_2$O，支气管哮喘现推荐低水平的 PEEP 最佳 PEEP 概念： 1. 最佳氧合状态 2. 最大氧运输量（DO$_2$） 3. 最好顺应性	3~5 cmH$_2$O

名称	单位	说明及注意	初始调节范围
PEEP： 呼气末正压 / 基线压力	cmH_2O	1. 最低肺血管阻力 2. 最低 QS/QT 达到上述要求的最小 PEEP 实际操作时，可根据病情和监测条件，一般从低水平开始，逐渐上调，待病情好转，再逐渐下调	3~5 cmH_2O
容量控制下的参数设置 V_{MAX}： 峰流速 Peak flow	L/min	1. 说明：容量控制时设置吸气最大峰流速值 2. 设置需根据患者个体情况设定，防止初始流速失调；数值越大吸气时间越短，吸呼比越小 3. 对于有自主呼吸的患者，理想的吸气峰流速应与自主呼吸相匹配，吸气需求越高，则流速也相应提高，以减少呼吸耗功	30~50 L/min
TPL： 平台时间	cmH_2O	说明：容量控制下，设置吸气平台时间，此时输送气体并阻断呼气，可增加气体在肺内驻留时间，增加气体在肺内的扩散，从而增加氧合改善肺内分流	
⎍ SQUARE： 流速波形		说明：容控下气体流速波形：方波 / 斜波。递减波更符合生理，有利于气体在肺内扩散；使用递减波时可适度提高吸气峰流量	
压控下的参数 P：流速加速百分比	%	压力控制或压力支持模式下设置吸气压力达到目标值的快慢，数值越大则越快。请谨慎使用高于 50% 的设置值（因其可能造成瞬间压力过高或过早进入呼气相）	
P_I： 吸气压力		压力控制下呼吸机输送气体给病人的压力，必须在 PEEP 以上	
其他参数设置 E_{SENS}： 呼气灵敏度	%	指呼吸机从吸气相转入呼气相的吸气峰流量百分比。当吸气流量低于限定的 E_{SENS} 时，呼气开始。因此，数值越小，吸气时间越长；反之，越短	
Vsens： 触发灵敏度	L/min	说明： 默认值：新生儿 1L/min；儿童 2L/min；3L/min 成人 一般认为，吸气开始到呼气开始送气的时间越短越好 可分为压力和流速出发 2 种，设置原则：在避免假触发的情况下尽可能小 注意：如管道漏气严重，要适当提高数值，避免误触发	一般 1~3 L/min 不超过 5 L/min
↑ P_{PEAK}		即管道最大压力	<40 cmH_2O

6. 调节窒息模式下参数

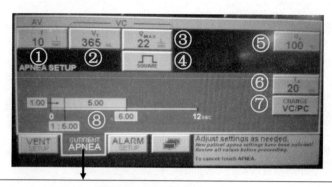

触摸 APNEA SETUP 键，进入 $^{\text{CURRENT}}_{\text{APNEA}}$ 窒息通气设置

① f：呼吸频率　　② V_T：潮气量

③ V_{MAX}：峰流速　　④ SQUARE：流速波形　　⑤ O_2：吸氧浓度

⑥ T_A：窒息时间：患者在 T_A 内无呼吸，即进入窒息通气模式。T_A 最小值是 10s

⑦ VC/PC: 控制类型：容量控制 / 压力控制

⑧ I：E：吸呼比

窒息模式设置规则：

1.T_A 最小值是 10s

2.O_2% 必须大于非窒息通气的 O_2%

3. 窒息通气 I：E 不能大于 1：1

4. 设置完成后按 accept 键确认

7. 调节报警上下限

错误：已关闭 f_{TOT} 的报警！！！

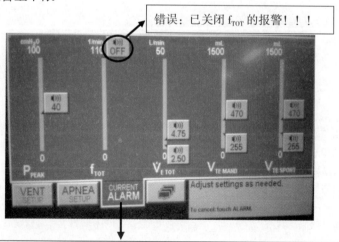

触摸 $^{\text{ALARM}}_{\text{SETUP}}$ 键，进入 $^{\text{CURRENT}}_{\text{ALARM}}$ 报警值设置

① P_{PEAK}: 峰压（管路最大压力）：最高值设置限 40cmH$_2$O（防止气压伤，一旦检测到气道压高于设定值，将打开呼吸阀减压）

② f_{TOT}: 总呼吸频率：显示前一分钟内病人强制通气和自主呼吸总的呼吸频率（防止病人发生浅快呼吸，黑色部分是按 IBW 推算的正常值范围）

③ $V_{E\ TOT}$: 分钟呼出通气量（分别设高低限，黑色部分是按 IBW 推算的正常值范围）

④ $V_{TE\ MAND}$: 强制呼吸呼出潮气量（防止容积伤，分别设定高低限，黑色部分是按 IBW 推算的正常值范围）

⑤ $V_{TE\ SPONT}$: 自主呼吸分钟通气量（防止容积伤，分别设定高低限，高限与 $V_{TE\ MAND}$ 联动，低限可设置更低）

报警设置规则：

1. 上下限设置范围为正常值上下浮动 30%，一般按照患者实际情况设置

2. 任何时候不得关闭报警

3. 设置完成后按 accept 键确认

8. 最常用报警信息

报警信息	含义及报警原因	处理及其他
DEVICE ALERT	设备报警	检查 SST 是否已通过，若通过后仍显示，请报维修
PROCEDURE ERROR	过程出错：设置完成前连上了患者	此刻呼吸机会进入安全模式为病人通气，请完成呼吸机设置后进行报警复位
APNEA	患者窒息	呼吸机自动进入窒息模式，有必要时改 SPONT 为 SIMV 模式
CIRCUIT DISCONNECT	回路脱开：管道脱开，管道的任何部位漏气（如湿化罐安装温度计的接口漏气）	检查并确认整条管路的密闭性
NO AIR SUPPLY	无空气气源：气源接头没有接好，设备故障	检查气源接头是否连接好，或者报维修
↓ O$_2$%	O$_2$% 测量值 < 设定值：氧气气源接头没有接好，氧电池没电	检查氧气气源接头是否连接好，进行氧标定，或者报维修
↑ P$_{mean}$	回路压力高：气道分泌物过多、湿化效果不好刺激呼吸道呛咳、气道痉挛或病情变化 管路积水过多、受压、折叠 患者激动烦躁 气道内痰堵、异物堵塞	检查管路以确定通畅，吸痰，镇静或安抚病人 可能存在的附属报警：↓ $V_{TE\ MAND}$，↓ $V_{E\ TOT}$，↑ f_{TOT}
↑ f$_{TOT}$	患者呼吸频率过高	与医生沟通，调节呼吸及参数或镇静剂 可能存在的附属报警：↓ $V_{TE\ MAND}$，↓ $V_{TE\ SPONT}$，↓ $V_{E\ TOT}$

报警信息	含义及报警原因	处理及其他
INSPIRATION TOO LONG	吸气时间太长	与医生沟通，调节呼吸及参数
↓ $V_{TE\ SPONT}$	自主呼出潮气量过低	
↓ $V_{E\ TOT}$	分钟呼出通气量过低	

9.参数监测区数据调节与查看

图形区域.
红色线：自主吸气阶段
绿色线：机控吸气阶段
黄色线：呼气阶段

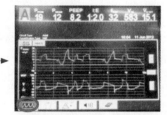

监测数据：
P_{PEAK}：气道峰压 P_{MEAN}：气道平均压
PEEP：呼气末正压   I：E：吸呼比
f_{TOT}：总呼吸频率 V_{TE}：呼出潮气量
$V_{E\ TOT}$：分钟通气量 O_2：实际吸入氧浓度
$P_{I\ END}$：吸气末气道压
$V_{E\ SPONT}$：自主呼吸分钟通气量
$T_{I\ SPONT}$：自主吸气时间

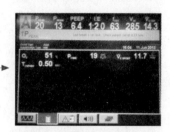

之前的报警记录：
报警时间、报警事件、报警等级、报警显示、报警分析

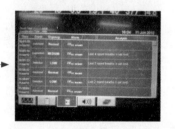

1.参数监测区左上方按键
（1）Plot Setup：图形选择设置键：按此键后，转动旋钮以选择所需要的各种波形图，点击 continue 确定
（2）Freeze：波形冻结键：观察到异常波形时，按此键可冻结波形，以便仔细查看
2.各种波形图
（1）Volume–Time：容量时间曲线
（2）Press–Time：压力时间曲线
（3）Flow–Time：流速事件曲线
（4）Press–Volume：压力容量环
（5）Flow–Volume：流速容量环

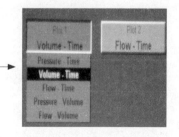

（三）其他各常用键作用

第一步：

1. 点击参数设置区下方多项选择键
2. 点击 more setting 更多设置

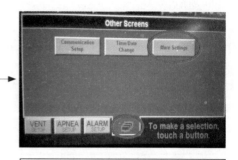

第二步：

选择需调节的项目：
1. Humidification Type 湿化类型选择
2. O₂ Sensor 氧流量灵敏度开关
3. Dsens 管道脱落灵敏度设置

1. Humidification Type 湿化类型
（1）Non-heated exp tube 非加热型管道
（2）Heated tube 加热型管道
（3）HME 湿热交换器
2. O₂ Sensor 氧流量灵敏度开关
（1）Enabled 打开氧流量灵敏度开关
（2）Disabled 关闭氧流量灵敏度开关
3. Dsens 管道脱落灵敏度设置
管道漏气量达到设置的百分比量即报警，提醒检查管路漏气原因

（四）强制呼吸类型 Mandatory Type 选择简介

1. 容量控制

（1）概念：呼吸机以预设的通气容量来管理通气，即呼吸机送气达预设容量后停止送气，依靠肺、胸廓的弹性回缩被动呼气。

（2）参数设置：潮气量（V_T）、吸气时间（T_i），流速方式、吸气峰流速、呼吸频率（RR），触发灵敏度和吸呼比（I/E）。

（3）特点：能保证潮气量和分钟通气量的供给，但气道压力变化大，易产生气压伤，对心血管系统影响大。

（4）注意事项：使用容量控制模式时，务必关注患者气道压力值的变化；

（5）缺点

① 若峰值流速不足、触发灵敏度低使患者额外做功，总呼吸功增加，在自主呼吸过强的患者尤为突出。

② 尽量避免选择恒流速波（方波）。

③ 易发生过度通气或呼吸性碱中毒。

④ 当患者气道阻力增加、自主呼吸增强或人机对抗时，潮气量就难以保证。当肺顺应性较差或气道阻力增加时，会使气道压过高。

2. 压力控制

（1）概念：呼吸机以预设气道压力来管理通气，即呼吸机送气达预设压力且吸气相维持该压力水平，潮气量是主要由气道压力与 PEEP 之差及吸气时间决定，并受呼吸系统顺应性和气道阻力的影响。

（2）**参数设置**：预设控制的压力水平，吸气时间和频率、流速方式、触发灵敏度。

（3）**特点**

① 压力控制下潮气量随肺顺应性和气道阻力而改变，气道压力一般不会超过预设水平，利于限制过高的肺泡压，具有控制通气安全性的特点；

② 流速多为减速波，肺泡在吸气早期充盈利于肺内气体交换，有助于使塌陷的肺泡复张，同时该气流模式也符合患者生理需要。

（4）**注意事项**：使用压力控制模式时，务必关注患者潮气量值的变化。

（5）**缺点**

① 潮气量不稳定，潮气量不仅与设置压力水平有关，还与肺顺应性、气道阻力等因素有关。

② 有时需要镇静剂使患者与呼吸机协调同步。

③ 同样易发生过度通气和呼吸性碱中毒。

（五）**各通气模式简介**

通气模式是指呼吸机每一次呼吸周期中气流发生的特点，主要包括以下 4 个环节：吸气的开始（吸气触发）、吸气气流的特点（流速波形）、潮气量的大小和吸气向呼气切换（呼气触发）。每种模式中在上述某一个或多个环节都具有自身的特点。

1.辅助 / 控制 A/C

（1）**应用**：适用于完全无自主呼吸的患者。

（2）**特点**

① 当患者完全无自主呼吸时，呼吸机执行控制（C）模式，按照设定参数为患者送气。

② 当患者能触发呼吸机送气时，呼吸机执行辅助（A）模式，每次触发均被呼吸机感知，并按照设定参数送气。

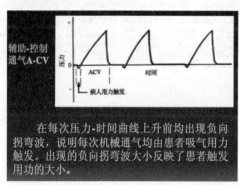

在每次压力-时间曲线上升前均出现负向拐弯波，说明每次机械通气均由患者吸气用力触发。出现的负向拐弯波大小反映了患者触发用功的大小。

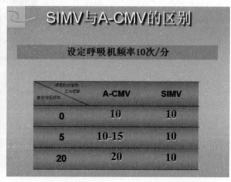

2. 同步间歇指令通气模式 SIMV

（1）**应用**：具有一定自主呼吸能力者，逐渐下调辅助频率；若自主呼吸频率过快，采用此种方法可降低自主呼吸频率和呼吸功耗。

（2）**特点**

① 由呼吸机强制通气和自主呼吸组合而成。

② 每个 SIMV 通气周期中保证有一次指令通气，可以是患者触发（压力或流量），也可以是呼吸机触发（时间），指令通气可以是定压也可以是定容方式，吸气相参数由呼吸机控制。

③ 强制通气是由机器启动或患者触发而成（同步）。

④ 在自主呼吸时，患者决定潮气量和呼吸频率，此时 PSV 起作用。

（3）**优势**

① 同步呼吸可改善患者的舒适性。

② 在一定程度上允许自主呼吸参与，防止呼吸肌萎缩，对心血管系统影响较小，可减少病人和呼吸机之间的对抗。

③ 相比 A/C 模式，可减少过度通气的发生，减少呼吸性碱中毒的发生。

（4）**缺点**：如果设定频率或潮气量太低，对病人的支持就会不足。

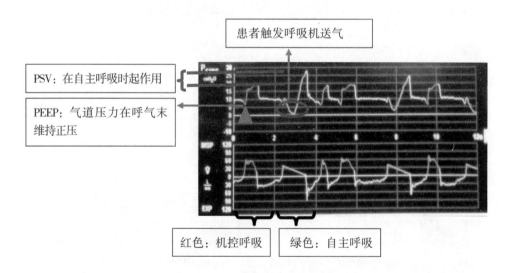

3. 自主模式 SPONT

（1）**应用**：有一定自主呼吸能力，呼吸中枢稳定者，用于撤机。

（2）**特点**

① 自主呼吸模式仅用于有自主呼吸、呼吸频率正常、呼吸肌力不够需要呼吸机予以辅助的临脱机患者。

② 当患者在一定的时间窗内（即窒息模式下设定的窒息时间）没有触发呼吸机送气，则自动进入窒息模式。因此患者使用自主模式时必须正确设置窒息模式参数。

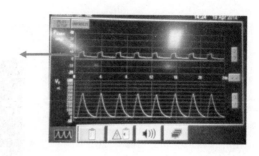

每一次触发的自主呼吸都有 PSV 起作用

4. 双水平气道正压通气模式 BILEVEL

特点

① 强制通气均为压力控制，自主呼吸可进行压力支持。

② 患者没有自主呼吸时，该模式除了建立了两个正气道压力水平以外，即类似于 A/C。

③ 供给的两个气道水平的切换：有自主呼吸时进行触发；无自主呼吸时由双水平压力的定时设置决定。

Bilevel 功能 会尽量使不同 PEEP 水平间的切换与患者自主呼吸同步
当患者有自主呼吸时，为了获得同步效果，各 PEEP 相的区间时间或长或短

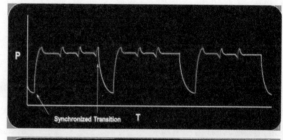

PS 作为对 PEEP 的补偿
设定 PS 值＋ PEEP 值＝实际 PS 获得值
当实际 PS 获得值高于所设的 $PEEP_H$ 值时，PS 也将作用于 $PEEP_H$ 时的自主呼吸

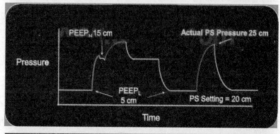

例：设置 $PEEP_L = 5\ cmH_2O$
$PEEP_H = 15\ cmH_2O$
$PS = 15\ cmH_2O$

则所有 $PEEP_H$ 时相内获得的自主呼吸将获得一个 $5cmH_2O$ 的 PS

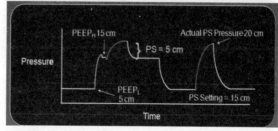

1. 患者在两个压力水平均能进行有或无压力支持的自主呼吸

2. 两个 PEEP 水平均可进行压力支持下的自主呼吸，且压力值总是相对于 PEEPL 而言，即目标压力值 $=PEEP_L+P_{SUPP}$

3. 在 $PEEP_H$ 上，除非 $P_{SUPP}>PEEP_H-PEEP_L$，否则患者的自主呼吸不予以压力支持

在 T_L 时相内的同步区间内，适当的吸气动作将导致 $PEEP_L$ 向 $PEEP_H$ 的切换

例：设置 $PEEP_L = 5\,cmH_2O$
$PEEP_H = 15\,cmH_2O$
$PS = 15\,cmH_2O$

则所有 $PEEP_H$ 时相内获得的自主呼吸将获得一个 $5cmH_2O$ 的 PS

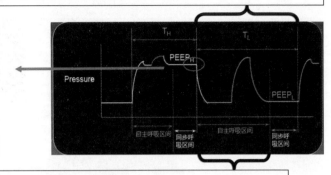

每个 PEEP 时相内的"自主呼吸区间"内，适当吸气动作将获得自主呼吸

（六）仪器使用注意事项

1. 报警参数设置：任何时候不得关闭任何报警参数。

2. 患者上机前务必确保窒息模式的参数设置妥当。

3. 红色报警必须马上处理。

4. 呼吸机上不得放置任何湿性液体。

5. 吸机外壳包括触摸屏和方向支架。

可选用的清洁剂：中性清洁剂、70% 酒精、10% 漂白液、擦窗清洁剂（含酒精和氨）、15% 氨液、3% 过氧化氨液、酚类消毒剂、Cavicide 表面消毒剂、控制Ⅲ型杀菌剂、3.4% 戊二醛溶液、伽马湿巾。

注：勿使用双氧水来清洁触摸屏表面。

方法：常规每日 2 次使用上述清洁剂湿布擦拭消毒，不要将液体喷入或渗入呼吸机内部机电缆连接处，不要试图将呼吸机暴露于环氧乙烷气体中灭菌。

6. 患者管路、接头、集液瓶、呼气和吸气过滤器：一次性物品一次性使用；非一次性物品每周需全部拆下后清洗，巴氏灭菌、高压蒸汽或环氧乙烷等化学消毒法，常用的高压蒸汽消毒法亦可使用，但其会缩短管道使用寿命，降低管道柔软度。

7. 不得对一次性使用的部件进行消毒和灭菌。

8. 反复使用式管道部件消毒灭菌时，先绕成大的环形，以避免相互扭曲，管腔内无任何异物。

9. 空压机过滤器：至少每使用 250h 清洗一次，拉开呼吸机后方的过滤器挡架取出过滤器，在中性的肥皂水中清洗并干燥后装上。

二、无创通气

操作流程（以 PB840 为例）

第一步：筛查患者

根据患者病情选择患者是否具有无创通气的适应证与禁忌证

第二步：患者准备

做好患者的沟通解释工作，取得配合

用物准备：

呼吸机：按照《呼吸机使用指引》做好呼吸机自检，先不连接患者端，开机，设置好患者类型与体重

其他：合适大小的无创面罩和头套、面部防压敷料、软垫等床旁必备气管插管用物以备抢救使用

第三步：选择通气方式 Vent Type 无创通气模式（NIV）

第四步：选择通气模式

持续气道正压和双水平正压通气是最常用的通气模式，后者最常用。二者在 PB840 呼吸机型中，分别应用为辅助 / 控制模式（A/C）和双水平通气（BILEVEL）模式

适应证：较严重呼吸困难，动用辅助呼吸机，常规氧疗方法（鼻导管和面罩）不能维持氧合或氧合有恶化趋势时，应及时使用无创通气（NPPV）。但患者必须具备以下条件：较好的意识状态、咳痰能力、自主呼吸能力、血流动力学稳定和良好配合 NPPV 的能力

（1）由慢性阻塞性肺疾病（COPD）引起慢性呼吸衰竭和慢性阻塞性肺疾病急性发作（AECOPD）

（2）急性肺损伤（ALI）或早期急性呼吸窘迫综合征（ARDS）

（3）心源性肺水肿

（4）呼吸睡眠暂停综合征

（5）肺间质纤维化

（6）合并免疫功能抑制的呼吸衰竭患者首先使用 NPPV

禁忌证：意识障碍，呼吸微弱或停止，无力排痰，严重脏器功能不全，未经引流的气胸或纵隔气胸，严重腹胀，上气道或颌面部损伤，术后，畸形，不能配合 NPPV 等

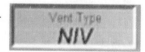

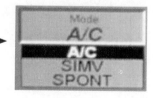

| 第五步：选择强制呼吸类型 Mandatory Type
VC：压力控制
PC：容量控制 | 若通气模式选择 BILEVEL，不能进行强制呼吸，则在自主呼吸时可以通过手动通气进行单次强制呼吸 |

第六步：通气参数及报警范围设定
具体设定方法参照《有创通气》章节

第七步：上机
1. 与患者沟通，取得配合
2. 连接患者，固定面罩或鼻罩，尽量减少漏气

1. 面罩：准备不同型号的鼻罩和口鼻罩以供不同患者使用
2. 皮肤保护：与面罩接触的皮肤易发生压疮，可在面罩与皮肤接触处垫以水胶体敷料、棉垫等加以保护
3. 沟通：通气效果有赖于患者的配合，务必做好沟通和行为指导，鼓励患者及时咳痰

第八步：观察
询问其舒适度，观察患者呼吸、SpO_2、意识、心率、血气分析及并发症的发生，以利于及时调整呼吸机参数

1. 胃膨胀：密切观察患者腹部体征的变化，嘱患者使用 NPPV 过程中尽量少讲话；若出现急性胃膨胀症状，可予胃肠减压
2. CO_2 潴留：口鼻面罩无效腔量增加，可能造成 CO_2 重复吸入而导致 CO_2 潴留。普通面罩无效腔量大约 250mL，鼻罩约 150mL，所以在使用 NPPV 过程中应经常监测动脉血气分析

三、便携式呼吸机的应用

【目的】应用便携式呼吸及为机械通气患者在转运期间提供呼吸支持，防止转运期间出现缺氧和（或）二氧化碳潴留等异常情况。

【操作者资质】培训合格的护士。

（一）操作流程（以谊安 Shangrila 510 为例）

操作流程	要点说明
核对和评估： 1. 核对患者身份 2. 患者年龄和体重	1. 此机只可用于潮气量大于 100mL 者 2. 参阅危重症患者安全转运技术

3. 患者是否适宜转运

4. 患者呼吸情况

5. 呼吸机电池电量

6. 呼吸机配套氧气筒气量

3. 根据患者呼吸情况选择供氧方式：自主呼吸强的患者可试行人工气道内吸氧，观察 10~30min，患者生命体征、SpO_2、呼吸节律无明显变化，则报告医生建议吸氧情况下转运，终止后续操作，无自主呼吸选用 A/C 模式

自主呼吸较弱选用同步间歇指令通气（SIMV）模式

4. 查看电池电量是否已充满，未充满前禁止使用（新电池充满电能提供呼吸机工作至少 3 h 的电量）

5.8L 氧气筒压力 ≥ 10MPa 方可转运，否则先充氧

检查呼吸机各管路

1. 检查氧气供给管连接情况

2. 检查压力采样管连接情况

3. 检查呼吸螺纹管及连接情况

1. 呼吸螺纹管无破损、尽可能短，防止引起 CO_2 升高

2. 呼吸螺纹管、压力采样管、氧气供给管连接都完全正确

呼吸机各管路正确连接方法

1. 三管路均有一接口位于呼吸机右侧面板

2. 氧气供给管连接：另一接口位于氧气表上，连接如③对应箭头：右侧面板的氧气连接头处有卡扣，听到咔嚓的声音才能确定连接完好。氧气表侧的接头有旋钮，务必确保拧紧

3. 压力采样管连接：另一接口位于呼吸阀处，连接如①对应箭头

4. 螺纹管连接：另一接口为呼吸阀进气口，连接如②对应箭头

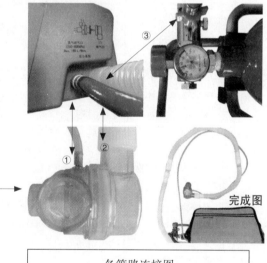

完成图

各管路连接图

携呼吸机、模拟肺及电源充电线至床边，妥善放置

呼吸机多安置于床尾患者两脚之间

呼吸机参数设置

1. 连接电源
2. 打开氧气表总开关和流量开关
3. 打开电源开关
4. 呼吸阀接口接模拟肺
5. 选择呼吸模式：直接在模式选择区按下所需模式即可
6. 设定吸入氧浓度：旋转氧浓度旋钮设定
7. 设定吸呼比：旋转"吸呼比"旋钮设定
8. 按下设置键，视窗区域会显示设置界面
9. 设定潮气量：根据患者体重，旋转潮气量旋钮调节机控潮气量，数值在视窗区潮气量对应栏读取
10. 设置呼吸频率（F）
11. 设置触发压力（Psens）
12. 设置气道压力报警上限（Phigh）、下限（Plow）

1. **模式选择**：方法参看使用呼吸机的护理章节。点按所需模式，左上方灯亮表示被选定，如下图提示 A/C 被选

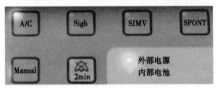

注：Sigh（叹息）：非独立模式，加用此模式后，在 A/C 期间每隔 100 次，供给一次至少 1.5 倍的潮气量

Manual（手动呼吸）：非独立模式，按下此键不松开可以根据需要强制给患者通气，放开此键立即切断通气。此键可以模拟患者呼吸

2. **氧浓度和吸呼比设定**：旋钮白线对设定值，氧浓度为模糊数值

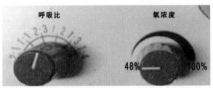

3. **按设置，视窗区显示原有设置值**

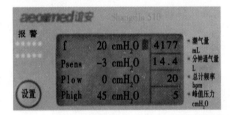

4. 小幅旋转**潮气量**旋钮，暂停 3~5s，视窗区潮气量栏显示一较稳定数值即为设定值，据需要反复上述操作至获得满意数值

5. 旋转"**呼吸频率**""**触发压力**"和"**压力下限**""**压力上限**"，视窗区对应栏显示值为设定值

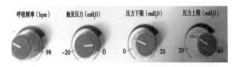

注：旋钮顺时针转设置值增加，逆时针转设置值减小

转换视窗，呼吸阀接患者人工气道

1. 再次按设置键，视窗区界面转化为监护界面

2. 断开模拟肺，呼吸阀连接患者人工气道

3. 观察参数设置尤其是潮气量是否符合患者需求，必要时予微调

1. 监护界面

设置压力（Paw）：反映患者的气道压力在呼吸时的变化

潮气量：患者实际潮气量

分钟通气量：患者实际分钟通气量

总计频率：患者实际呼吸次数

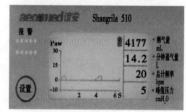

2. 微调潮气量：患者实际潮气量与设定潮气量易出现偏差，在监护界面按潮气量设定步骤微调潮气量，旋转幅度一定要小，每次调整后等待 3~5s，待系统稳定供气后再读数值

观察患者耐受情况，做转运准备

转运前通气 5~10min，密切观察患者生命体征及血氧饱和度和口唇、甲床情况

1. 转运准备参照转运技术进行。务必同时携带呼吸球囊、氧气袋

2. 不耐受情况：患者出现呼吸急促、氧饱和度低等缺氧情况，立即更换呼吸机，报告医生，暂缓外出

转运患者，观察、记录

1. 患者无缺氧情况，实施转运

2. 过床，完成检查等转运目标

3. 转运期间密切观察患者生命体征及血氧饱和度和病情变化，做好记录和处理

1. 转运途中呼吸机妥善置于患者床尾内侧，保证监测数据抬眼可见，严防面板上的按键、旋钮被误触或误调

2. 过床时，一名护士负责管理呼吸机和人工气道，确保呼吸机妥善放置，整个检查期间呼吸机管道不会被牵拉

3. 尽可能缩短转运时间，期间异常情况及时处理，必要时终止转运

转运毕，妥善安置患者、处理用物

1. 转换呼吸机，予继续机械通气

2. 给患者安置合理体位

3. 接心电监护仪、注射泵等继续监护和治疗

4. 更换呼吸机管道，使用后管道送消毒

5. 便携式呼吸机接通电源充电，氧气筒充氧备用

1. 转运毕，尽快给患者转换呼吸机，保障氧供，增加患者舒适度

2. 保障便携式呼吸机处于备用状态

3. 氧气瓶压力大于 7MPa 时，若使用氧浓度为 48%，氧气瓶能维持使用约 30min

（二）要点说明

【结构介绍】

1. 前面板

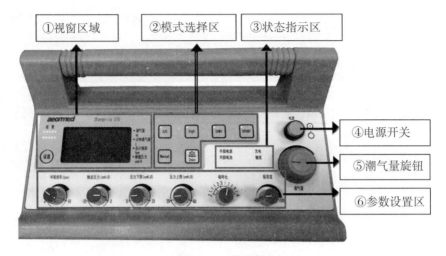

图 2-4　前面板

图 2-4 前面板各键说明：

【视窗区域（图 2-4）】包括以下 4 部分：

（1）报警指示灯：报警时上排发出红光为高级报警，需要立即处理以确保患者安全，下排发出黄光为中级报警，需引起注意。

（2）报警提示区：中文显示报警事项以提醒处理。

（3）电池状态图标：反映当前电池所处状态。

（4）参数监测区：位于屏幕中间及右侧，中间曲线图为气道压力波形显示，右侧依次为潮气量（mL）、分钟通气量（L）、总计频率（bpm）、峰值压力（cmH_2O）。

【模式选择区（图 2-4）】

通气模式设定：共 5 种通气模式选择：A/C、Sigh、同步间歇指令通气（SIMV）、SPONT、Manual。

静音：报警静音时间不大于 2min。

【状态指示区（图 2-4）】

（1）反映当前使用的电源类型以及患者的触发情况。

（2）电源开关。

（3）旋钮：调节时用力不可太大，微旋微调。

【参数设置区（图 2-4）】

通过旋钮调节患者所需的呼吸频率（bpm）、触发压力（cmH_2O）、压力下限（cmH_2O）、压力上限（cmH_2O）、吸呼比、氧浓度、潮气量等参数，其中气道压力上、下限的调节是作为报警参数来设置的参数。

2. 右侧面板

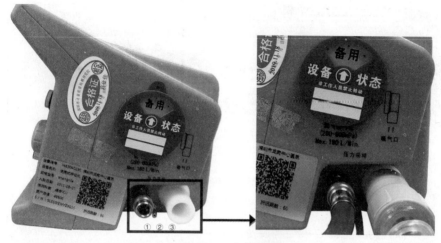

图 2-5　右侧面板

呼吸机的右侧面板上有个接口，如图 2-5 所示，分别为：

（1）氧气进气口（280~600kPa，最大 180L/min）：通过快插接头将（减压后的）氧气输入到呼吸机中。

（2）压力采样 Paw：采用离患者气道最近处的压力，为气道压力上、下限报警提供最精确的压力。患者气道压力经压力采样口进入电子控制系统。

（3）吸气口：从呼吸机出来的气体经吸气口进入吸气管道。

3. 左侧面板

如图 2-6。

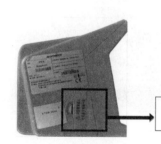

左侧面板上有 1 个可打开的窗口，为内部电池更换窗口。

图 2-6　左侧面板

第一章　呼吸系统护理技术

4. 后面板和呼吸阀

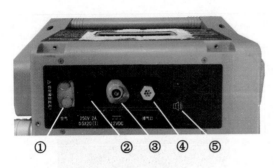

图 2-7　后面板　　　　　　　　　　　图 2-8　呼吸阀

后面板的结构包括（如图 2-7）：

（1）空气入口：新鲜空气的进气口，此口进气量多少与氧气浓度相关，严禁阻挡。

（2）熔断器：防止电流过大损害设备。

（3）电源插座：为机器电源的输入口，可通过电源适配器连接 220V 交流电源。

（4）排气口：是呼气相时管路残气的排气口，也是安全阀打开时的排气口。

（5）蜂鸣器：用于报警时发出声音。

（6）呼吸阀接头：连接患者人工气道或模拟肺，箭头标示气体流动的方向，如图 2-8。

（7）空置或连接 PEEP 阀。

（三）注意事项

1. 报警处理

1. 报警提示区：位于显示屏中间上方，中文显示各项报警项目

2. 报警指示灯：两排指示灯，报警时上排发出红光为高级报警，需要立即处理以确保患者安全，下排发出黄光为中级报警，需引起注意；当出现系统故障报警时，红灯持续点亮，蜂鸣器长鸣

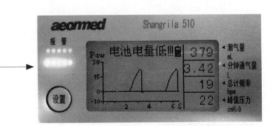

（1）窒息报警：首先检查患者有无自主呼吸。如果没有，即将呼吸模式切换到 A/C；如果有，检查管路是否脱落或漏气；检查压力采样管是否折死。

（2）电池电量低：接交流电源充电或接车载电源让机器正常工作。

（3）外部电源供电失败：插头没有插好；停电；保险座中的保险丝熔断。

（4）无潮气量输出报警：检查潮气量调节旋钮是否在 0 位，顺时针旋转该旋钮；气源开关打开或无气或压力不足；氧气输气管折死。

（5）气源压力低报警：检查氧气输气管是否有折死现象；气源是否无气需要更换气源。

（6）压力下限报警：按照操作指南检查确定患者呼吸回路密闭性，固定或替换患者回路。

（7）压力上限报警：检查患者呼吸回路，解除引起患者气道压力高的原因（呛咳、痰堵、呼吸道痉挛等）。

（8）系统故障报警：首先检查系统管路是否脱落；然后检查压力采样管是否折死。如果都不是，请联系仪器供应商。

2. 设备维护

见表 2-6 及 2-7。

表 2-6　便携式呼吸机自查项目

检查项目	方法
窒息报警检查	呼吸模式设为（自主呼吸 SPONT），同时计时，记录下呼吸机发生窒息报警的时间，正常时间为 12~18s
检查潮气量	开机工作后，连接模拟肺，观察前面板参数监测区中潮气量显示，此处潮气量显示应和通气量计测得的数值相符
气道压力上限报警功能检查	调节潮气量大小，使气道压力峰值指示约为 2.5kPa，调节报警设置区中压力上限值，当压力上限值略低于 2.5kPa 应有声光报警，此时机器立即转入呼气，气道压力随之下降
气道压力下限报警功能检查	调节气道压力下限设置，使显示值为 0.1kPa，将吸气通道管子摘掉，4~15s 后应有声光报警
触发压力功能检查	将触发压力设置在 -0.1kPa，戴面罩轻轻吸气，当气道压力略低于此设定值时，吸气开始，同时"触发指示灯"闪一下
SIMV 功能检查	将功能选择为 SIMV 改变呼吸频率，1min 后观察"总计呼吸频率"，读数应为此设定值
Sigh 功能检查	先按标准状态通气，记录下此时的潮气量值，然后将通气方式选择为 A/C+Sigh，将压力上限设置调至最大，观察模拟肺的膨胀程度和气道压力峰值，从设置后第二次呼吸开始，模拟肺随之出现一次至少 1.5 倍潮气量的叹息，在此状态下每隔 100 次叹息一次

（续表）

SPONT 功能检查	将功能选择为 SPONT，触发压力置 –0.2kPa，戴上面罩吸气 当患者吸气后气道压力低于触发压力值（–0.2kPa）时呼吸机应送气 当患者停止吸气时，呼吸机提供的吸气时间达到设定频率和吸呼比所换算的时间时，或气道压力上升到 6cmH₂O 左右时，呼吸机转为呼气，等待下一次患者自主吸气

表 2-7　便携式呼吸机清洁与保养

部分	方法
呼吸机外表面（包括液晶屏幕）	呼吸机上不得放置任何湿性液体 使用常用水溶性消毒剂或肥皂水等,润湿柔软的布来清洁呼吸机的面板及表面,清洁后用水擦掉化学残留物 务必防止消毒液进入呼吸机内部或者接触到电源插头等。不要用高压气体来清洁或吹干呼吸机 勿用有机溶剂清洁机器表面 可用紫外线进行整机消毒,照射消毒时间为 1h
患者管路、接头	拆开并做清洁,可以使用高压灭菌、巴式灭菌法或化学消毒 每更换一次患者,均应对呼吸阀进行消毒 一次性使用管路用后处理丢弃 蒸汽灭菌虽有效,但其可能会降低管路使用寿命,使橡胶的弹性降低或变黄等,且情况不可逆
空气过滤海绵	定期清洗和消毒,以 2~3 周清洗一次为宜 每半年至少需要更换新的空气过滤海绵
内置电池	每 3 个月或更短时间至少充放电一次

四、俯卧位通气

【目的】通过改变患者体位，从而改善 ARDS 患者肺部病变的不均一性，达到改善氧合的目的，是纠正 ARDS 低氧血症的一种手段，也是肺开放的一种策略；完全俯卧位通气者，患者俯卧位角度为 180°；不完全俯卧位通气者，患者俯卧位角度为 135° 至 179°。

【操作者资质】培训合格的专科护士。

（一）操作流程

| 操作流程 | 要点说明 |

评估：

筛查患者，根据患者病情选择是否具有俯卧位通气的适应证和禁忌证

适应证：
根据 ARDS 柏林诊断标准，在治疗 12~24h 再次评估仍符合重度 ARDS 患者，或存在严重低氧血症（$PaO_2/FiO_2 < 150mmHg$，$FiO_2 \geqslant 0.6$，$PEEP \geqslant 5cmH_2O$）的 ARDS 患者，尽早开始，轻中度 ARDS 不建议采用

绝对禁忌证： 不稳定的脊柱损伤，颅内高压

相对禁忌证： 开放性腹部损伤、不稳定骨折的多发伤患者，孕妇，严重血流动力学不稳定、困难气道和高度依赖血管活性药物的患者

并发症： 一过性低氧、低血压，各类导管打折或脱落，面部受压，呕吐，吸痰困难等

准备工作：

1. 患者准备

（1）神志与配合：调整镇静药物使用速度，镇静 RASS 评分保持在 –3~–2 分之间，维持较深的镇静，避免患者不安躁动。清醒患者说明操作必要性和配合方法

（2）管道准备：改变体位前暂停鼻饲，检查固定各导管位置，夹闭各引流管以防返流，吸痰，必要时于翻身前提高吸氧浓度

2. 用物准备：软枕

1. 翻身过程的人员配备情况根据患者病情及身上管路决定

2. 整个过程绝对保持呼吸道通畅固定，避免在治疗过程中发生窒息

3. 保证静脉导管及其他引流管通畅固定

实施：
至少 3 名经过培训的专业医护人员实施体位治疗

1. 平移患者至床一侧，向病床对侧翻转至侧卧位

2. 将臀部、肩部向后转移至俯卧位

3. 头偏向一侧，俯卧位通气易致颜面部水肿，可把头部垫高 20°~30°，头下垫软枕或马蹄形枕头，使颜面部悬空，避免气管插管受压

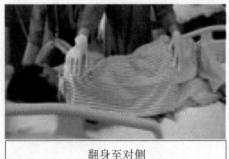

翻身至对侧

4. 双肩部、胸部、髂骨、膝部、小腿部及骨突处垫软枕，使腹部悬空，防止腹主动脉受压影响静脉回流，并利于膈肌的下移使肺扩张

5. 双手平行置于身体两侧或放于头两侧

注意事项：

1. 时间：每次应用俯卧位通气目标时间至少应大于 16h，一旦有适应证指征，就应早期使用俯卧位通气；持续时间应取决于患者对俯卧位通气的反应和耐受程度及氧合改善的效果，并非所有患者俯卧位都能改善氧合

2. 管道固定：整个治疗过程的重点，务必确保各管道的固定通畅，切勿因体位变化、操作不当、患者躁动等原因而导致脱管

3. 皮肤问题：俯卧体位受压部位务必垫软枕保护，必要时使用水胶体敷料

4. 合作问题：清醒患者务必做好心理沟通和行为指导，患者的不配合、紧张导致不耐受，易导致治疗失败，甚至脱管

5. 腹部问题

（1）对于急性腹部疾病患者使用俯卧位通气，临床尚无足够的证据以支持

（2）腹部肥胖、肝、肾功能障碍的患者使用俯卧位通气期间应严密观察监测

6. 急性脑外伤患者

（1）使用俯卧位通气应充分考虑患者个人因素，权衡利弊（俯卧位通气可改善患者氧合、但可导致颅内压增高）

（2）使用体位治疗过程中，持续监测颅内压（A），头部必须处于中正位置，避免左右外旋

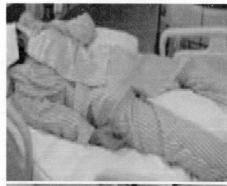

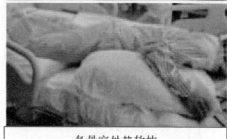

各骨突处垫软枕

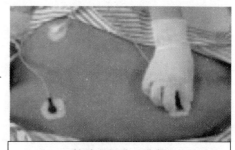

粘贴电极片于背部

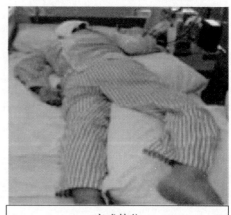

完成体位

观察:

观察患者呼吸、SpO_2、意识、心率、血气分析及并发症的发生,确保各引流管固定通畅,发生任何不适或异常状况立即停止俯卧位治疗

注意事项:

(1)优化的呼吸机通气策略在仰卧位和俯卧位通气均适用,包括限制潮气量、防止肺塌陷,以及保证患者自主呼吸与呼吸机模式的相容性

(2)在肺保护策略使用的情况下,每次改变患者体位后,都应对使用的呼吸机模式进行重新评估和参数矫正

(3)俯卧位通气治疗中应避免其对于其他脏器的影响,如颅内压、眼压等

1.效果:反复使用俯卧位通气能否降低院内获得性肺炎的发生率并无定论

2.异常状况:气管插管脱出、各种管道的压迫、扭曲、移位、脱出等,皮肤黏膜压迫受损

操作后处理:

俯卧位结束后,移除各软枕,将患者摆放至舒适或需要体位,整理床单位

做好气道管理,加强引流

(二)要点说明

1. 各体位比较

(1)相对于不完全俯卧位通气(135°~179°),完全的俯卧位通气(180°)对患者氧合有更大的影响,首要推荐完全俯卧位通气。

(2)与仰卧位相比,俯卧位更易导致压疮与呼吸问题,因此操作过程中更应动作轻柔,注意对气道的保护与监控。

(3)俯卧位通气和持续侧转疗法(Continual Lateral Rotation Therapy, CLRT)患者使用同样的标准:均需监测颅内压,床头抬高至合适的角度;实行肺保护性机械通气策略的 ARDS 患者。

(4)相对于仰卧位通气而言,早期实施俯卧位通气有助于降低患者死亡率。

陶艳玲 何茹 戴雯

第三章　循环系统护理技术

第一节　有创血压监测

【目的】适用于休克、重症疾病、严重的周围血管收缩、进行大手术或有生命危险手术患者的术后监护、其他存在高危情况患者的监护。

【操作者资质】注册护士。

（一）操作流程

操作流程　　　　　　　　　　　　　　　　**要点说明**

核对：
双人进行医嘱、患者、床边核对

评估：
1. 评估患者有无禁忌证
2. 行 Allen 试验以确定穿刺部位（Allen 试验详见相关链接一）

禁忌证：
1. 穿刺部位或其附近存在感染，手术操作涉及同一部位
2. 凝血功能障碍：对已使用抗凝剂患者，最好选用浅表且处于肢体远端的血管
3. 血管疾病的患者，如脉管炎等
4. Allen 试验阳性者禁忌行桡动脉穿刺测压

告知：
动脉穿刺测压的目的和意义，以取得患者操作中的配合，并签知情同意书

准备：
环境： 符合无菌要求，保护隐私
患者准备：
1. 取平卧位，躁动患者予约束镇静
2. 部位选择：桡动脉（首选）、股动脉、足背动脉、肱动脉
用物准备： 动脉套管针、5mL 注射器、无菌手套、无菌治疗巾及利多卡因

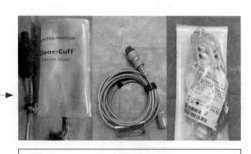

动脉测压装置

（0.1g/5mL）、小 3M 胶布、肝素钠、软包生理盐水 500 mL、监护仪、动脉测压装置(连接线、加压袋、压力传感器)、消毒棉签、醋酸氯己定消毒液，可另备三通接头、肝素帽等

操作者准备： 洗手，戴口罩、手套

冲洗装置准备：

1. 冲洗液配制：软包生理盐水 500mL+ 肝素 0.4~0.8mL，每毫升含肝素 5~10U

2. 连接压力传感器，排尽气体，确保压力传感器充满液体

动脉穿刺：（左手为例）

1. 铺巾，摆体位：取平卧位，前臂伸直，抬高，略外展，掌心向上并固定，腕部垫一小枕上铺无菌巾，手背屈曲呈反弓状，手腕背屈 60°

2. 定位：桡骨茎突内侧 1cm 与腕横纹上 1cm 交界处为动脉搏动最明显处，穿刺点在搏动最明显处远端 0.5cm 处

3. 消毒：以穿刺点为中心，常规消毒皮肤 10cm × 10cm，必要时备皮

4. 麻醉（必要时）：清醒患者最好麻醉，用 1mL 注射器抽取利多卡因予以局部麻醉，麻醉部位包括进针点皮丘和动脉周围浸润

5. 穿刺：45° 进针，见血后压低角度，再进 1~2mm，缓慢拔出针芯，退套管

6. 拔针：拔出针芯前压迫血管上端

7. 连接：松开后见血通畅流出则连接已经预充好的压力传感器

8. 固定：局部再次消毒后无菌敷料无张力贴覆，胶布固定稳妥

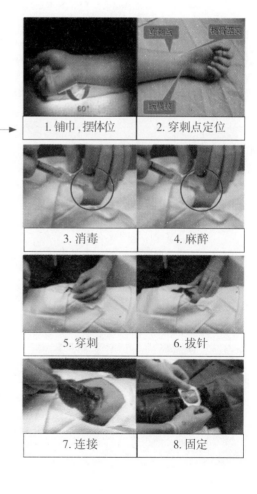

1. 铺巾，摆体位	2. 穿刺点定位
3. 消毒	4. 麻醉
5. 穿刺	6. 拔针
7. 连接	8. 固定

监护仪准备：

1. 连接线分别与监护仪和压力传感器相连

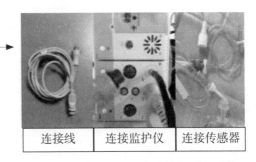

| 连接线 | 连接监护仪 | 连接传感器 |

监护仪准备：

2. 调出 BAP 模块
3. 激活 BAP 模块

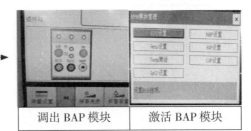

| 调出 BAP 模块 | 激活 BAP 模块 |

连接压力传感器：

1. 将压力传感器病人端与动脉导管相连

2. 将软包生理盐水放入加压袋，并给加压袋加压至 300mmHg（绿线）

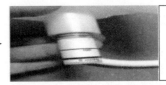

压力阀为绿色标置 300mmHg

校零：

1. 患者尽量取平卧位，换能器零点水平在第四肋间平腋中线，每次测量要求体位一致

2. 调出监护仪上的校零界面

3. 打开三向阀⑦，关闭患者端（off 键对准患者端），旋松通气阀⑧，不用与换能器断开

4. 监护仪端与大气相通

5. 点击监护仪屏幕上的校零键校零

6. 校零成功后，扭紧通气阀⑧，并把 off 键对向通气阀⑧的方向

7. 通路保持通畅，不能有气泡和凝血块，最好持续冲洗，校零频率：每 4h 一次

8. 设置合理报警限，密切观察波形的变化

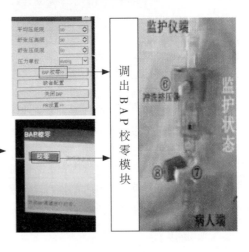

调出 BAP 校零模块

| 整理、观察与记录：
　　1. 整理床单位，协助取舒适体位，用物处理
　　2. 洗手，观察与记录 | → | 监测数值异常及时查看，排除人为原因后及时通知医生处理 |

（二）相关链接

Allen 试验

目的：检查手部的血流供应，桡动脉与尺动脉之间的吻合情况

方法步骤：

1. 术者用双手同时按压患者待穿刺手桡动脉和尺动脉

2. 嘱患者反复用力握拳和张开手指 5~7 次至手掌变白

3. 松开对尺动脉的压迫，继续保持压迫桡动脉，观察手掌颜色变化

4. 若手掌颜色 5s 之内迅速变红或恢复正常，Allen 试验阴性，桡、尺动脉间存在良好的侧支循环；若 5s 手掌颜色仍为苍白，Allen 试验阳性，表明手掌侧支循环不良，禁忌穿刺置管

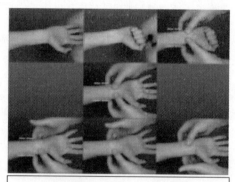

昏迷患者：

1. 利用 SpO_2 波形和数字判断

2. 抬高待穿刺手，双手同时按压尺、桡动脉显示平线和数字消失。放低手，松开尺动脉，屏幕出现波形和数字，即为正常。表明尺动脉供血良好

护理注意事项

1. 保持管道通畅：妥善固定穿刺针、延长管、测压肢体，防止受压、扭曲，每班肝素盐水冲管

2. 防止动脉内血栓形成：尽量减少三通接头与肝素帽的使用，持续肝素盐水冲管，抽血后冲净管道，如有血栓不可强行推入，尽早拔管

3. 防止动脉内气栓形成：取血、校零过程中避免气体进入

4. 防止局部出血、血肿：管道拔除后压迫止血 15~30min，按压穿刺口近心端 1cm 处

5. 预防感染：每 3d 更换消毒敷料，管道保持密闭，注意体温变化，肝素盐水应每 24h 更换，按需要做穿刺管道的培养

6. 防止穿刺针及测压管脱落：妥善穿刺部位及肢体固定

7. 密切观察肢端颜色、温度，发现异常及时处理，密切观察穿刺点变化、末梢血运（大鱼际是桡动脉终末动脉供血）

8. 正压拔管：拔管时不必压迫，待血流冲出局部微小血栓后压迫

陶艳玲　欧寿六

第二节 中心静脉压测定

【目的】

1. 测量中心静脉压。

2. 区别循环功能障碍是否由低血容量所致。

3. 鉴别少尿及无尿的原因。

4. 作为指导输液量和速度的参考指标。

5. 紧急情况下作为输液的通道或插入肺动脉导管、起搏导管等。

【操作者资质】培训合格的护士。

（一）操作流程

操作流程

评估：

1. 患者年龄、体重、意识、中心静脉导管（CVC）长度、穿刺点情况和有无回血、导管末端位置、患者基础中心静脉压（CVP）水平、呼吸机参数

2. 监护仪（T8）性能、模块是否完好、加压袋是否漏气、换能器包装是否完好等

↓

核对：

医嘱、患者身份

↓

准备：

用物准备：

1. 标尺测量法：标尺、测压管、生理盐水、三通、肝素帽、20mL 注射器

2. 换能器测量法：500mL 生理盐水 +0.4mL 肝素钠、换能器、加压袋、监护仪、三通、缆线

患者准备： 首选平卧位，如果患者因病情需要无法平卧，半卧位也可测量，零点平心脏水平（腋中线第四肋间）

操作者准备： 洗手，戴手套

要点说明

1. 意识清醒患者应做好解释，取得配合

2. 脱管：脱出 0.5cm，告知医生及当值组长，抽回血，加强观察、交接并记录；脱出 ≥ 1cm，除上述措施还应填写不良事件报告单；脱出 ≤ 10cm，回抽无回血后拔管，有回血者询问医生是否保留及继续测 CVP

3. 可从胸片确定导管末端位置，若向上则说明进入颈内静脉，测得 CVP 偏高

4. 首次穿刺 CVC 的患者在固定CVC 后应测量 CVP 一次

5. 患者若躁动、咳嗽、吸痰，应休息 10~15min 后再监测

6. 使用呼吸机正压通气，吸气压 >25cmH$_2$O，测得数值偏高

标尺测量法：

1. 消毒连接测压管：醋酸氯己定消毒 CVC 主腔（DISTAL）端，三通排气后接上，并连接已充满生理盐水的测压管。双腔或以上导管使用主腔测得 CVP 更准确；若测压管脱出，应更换新测压管消毒重新连接

2. 暂停输液，转动三通使 CVC 与测压管相通

3. 确定零点：成人为腋中线第四肋间（平心脏水平）；小儿为腋前线与第四肋间交界处

4. 读值：待液面下降至最低水平所指刻度即为 CVP 值。测压时护士不可离开，CVP 为负值时很容易吸入空气

5. 转动三通，接通输液端，无液体时则使用 10U/mL 肝素盐水封管。测压管开放端严防污染，消毒后连接肝素帽。平时测压端保持关闭

换能器测量法：

1. 安装模块：选择 T8 监护仪，安装压力模块，连接压力导线

2. 换能器排气并加压：打开换能器，连接换能器与肝素盐水，排气，查看有无气泡，肝素盐水袋上标注床号、姓名、药物及配置日期，装入加压袋，挤压加压袋到 300mmHg（绿线处），挂输液架

3. 消毒端口检查管路通畅：醋酸氯己定消毒 CVC 主腔端，抽回血检查是否通畅

4. 连接：连接换能器与三通，排气后连接 CVC，换能器置于患者腋中线第四肋间

5. 激活：监护仪激活 CVP 模块

6. 校零：旋转三通连接换能器端，归零

（1）患者取平卧位

（2）旋转换能器处三通 off 端指向患者，拧松白帽使换能器与大气相通

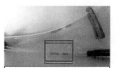

测压管通过第一个三通连接主腔

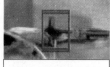

测 CVP 时，打开测压端，暂停输液

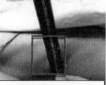

零点：腋中线第四肋间

液面最低点为 CVP 值，管开放端防污染

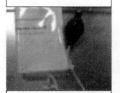

将 500mL 肝素盐水放加压袋中，充气

加压时三通 off 端指向大气，加压到绿线处即为 300mmHg

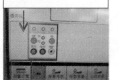

点击"测量设置"，再点击相应图标

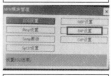

点击 BAP 激活

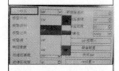

激活后在屏幕上点击 BAP 区域，在出现的对话框中选择更改"压力标名"选择"CVP"

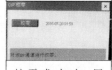

校零成功时，屏幕数值为 0，且波形为一直线

第三章　循环系统护理技术

（3）点击屏幕"CVP 校零"，待监护仪显示"校零成功"，CVP 数值为 0，波形为一直线后，转动 off 端指向大气端，并拧紧白帽

（4）待屏幕显示规律波形，同时有数值显示，1~2min 数值稳定即为监测 CVP 值

7. 根据医嘱持续监测 CVP 或者可打开输液端，作为补液途径用

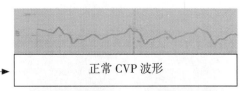

正常 CVP 波形

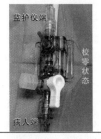

校零状态下，off 指向患者端

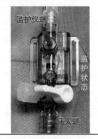

监护状态下，off 指向大气端

（二）要点说明

1. 定义：CVP 是指腔静脉与右房交界处的压力，是反映右心前负荷的指标。中心静脉压监测是将中心静脉导管由颈内静脉或锁骨下静脉插入上腔静脉，也可经股静脉或肘静脉插入上腔或下腔静脉，之后将导管末端与测压装置相连，从而测得 CVP 或获得连续的中心静脉压力波形及数值，正常值 6~12cmH_2O。

2. 日常护理

（1）零点位置要准确，每班交接班应校零，如果患者外出检查或体位改变，应及时调整零点以免产生误差。

（2）测量管路尽量避免与血管活性药物混用，以免影响血流动力学稳定性，如多巴胺、去甲肾上腺素、胺碘酮、硝普钠、硝酸甘油、盐酸肾上腺素、阿托品等。

（3）加压袋应保持压力在 300mmHg，确保肝素盐水以 2mL/h 左右速度持续输入导管，维持管路通畅。

（4）肝素盐水 24h 更换，换能器每 3d 更换。

（5）每次测压前先抽回血，确保在血管内。怀疑管腔堵塞时不能强行冲管，只可拔除，防止血块栓塞。

（6）接触 CVC 前后均要手消毒，保证无菌操作，详见深静脉导管维护指引。

（7）补液试验：5~10min 输入 250mL 液体后，每 10min 监测 CVP，观察快速补液患者血压心率变化情况，根据"2、5 原则"进行容量评估。

【"2、5"原则】

① CVP 升高 2mmHg 以内，则代表血容量不足，可继续快速补液。

② CVP 升高 5mmHg 以上，表示心脏耐受补液能力有限，应停止快速补液。

③ CVP 升高介于 2~5mmHg 之间，则暂停快速补液，等 10min 后再次评估。

（三）注意事项

【异常情况及处理】

1. 测压管脱出

（1）准备新的测压管和三通，连接并使用生理盐水排气，备用。

（2）丢弃暴露的三通，使用醋酸氯己定消毒，待干。

（3）连接新的三通测压管进行测压。

（4）确保各部位连接紧密，最好使用螺旋接头的测压管。

2. 测压管道不通

（1）确保加压袋的压力保持在 300mmHg。

（2）提拉压力传感器上蓝色小开关，进行冲管。

（3）若导管不通，则断开按照 CVC 维护指引中导管堵塞再通方法执行。

管玉梅 贺育英

第三节 中心静脉导管维护

【目的】保证无菌屏障的有效性，保证导管固定、安全、稳固、通畅。

【操作者资质】培训合格的护士。

（一）操作流程

<table>
<tr><th>操作流程</th><th>要点说明</th></tr>
<tr>
<td>

评估：

1. 穿刺时间、凝血功能情况、穿刺部位和深度、患者沟通合作能力

2. 穿刺点及其周围皮肤情况：出血、渗血、渗液、红肿、脓点、皮疹

3. 导管是否通畅

4. 导管置入的长度、胶布固定情况、敷料情况

↓

核对：

医嘱、患者身份

↓

</td>
<td>

注意事项：

1. 沟通配合：清醒患者告知相关流程取得配合；躁动患者提前使用镇静、镇痛药物，使患者安静便于操作

2. 敷料选择：常规更换 3M 透明敷料，若新穿刺者和凝血功能异常穿刺口出血渗血者更换 3M 伤口敷料，出汗、股静脉或颈内静脉导管不易固定者可选用 HP 敷料

3. 穿刺口周围异常情况处理：若有红肿脓点，告知医生，询问是否拔除及留取导管尖端培养；若轻微发红不需拔

</td>
</tr>
</table>

除导管，则使用薄型水胶体敷料；若有皮疹，鉴别是否为胶布过敏，选用其他低敏透气型的敷料，如薄型水胶体敷料，或直接使用小纱块覆盖，必要时遵医嘱使用药膏治疗皮疹

4. 导管通畅性：堵管处理见异常情况及处理

5. 置入长度观察：直接看穿刺口处导管上数值，刻度不清则用尺子测量外露至 20cm 处的长度，20cm– 测得长度 = 导管置入长度。脱管处理见异常情况及处理

6. 胶布敷料固定与脱管预防：每班观察导管固定情况，敷料或胶布污湿、松脱、卷边、缝线固定无效等立即更换

准备：

患者准备：

1. 协助患者取合适的体位，穿刺部位在颈部等凹陷处不易固定时，垫软枕或垫巾，暴露凹陷部位皮肤，方便消毒和固定

2. 痰液多者先吸痰

3. 躁动患者予以镇痛、镇静后，RASS 评分保持在 –2~0 分，不影响操作安全时方可执行

操作者准备：

洗手，戴口罩、帽子、无菌手套，必要时穿一次性 PE 围裙或隔离衣等

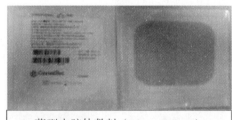

薄型水胶体敷料（10cm × 10cm）

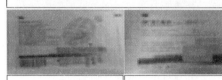

| 3M 透明敷料（分叉型） | 3M 伤口敷料 |

揭敷料：

1. 180° 或 0° 移除需更换的透明敷料

2. 用生理盐水棉签边轻擦拭边去除敷料

3. 撕敷贴时，注意应顺着穿刺方向，切勿沿导管反向撕除，以免导管移位

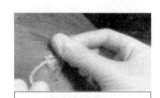

沿穿刺方向 180° 撕除

消毒：

再次洗手，消毒，戴无菌手套

1. 点：使用醋酸氯己定或碘附以穿刺点为中心**螺旋式由内至外**进行摩擦式消毒（消毒时顺时针和逆时针方向交互进行，加大力度增加摩擦）

2. 遍：消毒待干，共 3 遍

3. 面：消毒面积超过敷料面积，直径 15cm

| 以穿刺点为中心 | 螺旋式消毒 | 从内而外消毒皮肤及导管 |

贴敷料：

1. 打开无菌外包装，平摊形成一相对无菌区

2. 撕敷料：将胶带、纱布及透明敷料放置在无菌区内。先撕除附有记录用的通气胶带及 2 条 3M 软纱布胶带的离型纸备用，再撕除另一面的离型纸

3. 贴敷料：将敷料的 V 型切口朝向导管接口处，敷料透明部分中心点对准穿刺点无张力盖上，捏压穿刺部位导管塑形

4. 固定：将敷料的 V 型部位端移至导管下方重叠加压固定

5. 抚平边缘：一手移除加缘框型离型纸，一手加压抚平边缘与粘贴部位

6. 固定胶带：一条胶带中段交叉两折形成无胶面，交叉固定导管，注意不贴在透明部分上。尽量确保刻度在正面以便观察

7. 一条胶带平铺固定导管，注意捏压胶带与导管接触面塑形

8. 写标签：标签胶带写明日期、更换人工号、导管置入深度

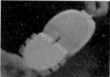 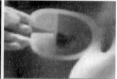

| 撕离型纸 | 以穿刺点为中心放置敷料 |

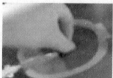 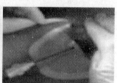

| 无张力粘贴，塑形 | 边撕边缘纸边压平 |

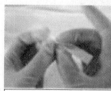 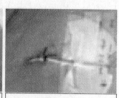

| 胶带中间捏起形成无胶面 | 标签纸注明更换日期、工号和置入深度 |

二次固定：

1. 用物：5cm×6cm 3M 加压胶带一块、25cm 系带一条、3M 透明敷贴 1624W 一张

2. 评估：深静脉导管给予一定的缓冲空间，选择合适的皮肤（平整，避开瘢痕、皮疹、脱皮、红斑等），使用 3M 透明敷贴 1624W 保护皮肤

3. 形成平台：将加压胶布对折，贴在透明敷贴上，左右贴合皮肤面积各为 2cm×5cm，中间平台处为 1cm×5cm

4. 绑导管：使用剪刀在平台中心穿一小孔将系带穿过，先绑副腔 (proximal)，再绑主腔，系活结，减去过长系带（留 2cm 长）

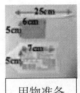

用物准备	透明敷贴保护皮肤	加压胶布形成平台

半抬中间穿过系带	先绑副腔，统一绑在第一个三通后	再绑主腔，最后剪去过长系带（留 2cm）

更换接头：

1. 铺巾：去除原 CVC 管下的治疗巾放于患者胸前，CVC 管下重新垫新的治疗巾

2. 去除旧接头：按需去除需要更换的旧的肝素帽、三通、正压接头

3. 消毒：碘附棉签消毒各旋接口，消毒待干，共 3 遍

4. 备物：待干期间将新的肝素帽、三通、正压接头拆封，置于新铺的治疗巾内

5. 连接：待干后更换各肝素帽、三通、正压接头，确保稳妥

6. 包裹：使用新治疗巾包裹深静脉导管

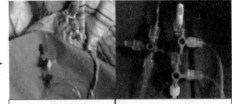

CVC 管下垫新治疗巾	三通保持干净，若有血迹及时更换

处置、观察与记录：

1. 处置

（1）整理床单位

（2）处理用物，垃圾分类处理

2. 观察：患者舒适度、生命体征变化、穿刺口周围皮肤、渗血渗液情况、管道固定牢固性

3. 记录：生命体征、CVC 置入长度、敷料更换日期、穿刺口周围皮肤、渗血渗液等情况

（二）注意事项

1.异常情况及处理

异常情况	发生原因	处理	预防
固定不规范	1.培训不到位 2.固定方法无效	1.消毒待干后方可粘贴敷料 2.敷料要无张力法粘贴并导管塑形 3.做好二次固定 4.敷料渗出潮湿及时更换 5.合理分配管道，避免牵拉	加强人员培训
脱出	1.患者躁动未做好约束 2.CVC固定不规范 3.翻身时未评估缓冲空间，动作过猛 4.未合理分配三通管，管道牵拉	1.立即查明原因并处理 2.脱出0.5cm，告知医生及负责护士，抽回血，加强观察、交接并记录 3.脱出≥1cm，除上述措施外还应填写不良事件报告 4.脱至≤10cm，回抽无回血拔管，若有回血，询问医生是否保留及继续测CVP	1.操作前全面评估，提前做好镇痛、镇静，并做好约束 2.按照指引妥善固定深静脉导管 3.翻身前明确各人分工和配合流程，动作轻柔，专人护管 4.单腔管需要≥3个三通时，务必改用一次性使用连接管（软三通） 5.合理安排各管腔的使用
堵管	1.未按规定冲封管 2.管腔分配不合理	1.准备：20mL注射器一支、含尿激酶5000U/mL的1mL注射器抽取0.5mL、三通 2.消毒后将三通连接在CVC上，将20mL注射器和1mL注射器连接于两端 3.先关闭1mL注射器端，打开20mL注射器端，回抽10mL在管腔内形成负压 4.关闭20mL注射器端，打开1mL注射器端，使得尿激酶进入管腔内关闭三通，使药物停留30min 5.打开20mL注射器，回抽有无回血，如有则将尿激酶和血块抽出，再用20mL生理盐水冲管后接液体。如无回血则重复操作（至多2次），持续无回血报告医生，询问是否需重新置管	1.严格按指引要求冲封CVC管道，尤其是多腔CVC中暂无液体输注的管道必须严格按本指引执行 2.合理分配所有管腔均有液体输注：堵管情况常发生在双腔或三腔CVC中，多腔CVC严禁当单腔管道使用 3.DISTAL上测量CVP更精准 4.血管活性药物和血液制品尽量单腔输注 5.若管腔输注液体＜3mL/h，应另加生理盐水缓慢滴注维持管路通畅 6.若患者静脉滴注少，且无高危药物输注，询问医生是否需拔除CVC改用外周留置针

2. 日常维护

正压接头使用	1. 使用前用酒精棉片或浸泡醋酸氯己定的无菌纱布摩擦拭接头至少 15s 2. 待干，注意避免污染 3. 接上已排气的输液管路
管腔合理 分配使用	1. CVC 禁止使用小于 10mL 注射器进行推注 2. 血管活性药物和血液制品尽量单腔输注 3. 在 DISTAL 上测量 CVP 更精准 4. 血管活性药物、胰岛素等禁止随意推注 5. 合理分配所有管腔均有液体输注。主腔只接输液管、测压管及正压接头，其他静脉持续控速药物接副管。（少剂量的静脉推注药物一律使用正压接头，药物输入完毕及时拆下连接管道，以免正压接头失效甚至损坏） 6. 若管腔每小时输注液体＜ 3mL，应根据患者病情及药物情况另加生理盐水或 5% 葡萄糖缓慢滴注维持管路通畅，需要严格控速的药物可以使用静脉持续控速泵入生理盐水或 5% 葡萄糖 7. 若患者液体少，且无高危药物输注，询问医生是否需拔除 CVC 改用外周留置针
更换频率	1. 接头：三通、肝素帽、测压管、输液管每天更换 1 次，使用正压接头的系统更换三通和正压接头每 7d 更换 1 次；如果输注血液制品和脂肪乳则 24h 更换，若有血渍、渗液、污染随时更换，注意维持系统密闭 2. 敷料：透明敷料每 7d 更换 1 次，3M 伤口敷料每天更换 1 次，潮湿、血渍、浮起松开、污染随时更换 3. 治疗巾每天更换
防脱管	1. 做好固定及二次固定 2. 避免管道牵拉，二次固定预留空间为患者肢体运动最大幅度多 2cm；输液管道预留足够缓冲空间，以免翻身或者患者躁动时牵拉；输液管道上不覆盖任何物品 3. 每班观察导管固定情况，敷料或胶布污湿、松脱、卷边或缝线固定无效，应立即更换
冲封管	1. 冲管：20mL 注射器抽取 20mL 生理盐水脉冲式冲管（推 - 停 - 推，形成湍流，冲走管壁附着物，预防堵管），在输液前后及不同药物之间均要冲管 2. 封管：用生理盐水 100mL+ 肝素钠 0.16mL 配置肝素盐水（10U/mL），抽取 5mL 正压封管，有正压接头则脉冲式推注取出注射器再夹管，没有则脉冲式推注后先夹管再分离注射器，接上肝素帽。对于无输注液体的管腔，有正压接头者每周使用 20mLNS 冲封管一次，无正压接头则按上述方法每 6h 肝素盐水封管一次 3. 输液前，用 20mL 注射器先抽回血以保证管路通畅，如有血块应抽出，不可推入血管

管玉梅 吴晓珩

第四节　动脉导管采血技术

【目的】根据医嘱从患者动脉中采集血标本并送检，从而评估患者体内的氧分压、二氧化碳分压及酸碱平衡。

【操作者资质】培训合格的护士。

（一）操作流程

操作流程	要点说明

评估：
1. 双人核对医嘱后，打印并核对抽血条码
2. 患者的体温、吸氧浓度、呼吸、血氧饱和度等情况
3. 核对患者身份
4. 患者动脉搏动情况和肢体活动情况
5. 穿刺部分皮肤情况：有无水肿、硬结、瘢痕、伤口等
6. 患者的沟通、理解配合及患者的需求

→

1. 抽血条码应竖贴在动脉采血针注射器上，避免遮挡注射器上的刻度
2. 推荐使用 POS 机或 PDA 扫描核对腕带和抽血条形码

告知：
1. 清醒患者：告知患者采血步骤、配合事项及可能存在的并发症，减轻其焦虑情绪
2. 昏迷患者：告知家属采血步骤及可能存在的并发症

准备：
操作者准备：
洗手，戴口罩、手套
环境准备：
提供私密性好、空间宽敞、光线明亮的采血环境
用物准备：
无菌治疗盘、皮肤消毒剂、棉签、手套、血气分析专用注射器或含肝素的

→

1. 如采用普通注射器抽取动脉血标本，应先抽取 0.1mL 稀释肝素溶液（配置：现配现用，用 1mL 注射器抽吸肝素原液 0.2mL 加入 100mL0.9% 氯化钠注射液中，充分混匀），湿润注射器内壁后排尽
2. 为特殊感染患者采集动脉血标本时，需穿隔离衣

采血注射器 1 个、橡皮塞

患者准备：

取合适体位

操作：

1. 选择动脉：可选择桡动脉、肱动脉、股动脉、足背动脉。进行桡动脉穿刺应实施 Allen 试验，阳性者不宜选用桡动脉，应选取其他动脉采血。下肢静脉血栓患者，避免从股动脉或足背动脉采血

2. 消毒穿刺点及周围皮肤（以动脉搏动最强点为圆心，直径 >5cm），同时消毒操作者一只手的拇指、食指、中指前端

3. 用已消毒的手指摸清动脉搏动最强点，固定并绷紧皮肤，另一手持采血器在动脉搏动最强处与动脉走向 45°~60°刺入或垂直进针

4. 见鲜红色动脉回血后固定针头，如使用血气分析专用注射器，动脉血将自动把针栓向上推，采集到 1.5~2mL 血后迅速拔针，立即用橡胶塞完全封闭针头的斜面，避免空气进入。注射器在手掌来回转动至少 5s。普通注射器需手动抽取血液。采血时勿快速上拉针栓，避免空气进入

5. 压迫穿刺部位 5~10 min。必要时加压包扎

6. 完善申请单。注明患者的体温、采血时间、给氧浓度、给氧方式、机械通气的参数、穿刺部位等

7. 标本立即送检

1. 固定血管方法

（1）垂直固定法（食指和中指按压于被选动脉的两侧，食指与中指指端连线与血管走向平行）

（2）平行固定法（食指和中指按压于被选取的动脉搏动最强处，食指和中指指端连线与血管走向垂直）

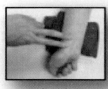 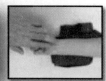

垂直固定法　　　　　平行固定法

2. 进针方式

（1）桡动脉：在搏动最强处，以 45°~60° 进针，针头进入 1/2~2/3 时，遇到一股力，鲜红色血液自动回顶针栓，即进入桡动脉

（2）股动脉：患者取仰卧位，充分暴露腹股沟，将穿刺一侧大腿稍外展外旋，小腿曲成 90°。在股动脉搏动最强处垂直进针 2~3cm 即可进入股动脉

（3）肱动脉：穿刺时外展上肢，掌心向上，以搏动最强处为穿刺点，示指、中指固定在动脉两侧，以 45° 进针

（4）足背动脉：在第一和第二跖骨间隙触摸到足背动脉，操作者左手握住患者穿刺侧的脚，脚向足底稍弯曲，以 45° 进针

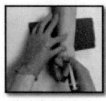 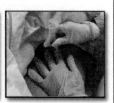

桡动脉进针方式　　　股动脉进针方式

3. 经留置的动脉导管采血则从置管处抽出 10mL 血丢弃，再采集所需的血标本。采血后用肝素盐水冲净管路

<table>
<tr><td>

操作后处置、观察与记录：

1. 协助患者取舒适体位

2. 一次性用物按照《医疗废物处理条例》进行处理

3. 脱手套，洗手

4. 再次核对患者身份、医嘱、标本、抽血条码。确认无误后送检查

5. 观察穿刺部位有无渗血

</td><td>

1. 标本需在 30min 内完成检验

2. 穿刺后 30min 内避免活动穿刺肢体。24h 内避免剧烈活动穿刺肢体

3. 凝血功能障碍者，需延长按压时间，必要时加压包扎。注意观察穿刺部位有无渗血

</td></tr>
</table>

（二）注意事项

【操作异常情况及处理】

异常状况	发生原因	预防	发生后处理
皮下血肿	1. 反复在同一部位进行穿刺 2. 穿刺后按压时间不足；按压无效 3. 患者凝血功能障碍	1. 加强穿刺技能训练，提高穿刺熟练度。避免在同一部位反复穿刺，以免引起动脉痉挛，增加对动脉的损伤，造成出血不止 2. 穿刺后应压迫到血管穿刺口和皮肤穿刺口，避免仅压迫皮肤穿刺口；压迫时间足够；压迫无效时予加压包扎，直到出血停止。密切观察穿刺部位有无出血 3. 严重凝血功能障碍者，尽量避免动脉穿刺	如血肿轻微，应观察肿胀范围有无扩展，若肿胀局限，不影响血流时，可暂不行特殊处理；若肿胀加剧，24h 内采用冷敷使局部血管收缩利于止血，24h 后采用热敷促进局部血液循环利于血肿吸收，也可予 50% 的硫酸镁湿敷使血肿消退，疼痛减轻
穿刺口大出血	1. 患者凝血功能严重障碍 2. 穿刺后过早活动穿刺肢体 3. 穿刺后按压时间不足；按压无效	1. 严重凝血功能障碍者应避免动脉穿刺 2. 穿刺肢体局部制动 30min，24h 内避免剧烈活动 3. 穿刺后应压迫到血管穿刺口和皮肤穿刺口，避免仅压迫皮肤穿刺口；压迫时间足够；压迫无效时予加压包扎，直到出血停止。密切观察穿刺部位有无出血	1. 若出现大出血，立即让患者平卧，戴无菌手套，用无菌敷料将明胶海绵按压在穿刺点，直到不出血为止 2. 出血量大的患者可输血
感染	1. 穿刺时未严格遵循无菌原则 2. 在同一部位反复穿刺 3. 在有皮肤感染的部位穿刺	1. 穿刺时严格遵守无菌原则，遵守操作规程，所使用的穿刺针应严格消毒，确保无菌；穿刺时怀疑有污染应立即更换 2. 避免在同一部位反复穿刺 3. 穿刺前认真选择血管，避免在有皮肤感染的部位穿刺	1. 感染较轻，无全身症状者，可局部涂抹抗生素软膏 2. 感染较重者根据医嘱静脉滴注抗生素

血栓形成	在同一穿刺点反复穿刺	避免在同一穿刺点反复穿刺	1. 局部肢体制动，避免按摩患肢，引起血栓脱落 2. 遵医嘱进行溶栓治疗

（三）相关链接

1.Allen 试验

（1）操作者用双手同时按压桡动脉和尺动脉。

（2）嘱患者反复用力握拳和张开手指 5~7 次至手掌变白。

（3）松开对尺动脉的压迫，继续保持压迫桡动脉，观察手掌颜色变化。若手掌颜色 5s 之内迅速变红或恢复正常，即 Allen 试验阴性，表明尺动脉和桡动脉间存在良好的侧支循环，可以行桡动脉穿刺；相反，若 5s 手掌颜色仍苍白，即 Allen 试验阳性，表明手掌侧支循环不良，不宜进行动脉穿刺。

2.血气分析正常值、异常值及临床意义

项目	正常值	异常值及临床意义
pH 值	7.35~7.45	＞ 7.45 为失代偿性碱中毒 ＜ 7.35 为失代偿性酸中毒
氧分压（PaO_2）	80~100mmHg	＜ 80mmHg 为轻度缺氧 ＜ 60mmHg 为中度缺氧 ＜ 40mmHg 为重度缺氧 ＜ 20mmHg，脑细胞不能从血液中摄取氧，有氧代谢停止，生命难以维持
二氧化碳分压（$PaCO_2$）	35~45mmHg	1. 判断是否存在呼吸性酸碱失衡，判断肺泡通气状态 ＞ 45mmHg 为呼吸性酸中毒，提示肺泡通气不足 ＜ 35mmHg 为呼吸性碱中毒，提示肺泡通气过度 2. 结合 PaO_2 判断呼吸衰竭的类型及程度 PaO_2 ＜ 60mmHg，不伴有 $PaCO_2$ 升高：Ⅰ 型呼吸衰竭 PaO_2 ＜ 60mmHg，$PaCO_2$ ＞ 50mmHg：Ⅱ 型呼吸衰竭 3. 判断患者是否存在混合性酸碱失衡
动脉氧饱和度（SaO_2）	95%~98%	

碳酸氢根（HCO$_3^-$）	实际碳酸氢根（AB）	22~27 mmol/L	HCO$_3^-$↑，AB＞SB，提示呼吸性酸中毒 HCO$_3^-$↓，AB＜SB，提示呼吸性碱中毒 HCO$_3^-$↓，AB＝SB＜正常值，提示代谢性酸中毒 HCO$_3^-$↑，AB＝SB＞正常值，提示代谢性碱中毒
	标准碳酸氢根（SB）	隔绝空气的血标本，在T 37 ℃，SaO$_2$ 100 %，PaCO$_2$（40mmHg）的标准条件下测得的 HCO$_3^-$含量。SB=AB	
缓冲碱（BB）		45~55mmol/L	＜45mmol/L 为代谢性酸中毒 ＞55mmol/L 为代谢性碱中毒
剩余碱（BE）		±2.3mmol/L	临床意义与 SB 相同 BE 正值增加时，提示 BB 升高 BE 负值增加时，提示 BB 降低

2. 酸碱紊乱代偿预计值及所需时间和限度

原发	继发	代偿预计值	所需时间	代偿限度
代谢性酸中毒	PaCO$_2$↓	PaCO$_2$= HCO$_3^-$×1.5+8±2	12~24h	10mmHg
代谢性碱中毒	PaCO$_2$↑	PaCO$_2$= HCO$_3^-$×0.9+16±5	12~24h	55mmHg
急性呼吸性酸中毒	HCO$_3^-$↑	△HCO$_3$=△PaCO$_2$×0.07±1.5	数分钟	30mmol/L
慢性呼吸性酸中毒	HCO$_3^-$↑	△HCO$_3^-$=△PaCO$_2$×0.4±3	3~5d	45mmol/L
急性呼吸性碱中毒	HCO$_3^-$↓	△HCO$_3^-$=△PaCO$_2$×0.2±2.5	数分钟	17~18mmol/L
慢性呼吸性碱中毒	HCO$_3^-$↓	△HCO$_3^-$=△PaCO$_2$×0.5±2.5	2~3d	12~15mmol/L

　　△PaCO$_2$ 和△HCO$_3^-$是正常值与测量值之差。例如：[HCO$_3^-$]=20mmol/L，预计 PaCO$_2$=20×1.5+8±2=38±2；如实际 PaCO$_2$>40 或 <36，则提示合并呼吸性酸中毒或呼吸性碱中毒。

莫蓓蓓 秦玉菊

第五节　血管活性药使用的观察与护理

　　【目的】血管活性药物通过改变血管平滑肌张力，调控血压，影响心脏前负荷、后负荷，应用于高血压急症、休克、心力衰竭等。

　　【分类】血管扩张剂：硝酸甘油、硝普钠、酚妥拉明等；血管收缩剂：去甲肾上腺素、肾上腺素、异丙肾上腺素、多巴胺、多巴酚丁胺、阿拉明等。

【操作者资质】培训合格的护士。

（一）操作流程

操作流程　　　　　　　　　　　　　　　　　　**要点说明**

核对：
1. 认真落实医嘱执行制度、医嘱查对制度和交接班制度
2. 患者床号、姓名、住院号

→ 至少使用两种患者身份识别方式

评估：
1. 患者病情、临床诊断、意识状态、生命体征、心理状态
2. 操作者：符合资质要求，衣帽整洁，洗手，戴口罩
3. 环境：安静、安全、舒适

→
1. 有无焦虑紧张
2. 测量生命体征，并记录

告知：
患者及家属用药的目的，以取得患者配合

→ 落实相关告知工作，如药物不良反应、不可自行调节速度、避免下床活动等注意事项，不合作患者须家属签字

选择：
血管活性药物尽量由深静脉置管中输注

标识：
悬挂"防外渗"和"高危"标识

→
1. 外周静脉置管容易因药物外渗造成血管损伤
2. 使用时血管活性药必须有单独通路，不能跟静脉输液一条通路，以免影响血管活性药物注入恒定速度
3. 使用多种活性药物时选择双腔或三腔深静脉
4. 各种药物做好识别标志，防止更换、调节速度时混淆

用药：
1. 遵医嘱配制药液
2. 现配现用，瓶签必须有执行者签名、日期、时间
3. 根据剂量、浓度、体重准确计算输入速度 (mL/h、mg/min、mg/ry.min)
4. 调整微量泵正确输入药液
5. 根据浓度、速度、体重复核并确认剂量是否准确

→
1. 核对医嘱时检查医生是否在该医嘱上注明血压等控制范围
2. 保证用药安全。根据实际情况尽快安排时间计算、核实正在使用的药物剂量是否准确
3. 需要续加药物时，再次核对瓶签与医嘱相符，准确配制药液

---

1. 硝普钠：严格控制滴速，避光使用，严密监测血压、脉搏、呼吸、尿量、末梢循环及药物反应等，现配现用，24h更换，药物变色不可使用；发生静脉炎时立即停止静脉滴注，局部使用75%乙醇湿敷或湿热敷

2. 硝酸甘油：平卧位时使用，并告知患者会出现搏动性头痛及颈面部皮肤潮红；避光使用；用药过程中准确测量血压、脉搏

1. 肾上腺素：用药后应有专门护理人员陪在旁边，观察血压、脉搏、患者面色及情绪

2. 多巴胺：注入速度宜从慢速开始逐渐增加，尽量使用稀释液，速度过快易引起心动过速、心律失常、头痛等不良反应，在静脉滴注过程中观察患者的反应并监测血压及尿量，在外周静脉使用中及时观察有无外渗，若发现水肿等可疑情况时应局部热敷或用酚妥拉明对抗

3. 去甲肾上腺素：严格控制滴速，尿量 < 25mL/h 时，须向医生报告，外周静脉时如局部出现水肿、皮肤苍白，可立即热敷或用酚妥拉明对抗

4. 多巴酚丁胺：用药期间监测血压及心率，血压明显波动或心率过快应减慢滴速，必要时报告医生，与缩宫素合用可导致血压升高

5. 阿拉明：用药期间严密监测血压及心率

核对、签名：
根据浓度、速度、体重确认剂量是否准确，并签名

观察与记录：
1. 及时观察各种药物的治疗效果及不良反应，及时准确监测患者血压、心率、尿量
2. 做好巡视工作，积极预防、及时发现，正确处理药物外渗、堵塞、静脉炎等
3. 根据每一种药物的特性观察患者用药后效果与反应，按医嘱减量和停用，做好记录和汇报工作

（二）要点说明

1. 血管活性药物的作用机制

（1）作用机制

① 兴奋心脏 β_1 受体，可加快心率；加强心肌收缩力；增加心输出量；同时也使心肌耗氧量增加。

② 兴奋 β_2 受体，可松弛支气管平滑肌，扩张支气管，解除支气管痉挛；作用于骨骼肌 β_2 受体，

使血管扩张，降低周围血管阻力而降低舒张压。

③ 兴奋 α 受体，可使皮肤、黏膜血管及内脏小血管收缩。

④ 兴奋多巴胺受体，选择性的扩张内脏及肾动脉血管床，增加尿量。

2. 各项药物作用机制、用途、不良反应列表

药物名称	作用机制	用途	不良反应
肾上腺素（强心药）	1. 兴奋 β_1 受体，加快心率，增强心肌收缩力，增加心输出量 2. 兴奋 β_2 受体，可松弛支气管平滑肌，扩张支气管，解除支气管痉挛 3. 兴奋 α 受体，可使皮肤、黏膜血管及内脏小血管收缩，肾脏血流减少	1. 心脏停搏 2. 过敏反应 - 过敏性休克 3. 解除支气管哮喘 4. 与局部麻醉药配伍和局部止血	1. 心悸、烦躁、头痛、血压升高 2. 心律失常如心室纤颤 3. 慎用于高血压，器质性心脏病，糖尿病和甲状腺功能亢进症等 4. 对于有自主心律和可触及脉搏的患者禁忌静脉给药
异丙肾上腺素（升心率药）	1. 选择性兴奋 β_1 受体，加快心率及传导速度；对窦房结有显著兴奋作用 2. β_2 受体兴奋剂，舒张支气管平滑肌，解除支气管痉挛	1. 房室传导阻滞 2. 心脏停搏：多用于自身节律缓慢，高度房室传导阻滞或窦房结功能衰弱而致的心脏停搏 3. 支气管哮喘：舌下或喷雾给药	1. 头晕、心悸 2. 用药过程中应注意控制心率 3. 心律失常 4. 慎用于冠状动脉粥样硬化性心脏病，心肌炎和甲状腺功能亢进症等
去甲肾上腺素（升压药）	1. 强烈的 α 受体兴奋作用：除冠状动脉外，几乎所有的小动脉和小静脉都表现出强烈的收缩作用 2. 兴奋 β_1 受体：加快心率；加强心肌收缩力，增加心输出量	1. 抗休克：感染性休克 2. 上消化道大出血：适当稀释后口服，局部止血	1. 药物外渗可致局部组织缺血坏死，一旦外渗立即用酚妥拉明 5~10mg 加 0.9% 生理盐水 10~15mL 局部封闭 2. 急性肾衰竭者使用时保持尿量 >30mL/h 3. 高血压、器质性心脏病、动脉硬化患者慎用

多巴胺	1.兴奋 β₁ 受体:加强心肌收缩力,增加心输出量,大剂量使心率增快 2.兴奋 α 受体:多巴胺受体对收缩压和脉压影响大,对舒张压无明显影响 3.兴奋多巴胺受体:舒张肾血管使肾血流量增加,使肾小球滤过率降低,大剂量时可使肾血管明显收缩	1.抗休克,对于伴有心收缩力减弱及尿量减少而血容量不足的休克患者疗效较好 2.与利尿剂合用治疗急性肾衰竭 3.用于急性心功能不全	1.恶心、呕吐 2.大剂量或静滴过快可出现心律失常、心动过速 3.与碳酸氢钠配伍禁忌,需避光保存 4.外渗可致局部组织坏死 5.快速型心律失常嗜铬细胞瘤禁用 6.使用前首先补足血容量和纠正酸中毒
多巴酚丁胺	1.对 β₁ 受体有相对的选择性:明显地增强心肌收缩力,使心输出量增加,降低左室充盈压 2.扩张冠状动脉 3.对 α、β₂ 及多巴胺受体作用微弱	1.能安全有效地应用于各种急性心力衰竭 2.尤其适合使用于心肌梗死后的心力衰竭,以及心脏手术后心排血量低的休克患者	1.肥厚型心肌病、高血压、妊娠者禁用 2.使用该药出现血压升高或心动过速时,应减慢滴速或停药 3.禁与碱性溶液配伍
阿拉明(间羟胺)	1.兴奋 α 受体:强烈收缩外周血管,升压作用强而持久 2.兴奋 β₁ 受体:作用较弱,可增加心肌收缩性,使休克患者的心排出量增加	抗休克:与多巴胺合用,适用于各休克早期,特别适用于神经源性、心源性或感染性休克早期	1.恶心、呕吐、头痛、眩晕、震颤,少数患者会出现心悸或心动过速,偶可引起失眠 2.可出现快速耐受性,用药前要注意观察血压,根据血压调节速度和用量 3.糖尿病、甲状腺功能亢进、器质性心脏病及高血压慎用 4.不能与洋地黄及碱性溶液并用

硝普钠	1. 选择性地直接作用于血管平滑肌，能强烈扩张静脉和动脉（以动脉为主） 2. 降低心室前后负荷	1. 抗高血压危象的首选药物 2. 顽固性心力衰竭及急性心肌梗死的治疗 3. 急性肺水肿	1. 使用应密切注意血压、心率等情况，硝普钠在体内半衰期仅数分钟，一停用药，药物很快被代谢，作用迅速消失 2. 长期使用需测血亚硝基铁氰化物 3. 停药时须逐渐减量 4. 配好的溶液要避光，若溶液变蓝则不能使用 5. 肾功能不全或甲状腺功能低下者慎用；代偿性高血压，动脉并联，动脉狭窄患者和孕妇禁用
硝酸甘油	1. 松弛平滑肌，特别对血管平滑肌的作用最明显：降低回心血量和心脏前后负荷，减少心肌耗氧量(扩张静脉为主) 2. 扩张冠状动脉：增加缺血区血液灌注，保护缺血的心肌细胞，减轻缺血损伤	1. 防治心绞痛、心力衰竭 2. 静脉用药可用于急性心肌梗死合并心力衰竭 3. 用于高血压危象及难治高血压	1. 搏动性头痛、头晕、体位性低血压、面部皮肤发红 2. 长期应用可产生耐药性，宜间歇给药 3. 使用时注意观察患者的血压

3. 药物的配制及调节

表 3-1 药物的配制

药物名称	配制方法
硝酸甘油 硝普钠	$15mg + 5\%GS$ 至 $50mL \rightarrow 1mL/h = 5\mu g/min$ $30mg + 5\%GS$ 至 $50mL \rightarrow 1mL/h = 10\mu g/min$
多巴胺 多巴酚丁胺 阿拉明	将患者体重（kg）$\times 3$ 的药物剂量 (mg) 稀释为 50mL，则 $1mL/h = 1\mu g/kg \cdot min$
肾上腺素 去甲肾 异丙肾	将患者体重(kg)$\times 0.03$ 的药物剂量(mg)稀释为 50mL，则 $1mL/h = 0.01\mu g/(kg \cdot min)$

表 3-2　药物剂量的调节

药物名称	起始剂量	每次调整剂量	最大剂量
硝酸甘油	$5{-}10\,\mu g/min$	$5{-}10\,\mu g/min$	$120\,\mu g/min$
硝普钠	$15\,\mu g/min$	$5{-}10\,\mu g/min$	$10\,\mu g/(kg\cdot min)$
多巴胺	$2{-}4\,\mu g/(kg\cdot min)$	$1{-}2\,\mu g/(kg\cdot min)$	$50\,\mu g/(kg\cdot min)$
多巴酚丁胺	$2\,\mu g/(kg\cdot min)$	$1{-}2\,\mu g/(kg\cdot min)$	$40\,\mu g/(kg\cdot min)$
间羟胺	均为多巴胺的半量		

（三）注意事项

【安全用药注意事项】

表 3-3　各类升压药对比

药物名称	对比
肾上腺素	升心率、升压、扩张支气管
去甲肾上腺素	升压（强）、升心率（弱）
异丙肾上腺素	升心率（强）、扩张支气管
多巴胺	扩肾动脉、强心、升压
多巴酚丁胺	强心、升压（弱）
阿拉明	强升压、强心（弱）

注意：临床根据患者病情及药物优点选择用药；临床上常根据病情联合用药。

表 3-4　升压药与降压药的安全应用

升压药的安全应用	1. 使用前必须先扩充血容量，必要时可边扩容边升压，以保证重要脏器供血 2. 使用前必须先纠正酸中毒，血管活性药物在酸性环境下（pH<7.3）不能发挥应有作用；但补碳酸氢钠时注意配伍禁忌 3. 切忌盲目加大剂量，以免血管剧烈收缩，加剧微循环障碍和肾缺血，诱发或加剧急性肾功能衰竭。血管收缩过度使外周阻力升高，增加心脏后负荷
降压药的安全应用	1. 根据血压调节速度，以免造成血压骤升、骤降和剧烈波动现象 2. 降压速度宜缓慢，以免造成心、脑、肾等重要器官供血不足，如脑梗死等。特别是老年患者，长期高血压合并有动脉硬化、心功能不全患者，曾有脑血管意外患者及心率缓慢患者

表 3-5　硝普钠与硝酸甘油对比

药物名称	对比
硝普钠	作用迅速,只轻微增加心率,但扩张冠状动脉作用不如硝酸甘油,长期应用可造成氰化物中毒
硝酸甘油	具有选择性扩张冠状动脉作用,但易引起心动过速、搏动性头痛等不良反应,易产生耐药性

（故可交替使用上述两种药物,以减少其不良反应）

（四）相关链接

【血压控制目标】

遵医嘱调控血压（医嘱注明血压控制目标）

1.高血压急症（一般超过 180/120mmHg）：数分钟到 1h,控制平均动脉压降低 25%；2~6h 内将血压降至一般为 160/100mmHg；24~48h 逐步降低血压达到正常水平。

2.脑出血急性期：在血压＞200/130mmHg 时将血压控制在不低于 160/90mmHg 的水平。

3.脑梗死：急性期 24h 内血压降低约 15%,恢复期 140~150/60~80mmHg。

4.糖尿病、肾脏病：130/80mmHg。

5.主动脉夹层：100~110/60~70mmHg。

李石荣　丁玲

第六节　深静脉血栓的预防及护理

【目的】及早发现和预防深静脉血栓,减少严重并发症的发生。

【操作者资质】培训合格的护士。

（一）操作流程

【初步筛查】

操作流程	要点说明

评估：

进行深静脉血栓（DVT）评分（wells 评分详见第一章第八节），做好对高危人群的宣传教育

详细询问病史并进行血常规、出血及凝血时间、凝血酶原时间、血脂、血糖等测定

评估方案：

新收患者当班内评估，病情变化随时评估。≤0分为低危（每周评估），1~2分为中危（每3天评估），≥3分为高危（每日评估）

备注：

1. ≥0分：需告知医生并询问是否采取气压治疗等未发生 DVT 患者的预防措施

2. 具备血流缓慢、血液高凝、血管壁损伤三大危险因素之一的患者，需采取至少3种未发生 DVT 患者的预防措施（导致三大危险因素的病因见相关链接二）

告知：

告知家属存在的风险并签署知情同意书

检查：

以确定是否已经存在 DVT

常用的 DVT 辅助检查方法包括：影像学检查、实验室检查

1. 多普勒超声检查无创，可重复性强，减少搬运患者，避免造影剂肾损害，可作为 ICU 患者 DVT 的常规检查方法

2. D-二聚体检测对诊断 DVT 无特殊提示意义，其结果阴性并不能排除 DVT

3. 静脉造影可确诊，但为有创操作，且需搬动患者，造影剂有肾损害等缺点

A：未发生 DVT 患者的预防措施

B：已发生 DVT 患者的措施

【预防护理】
【未发生 DVT 患者的预防措施（针对 DVT 评分≥0分患者）】

操作流程	要点说明

1. **每班观察下肢血液回流情况**：下肢皮色、皮温、感觉、浅静脉充盈、肿胀程度、足背动脉搏动，必要时测量下肢同一平面的周径（测量方法见**相关链接二**）

术后患者清醒后有条件时即进行以下锻炼：

1. 双下肢等长肌肉收缩锻炼和力所能及的主动、被动踝关节背伸和跖屈活动，股四头肌主动收缩运动，并辅以下肢肌肉向心性被动按摩

2. 髋部骨折患者每小时做上肢悬吊抬臀动作

2. 活动与锻炼：避免久坐久躺，卧床者每2h翻身一次，被动锻炼每4h一次，并教会家属为患者行被动运动，平卧静息状态，下肢抬高 15°~30°。每日进行深呼吸及咳嗽练习 2 次以上。有条件时行以下活动：主动运动 1 天 4 次，每次 15~20 下 (5~10min)，鼓励早期下床活动或离床坐位

每班观察下肢血液回流情况：下肢皮色、皮温、感觉、浅静脉充盈及肿胀程度，足背动脉搏动，必要时测量下肢同一平面的周径（测量方法见**相关链接二**）

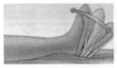
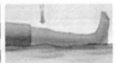

踝泵动作
踝关节屈曲与背伸运动

大腿肌肉肌训练
用伸直下肢方法，收缩大腿肌肉

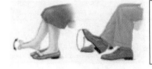

坐位踝关节与足趾运动

3. 适度补液：适度多补液，建议患者多饮水，避免因脱水而增加血液黏度，避免便秘

4. 静脉穿刺时注意：尽量避开下肢尤其左下肢的血管，保证一次穿刺成功，减少不必要的股静脉穿刺

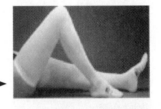

5. 穿压力梯度长袜

6. 双下肢气压治疗：20min，每天 2 次

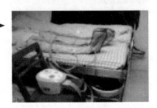

7. 必要时预防性抗凝药物的应用：肝素、小剂量低分子肝素钠、血小板抑制剂（阿司匹林、右旋糖酐）等

（二）要点说明

【已发生 DVT 患者的护理措施】

1. 观察

（1）不同患者 DVT 的临床症状与体征差异很大，主要受血栓形成的深静脉部位、发生速度、阻塞程度、侧支循环建立、血管壁或血管周围组织炎症等因素影响。

（2）常见临床表现：患肢压痛、肿胀、静脉曲张、皮下静脉凸出，患肢出现轻度发绀、青紫或花斑，皮肤温度逐渐由暖变冷、厥冷，尤以肢端为重，可伴有低热（一般不超过 38.5℃）。

（3）疼痛是 DVT 的主要症状，肿胀是主要体征。

（4）中心静脉导管相关性血栓不易引起完全阻塞，因而患肢肿胀并不明显，可引起

感染性血栓性静脉炎、中心静脉通路破坏及病变部位的血液外渗。

2. 护理与记录

（1）禁忌按摩患肢或做剧烈运动，卧床休息，使患肢高于心脏平面 20~30cm，将膝关节置于 5°~10° 微屈曲位。

（2）保持室温 20℃~22℃，患肢保暖，以缓解血管痉挛，有利于侧支循环建立，减轻疼痛及促进炎症的吸收。但注意不宜热敷（以免增加局部耗氧量，加重病情）。

（3）触摸足背动脉搏动情况：指压毛细血管的充盈度，按压部位的肤色在 15s 内转红，说明该部位侧支循环已有改善。

（4）每班测量双下肢肢体同部位周径，测量部位：髌骨上缘 10cm，髌骨下缘 10cm，踝上 5cm（测量方法见相关链接三）。

（5）正常情况下，患肢与健肢周径相比不超过 1.5cm，当周径超过 1.5cm 时，避免热敷，密切观察，并与以前记录比较，以判断治疗效果。

（6）记录：记录患肢部位、周径、颜色、皮温、血运、足背或桡动脉搏动情况和已采取的措施。

3. 其他措施

（1）抗凝剂的使用：肝素、低分子肝素钠、华法林溶栓治疗。

（2）放置下腔静脉滤器预防肺血栓栓塞症（PTE）。

（3）机械粉碎或血栓抽吸。

（4）手术清除血栓。

（三）相关链接

1. 导致血流缓慢、血液高凝、血管壁损伤三大危险因素的病因

（1）导致血流缓慢的病因：久病卧床、外伤或骨折、静脉炎、股骨骨折、骨盆骨折、大型手术、妊娠、分娩。由于人体在解剖和生理上的特殊性，左髂静脉在解剖上受右髂动脉骑跨，其远侧的静脉血回流相对较右侧缓慢，临床上所见的血流缓慢患者亦大部分发生在左下肢。

（2）导致血液高凝的病因：创伤、大手术后、大面积烧伤、妊娠及产后、口服避孕药等，可见血小板增高、粘附性增强。恶性肿瘤术后，在崩解产物中含有组织凝血因子，也可导致血液高凝。

（3）导致血管壁损伤的病因：机械性损伤，如静脉穿刺、骨折碎片及锐器伤等。

（4）化学损伤：静滴大量的高渗葡萄糖液、刺激性药物、抗癌药物以及造影剂等。

（5）感染性损伤：细菌血行感染。

（6）其他病因：高龄、肥胖、患血液易凝的多种疾病，如恶性肿瘤、心血管疾病、脑血管疾病等。

2.下肢周径测量方法

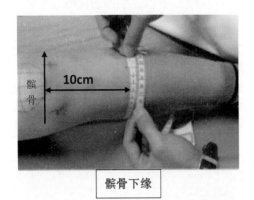

髌骨下缘

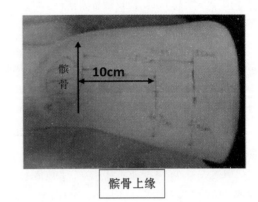

髌骨上缘

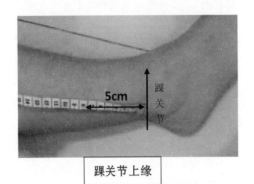

踝关节上缘

陶艳玲 贺育英

第七节 监护仪护理操作

【目的】对患者的生理参数进行实时、连续的监测。

【操作者资质】培训合格的护士。

（一）操作流程

（以迈瑞 BeneViewT8 为例）

操作流程	要点说明

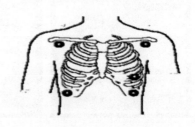

评估：
核对患者

开机、正确连接患者：
1. 安放电极
一般情况下选择 3 导（RA、LA、LL），大型心脏手术或恶性心律失常时可选择 5 导

三导联可监护： Ⅰ、Ⅱ、Ⅲ
五导联可监护： Ⅰ、Ⅱ、Ⅲ、AVR、AVL、AVF、V

→

RA（白）：安放在锁骨下，靠近右肩
LA（黑）：安放在锁骨下，靠近左肩
LL（红）：安放在左下腹
RL：安放在右下腹
V：安放在胸壁上
贴电极片前应先清洁皮肤，电极片每 3 天更换一次

→

袖带：
　1. 袖带上的⊙记号应正好位于动脉血管上
　2. 松紧程度以仅能够伸进一个指头为准，袖带过紧和过松、过度或连续的患者运动、心律失常、严重休克、水肿等均会影响血压的准确性
　3. 无特殊情况不得拆分袖带与充气管接头，以免造成漏气
　4. 每 4~8h 更换一次测量部位

2. 安放血压袖带
3. 安放 SpO_2 探头
测量部位：有良好脉搏搏动的血管床部位
　婴儿一般测量脚趾，成人一般测量手指

→

SpO_2：
　1. 外界光辐射、休克、贫血、低温、电外科设备、非功能 HB 的浓度、带色指甲油、探头安放均会影响 SpO_2 的测量
　2. 安放探头时需将红外线点面向指甲盖

接收患者：
可直接在热键区点击【患者管理】图标或由主菜单进入，选择相应的类型后按确定

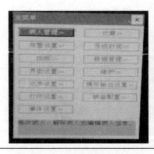
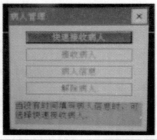
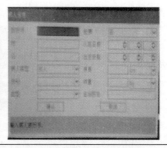

注意：正确选择患者类型（成人、小儿、新生儿）很重要（它决定了监护仪处理和计算某些测量的算法，以及适用于某些测量的安全极限和报警极限范围，还有血压袖带充气的气量，如给成人选了儿童型可能测不出血压）

激活参数：

在热键区点击【测量设置】图标进入，根据需要激活或关闭相应的测量参数

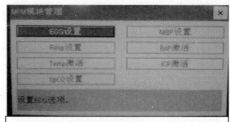

注意： 每个标名都是唯一的，只能分配一次，测量标名存储在测量模块中，当使用标名相同的模块时，系统会提示模块标名冲突

参数设置：

1.ECG 设置

在 ECG 参数区或 MPM 模块管理打开【ECG 设置】菜单，根据患者情况设置参数

说明：

（1）导联类型：根据实际连接的导联数选择，一般情况下选择 3 导联

（2）波形速度：一般选择 25.0mm/s，当心率过快不易分辨波形时可选择 12.5mm/s，心率过慢时可选择 50.0mm/s

（3）滤波：通常选用"监护"波。诊断：显示未经过滤的波形；监护：过滤可能导致假报警的伪差；手术：减少来自电外科设备的伪差与干扰

（4）工频陷波：用于设置是否进行

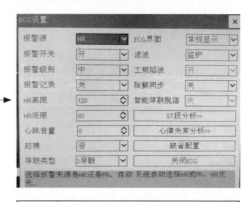

注意：

1. 心率报警不得关闭，当同时监测脉率（PR）时，报警可来源于心率或脉率，注意选择

2. 心跳音量一般情况下设为 0，以免打扰患者休息，外出检查或人力不足时必须打开

滤波，开：对波形进行滤波，关：不进行滤波；当滤波方式不是诊断波时，工频陷波始终打开，为"诊断"时，可根据需要打开或关闭

（5）ST 段分析、心律失常分析：打开时，可进行心电图分析

（6）为获取满意监护波形，请注意调节导联（Ⅰ、Ⅱ、Ⅲ等）、增益（波幅大小）和波形（监护、诊断等）

（7）导联、增益、波形：需在常规界面下调节，大字体无对话框，SpO_2、呼吸（ResP）亦相同

（8）报警上下线、ST 段分析、心律失常分析可在 ECG 参数区显示

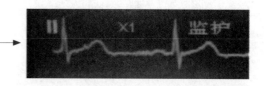

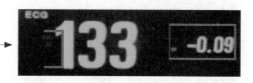

2. ResP 设置

在 ResP 参数区或 MPM 模块管理打开【ResP 设置】菜单，根据患者情况设置参数

说明：

（1）窒息报警：设置范围为 10~40s，一般设置为 20s

（2）计算模式：分自动和手动，手动模式时可调整上、下虚线位置，自动则不可用

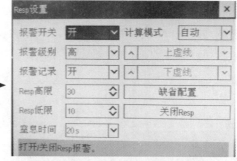

3. SpO_2、PR 设置

在 SpO_2 参数区或 MPM 模块管理打开【SpO_2 设置】菜单，根据病人情况设置参数

说明：

（1）（PR 脉率）数值可以通过 SpO_2 或任何一种动脉压力的测量来获得，PR 参数区的颜色与 PR 来源的 SpO_2 或动脉压力的显示颜色一致

（2）PR 一般在病人有心律失常如房颤时打开

（3）同一侧测量无创血压（NIBP）和 SpO_2 时，应将【NIBP 同侧】设置为【开】

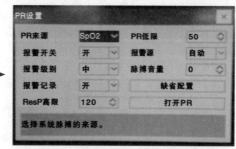

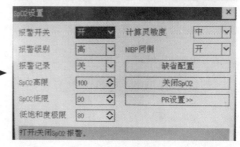

4.NIBP 设置

在 NIBP 参数区或 MPM 模块管理打开【NIBP 设置】菜单，根据病人情况设置参数

（1）可在【压力单位】选择所需的单位

（2）间隔时间：包括手动、自动、连续测量，连续测量为在 5min 内不间断测量

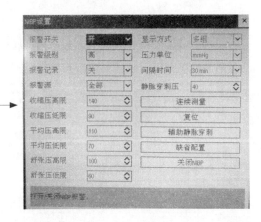

5.BAP（ICP、CVP）设置

在热键区点击【测量设置】图标进入，激活 BAP，根据测量需要选择相应的压力标名及压力单位，对传感器进行校零

具体步骤见 ICP、CVP 监测护理

6.其他设置

在热键区打开【屏幕亮度】【报警设置】【报警音量】【回顾】【计算】【冻结】【事件设置】【界面布局】【待机】等，可进入相应的界面进行设置

（1）所有报警及音量不得关闭，音量一般选择"中"

（2）报警范围设置：监测数值正常可设置正常上下限；数值异常可以监测值为基础，上下波动 20%~30%

第六步：观察、记录

监测数值异常时要及时查看，排除人为原因后及时通知医生处理

（二）要点说明

1. 结构介绍

（1）前视图

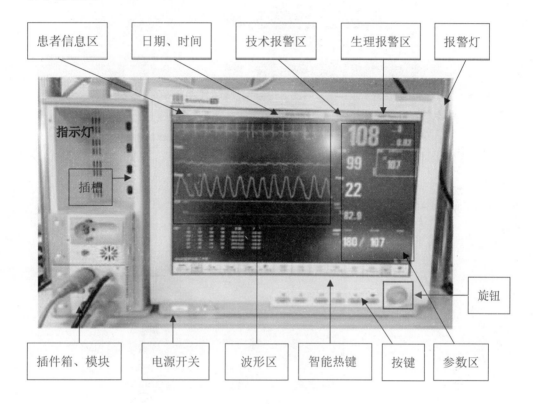

说明：

1. 热键：在界面上，焦点可以停留的位置称为热键。热键主要有 3 种：波形热键、参数热键、智能热键，通过热键可以快捷地进入某些菜单或执行某些操作

2. 旋钮：旋转可移动焦点，按下可执行操作

第三章　循环系统护理技术

（2）后视图

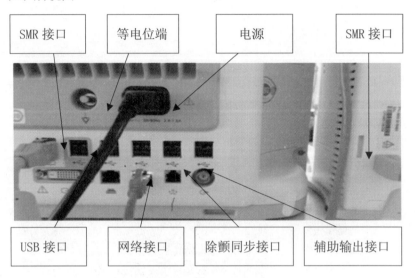

（3）MPM 模块（指示灯亮时表示正常工作）

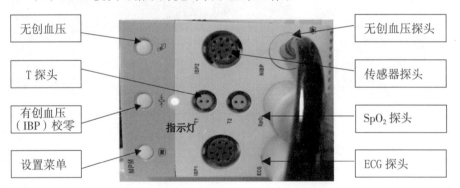

2. 特殊操作

（1）ECG 校准

① 选择 ECG 参数区或波形，将【滤波】选择为【诊断】。

② 选择【主菜单】→【维护】→【ECG 模块校准】，屏幕上将出现方波信号，技术报警区显示【ECG 正在校准】，完成校准后，选择【停止 ECG 模块校准】。

（2）触摸屏校准

① 选择【屏幕校准】热键，或【主菜单】→【维护】→【用户维护】→输入用户维护密码→【触摸屏校准】。

② 在屏幕的不同位置将依次出现【 + 】标记。

③ 依次点击这【 + 】标记的中心点。

④ 校准完毕后，将提示【屏幕校准成功】，选择【确认】即可完成校准。

（3）NIBP 漏气检测

①将【患者类型】设置为【成人】。

②将袖带与监护仪的 NIBP 袖带接口连接好。

③把袖带缠在适当大小的圆柱体上。

④选择【主菜单】→【维护】→【NIBP 漏气检测】，NIBP 参数区会显示【漏气检测】。

⑤大约 20s 后，系统会自动放气，标识漏气检测完成。

⑥如果在 NIBP 参数区没有提示信息，则表示系统不存在漏气现象。如果显示【NIBP 泵漏气】，说明气路可能存在漏气故障。此时应检查各接口是否有松动，确认无误后再重新检测。

（三）注意事项

1. 报警及处理

（1）无特殊情况所有报警均不得关闭。

（2）听到报警立即查看，针对报警原因做对应的处理。

（3）排除患者原因后，其他原因不明的报警及报警无法消除时送维修部维修。

2. 注意事项

（1）在本设备附近勿使用移动电话、X 线等可能的干扰源。

（2）应避免在强光、潮湿、震动和在灰尘多的地方使用，使用中应尽量减少移动。

（3）ECG 电极片每 3d 更换，SpO_2 探头每 4h 更换位置。

（4）严禁监护内部进入任何体液，千万不要将系统的任何部位浸入液体。

（5）在清洁设备前，必须关闭电源，并断开电源线与插座的连接。

3. 日常维护

清洁设备时：

（1）关闭电源，并断开电源线。

（2）使用柔软的布，吸附适量的清洁剂擦拭设备表面，必要时使用干布擦去多余的清洁剂。

（3）将设备放置在通风阴凉的环境下风干。

（4）在监护过程中清洁触摸屏，请先锁住触摸屏。

可供选用的清洁剂：稀释的肥皂水、稀释的氨水、洗涤用漂白粉、3% 双氧水、70% 乙醇、70% 异丙醇。

管玉梅 杨元立

第八节　除颤仪起搏监护仪护理操作

【目的】 对快速异位心律失常患者根据相应指征进行除颤或同步心脏复律，使之转复为窦性心律；对患者进行心电监护；对心脏跳动过于缓慢的患者进行临时体外起搏，将起搏器发放的电脉冲传到心脏，引起心脏兴奋、跳动。

【操作者资质】培训合格的护士。

（一）操作流程（以 ZOLL-Mseries 为例）

1. 手动除颤

操作流程	要点说明
评估与呼救： 1.患者是否存在除颤指征 2.评估心搏（建议摸大动脉） 3.呼叫医生	除颤指征：心室颤动、心室扑动、无脉性室速、**不能排除心室颤动或室性心动过速的心脏骤停** 心室颤动 无脉性室速 心室停搏
准备： 1.用物：除颤仪、导电膏 2.患者：平卧，解开患者衣服，暴露胸廓，取下金属饰物	1.暴露部分不得与任何金属物接触，否则会使除颤能量分流 2.胸毛能使电极和胸壁间有空气，导致电阻增加，放电极的地方应剃去胸毛
选择除颤，涂导电膏： 将选择旋钮旋至除颤位置，确认机器为非同步状态（机器默认），在电极板上均匀涂满导电膏	导电膏未涂匀容易使皮肤灼伤，直接涂于皮肤上可使电流流失导致除颤无效 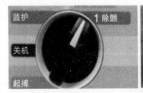

能量选择： **成人首次：**双向波选择 200J **小儿首次：**2~4J/kg，2J 递增， 最大 9J	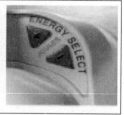 （1）可通过面板上 下按键选择 ｜（2）可通过除颤手 柄的 +、– 按键选择
正确安放电极、充电（可通过 面板或手柄操作）	（1）电极板与皮肤紧密接触，**两者相** **距 >10cm** （2）心电监护电极片应避免贴在放除 颤电极板处 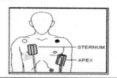
放电： 　等充电完成后发出蜂鸣音，双 手拇指于 **1s 内同时按下两除颤板上** **的橘红色按钮**	（1）放电前必须观察心电监护仪波形， 确认仍存在除颤指征 （2）在除颤电击放电前，清楚响亮地 喊一声"离床"或"闪开"，并目视确认所 有人员已离床 （3）术者两臂伸直固定电极板，使自 己的身体离开床缘，用 **≥ 10kg 的力量**除颤， 使电极板上"患者接触指示器"显示绿色
观察除颤效果： 　1. 除颤后，不取下电极板可直 接在显示屏上观察心电波形有无恢 复窦性心律 　2. 连续除颤尽量不超过 3 次	（1）结果分类处理：①**出现窦性心律，** **意识清醒：**宣布除颤成功，后续监护观察； ②**出现窦性心律，意识不清：**立即判断，触 摸颈动脉搏动。无脉者：CPR（心肺复苏术） 2min 后再判断；有脉者：宣布除颤成功，后 续监护观察；③**仍为室颤（粗颤）：**直接再 次除颤，准备除颤期间请助手配合 CPR；④ **细颤或一直线：**立即 CPR 并遵医嘱继续抢救 （2）连续的充电完成蜂鸣声会持 续 50s，接下来的 10s 为断续的蜂鸣声，除 颤操作必须在 60s 内完成，否则除颤仪会 通过内部电路泄放掉充好的除颤电击能量

关机、整理与记录：	
1. 恢复患者体位，擦干患者皮肤，予持续心电监护 2. 电极板清洁待干放回原位 3. 记录抢救过程及转归	（1）除颤板清洁见除颤板维护 （2）完成除颤仪电池的充电备用

2. 同步心脏复律

操作流程	要点说明
评估： 患者存在同步心脏复律指征	同步心脏复律指征：主要用于房扑、房颤转复和血流动力学不稳定的室性、室上性心动过速（成人心率＞150 次 /min、儿童心率＞200 次 /min）等药物治疗无效时，可考虑此种处理 注意：同步心脏复律术操作必须由经过高级心肺复苏急救培训或相关操作培训并熟练掌握该项技术的人员实施
准备： 1. 除颤仪、多功能电缆、多功能电极片 2. 患者：解释操作的目的、过程及注意事项，暴露胸廓，适当镇静	为减少电复律带来的不适感，电复律术前应适当对患者予以镇静，睫毛反射消失方可电击，不可镇静过深，以免抑制呼吸
操作： 多功能电缆连接多功能电极片 粘贴多功能电极片，位置同电极板	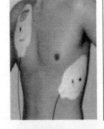 将电极片的一边牢固地粘贴在患者身上，慢慢地将电极片向另一边滚动，电极片与皮肤之间不能存在任何气泡，否则可能引起皮肤灼伤
选择： 将旋钮旋至除颤位置，按下同步按钮	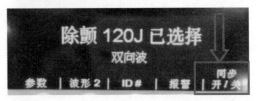

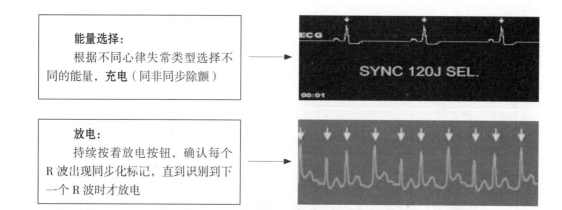

能量选择：
　　根据不同心律失常类型选择不同的能量，**充电**（同非同步除颤）

放电：
　　持续按着放电按钮，确认每个R波出现同步化标记，直到识别到下一个R波时才放电

3. 自动除颤（AED）

　　自动分析的条件：如果心率＞ 150 次 /min，或室颤波幅＞ 100 μ V，除颤器就会提示放电。

第一步：多功能电缆连接多功能电极片
第二步：**粘贴**多功能电极片，位置同电极板，**心电导联选择垫片**
第三步：将选择旋钮旋至除颤位置
第四步：能量选择，充电（同非同步除颤）（见右图①）
第五步：按下自动分析按键（见右图②）
第六步：放电（灯亮提示除颤时）（见右图③）
第七步：观察、记录

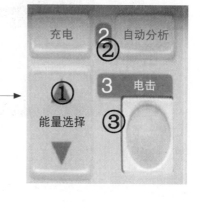

说明：
　　当患者处于运动状态，不要使用半自动模式，在患者完全静止的条件下才能进行心电自动分析，在进行分析期间不能接触患者。在开始进行心电自动分析前，停止对患者做任何运动。

（二）要点说明

【结构介绍】

1. 前视图

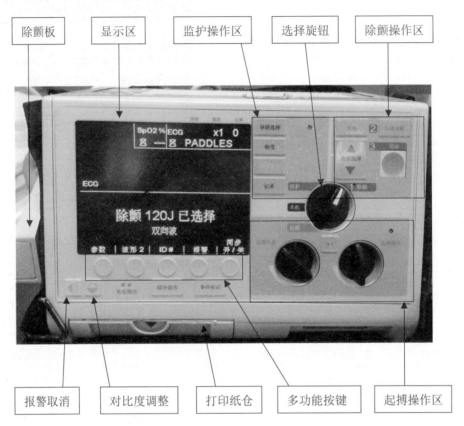

说明：

（1）选择旋钮：旋钮的白色标记指向相应的功能操作区，仪器则具有相应的关机、监护、除颤、起搏功能，旋钮所对应的颜色与操作区颜色一致。

（2）多功能按键：根据除颤仪所选的模式，按键的具体功能显示在按键上方。

（3）打印纸更换：打印纸方格面朝上，页边黑色箭头指向出纸方向放入纸仓，拉出约 0.5cm 至出纸口。

2. 后视图

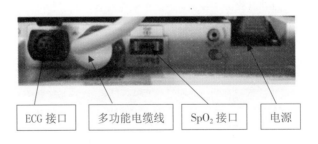

3. 电极板

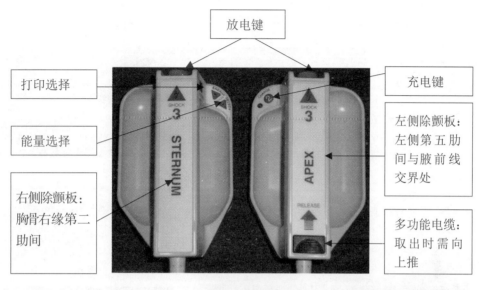

放电键

打印选择

充电键

能量选择

左侧除颤板：左侧第五肋间与腋前线交界处

右侧除颤板：胸骨右缘第二肋间

多功能电缆：取出时需向上推

说明：

成人电极直径：8~13cm

婴儿电极直径：4.5cm

>1 岁儿童、体重 10kg 者：可用成人电极片或电极板成人儿童一体化除颤板。

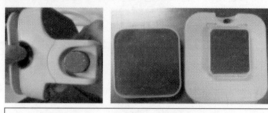

按压黑色键，向上提拉，可拆除小儿除颤板

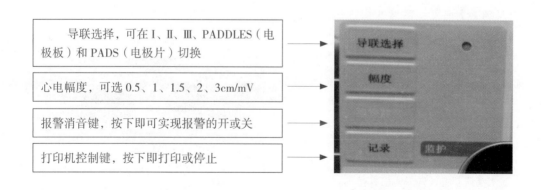

导联选择，可在 I、II、III、PADDLES（电极板）和 PADS（电极片）切换

心电幅度，可选 0.5、1、1.5、2、3cm/mV

报警消音键，按下即可实现报警的开或关

打印机控制键，按下即打印或停止

导联选择

幅度

记录

监护

第三章 循环系统护理技术

（三）注意事项

1. 监护：可采用 3 导联、多功能电极片、除颤板快速心电监护。

操作流程	要点说明

第一步：连接 ECG、SpO_2 导联线

第二步：粘贴电极片，将选择旋钮旋至监护位置

3 导联的电极安放位置如右图 1 所示：

RA（红）：安放在锁骨下，靠近右肩

LA（黄）：安放在锁骨下，靠近左肩

LL（绿）：安放在下腹

第三步：安放 SpO_2 探头

第四步：设置导联选择、心电幅度，在显示屏上按多功能按键进入相应的菜单进行设置（右图 2），监护状态下显示参数报警上下限，按增减可调节（右图 3）

第五步：观察、记录：记录使用时间，定时记录各种参数，有报警随时查看，排除人为因素后立即通知医生处理

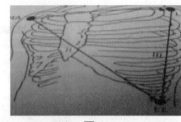

图 1

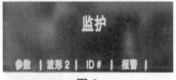

图 2

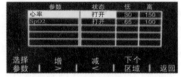

图 3

2. 起搏（无创体外起搏）

说明：

（1）除颤仪可以检测和在屏幕上显示是否使用内置起搏器。

（2）当除颤仪检测到内置起搏器的信号时，会在屏幕的心动波形上显示一根细实线。如果起搏刺激为房性、室性或房室性，由起搏器产生的刺激波将会被显示出来。

第一步：多功能电缆连接多功能电极片

第二步：粘贴多功能电极片，位置同电极板，心电导联选择垫片

第三步：将选择旋钮旋至起搏位置

第四步：设置起搏频率

将起搏频率设置为比患者基础心率高 10~20 次 /min，如果患者没有基础心率，使用 100 次 /min。当转动起搏频率旋钮时，起搏频率以 2 次 /min 的速率增加或减少

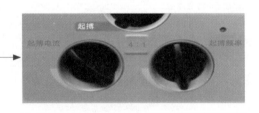

说明：

4：1 按键：以设定好的起搏频率的 1/4 发放起搏脉冲

持续按着此键，观察心率是否会下降，这可以帮助操作者判断起搏是否需要继续

第五步：设置起搏输出电流

缓慢调节起搏电流，直到刺激有效（捕捉到），输出电流值显示在屏幕上。理想的阈值为在此基础上加 10% 的电流作为最后的起搏电流；当调整起搏电流时，电流值的改变按照 2mA 的速率增加或减少

→

（1）宽大的 QRS 波群、自主心率消失、延长或者增大的 T 波都可以成为确定电刺激捕捉成功的标志

（2）确认捕捉只能用在屏幕上观察心电图的方法，必须使用心电电缆

第六步：逐渐调节起搏频率达到目标频率，起搏电流无须再调节

第七步：观察起搏效果、记录

→

起搏有效的判定：

（1）体表心电图上按设定起搏频率出现于起搏脉冲之后的宽大畸形 QRS 波群，其后有与之相应的巨大倒置 T 波

（2）有与起搏频率一致的动脉搏动和血压上升

3. 仪器使用的注意事项

（1）带有起搏器者，应注意避开起搏器部位至少 10cm。

（2）除颤前确定患者除颤部位无潮湿及敷料。

（3）放电前再次确定患者心律和确认所有人已离床。

（4）已充电的除颤仪如不用，只能在机器里放电，不能对空气放电，以免伤及他人。

（5）除颤后应观察患者神志、心律、心率，除颤位置皮肤有无灼伤。

（6）及时擦干净电极板上的导电膏，否则积累的导电膏会对心电监护信号有影响，并可能导致操作者遭到意外电击。

4. 仪器日常维护

可供选用的清洁剂：稀释的肥皂水、稀释的氨水、洗涤用漂白粉、3% 双氧水、70% 乙醇、70% 异丙醇，严禁使用强酸、强碱或酮类物质擦拭。

A. 主机维护：

（1）主机面板可使用湿布擦拭干净。

（2）主机 30J 自检：开机到除颤档，能量调到 30J，除颤板在主机上，使用除颤板放电（在短路模式下），测试通过，则仪器工作正常。一般每天自检一次。

B. 除颤板维护：

（1）在使用后可用生理盐水或温肥皂水擦拭干净。

（2）不可将除颤板浸泡在任何液体中。

C. 电池维护：

（1）密封铅酸电池，新电池必须进行 3 次完全充放电，使电池处在较好的状态。

（2）以后每次使用后充电 4h 即可。

（3）每月进行完全放电一次，再充电 12h。

D. 导联线的维护：

各种导联线在使用后，需要使用 70% 的酒精擦拭探头，清除光学元件的异物，保持清洁。

何茹　贺育英

第九节　心电图机的应用

【目的】心电生理活动在人体表面产生微弱的低频变化的电位，通过心电图机以不同的导联获取这种变化的电位差即心电信号，经过放大并在时间轴上展开，形成心电图，对心电图波形进行分析，了解心脏的活动情况，为临床上心脏疾病的诊断提供重要的依据。

【操作者资质】培训合格的护士。

（一）操作流程

操作流程　　　　　　　　　　　　　　　　　要点说明

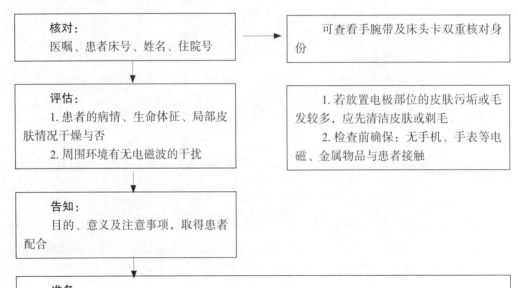

核对：
医嘱、患者床号、姓名、住院号
→ 可查看手腕带及床头卡双重核对身份

评估：
1. 患者的病情、生命体征、局部皮肤情况干燥与否
2. 周围环境有无电磁波的干扰
→ 1. 若放置电极部位的皮肤污垢或毛发较多，应先清洁皮肤或剃毛
2. 检查前确保：无手机、手表等电磁、金属物品与患者接触

告知：
目的、意义及注意事项，取得患者配合

准备
患者准备：平卧位或根据病情采用相应的卧位，解开衣扣，暴露胸部，露出手腕及脚腕部
用物准备：生理盐水棉球或酒精棉球
操作者准备：洗手，戴口罩、手套

电极安放

1. **清洁**：生理盐水棉球或酒精棉球清洁电极安放位置

2. **打开电源**：进入静态心电图检查画面，按"患者"键，进入图1界面，输入住院号、年龄、性别等信息

3. **安放导联电极**

肢导联：

右上肢（RA/R）：红

左上肢（LA/L）：黄

左下肢（LL/F）：绿

右下肢（RL/RF）：黑

胸导联：图3

V1：胸骨右缘第4肋间 （红）

V2：胸骨左缘第4肋间 （黄）

V3：V2、V4连线中点 （绿）

V4：左锁骨中线与第5肋间交点（棕）

V5：左腋前线同V4水平处（黑）

V6：左腋中线同V4水平处（紫）

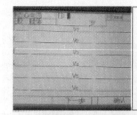

输入住院号，按下一步，选择性别，再按下一步，输入年龄，按确认

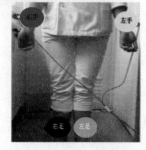

肢导联安放位置

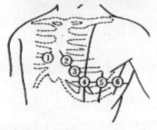

胸导联安放位置

心电图记录

1. **自动记录**

（1）按下自动或手动键，选择自动记录模式

（2）按下滤波键

（3）按下"开始"键，仪器自动记录各导联心电图结果

2. **手动记录**

（1）按下自动或手动键，选择手动记录模式

1. 记录速度切换键：一般情况下设置走纸速度为25mm/s

2. 记录增益切换键：一般情况下选择"×1"即10mm/mV

3. 按"开始"键前，确认各电极连接完好，如画面上显示有电极脱落，应先接好画面上显示脱落的电极

4. 右脚电极的松脱或是两处以上的电极有异常时，电极异常指示灯可能不亮

（2）按下导联选择键选择相应的导联

（3）按下滤波键

（4）按下"开始"键即可描记相应导联心电图

（5）相应导联记录完毕后按"停止"键

以下同样地反复操作到完成 V6 胸导联

5. 如波形较乱，可排除有无电磁波干扰或用酒精再次清洁皮肤，并重新装电极

整理、观察、记录

1. 将肢导联、胸导联电极拆除
2. 整理病人、床单位
3. 记录心电图结果

1. 异常心电图结果立即报告医生处理

2. 使用消毒湿纸巾将导线、电极擦拭干净，待干，捆绑好备用

（二）要点说明

【结构介绍】

1. 前视图（操作盘）

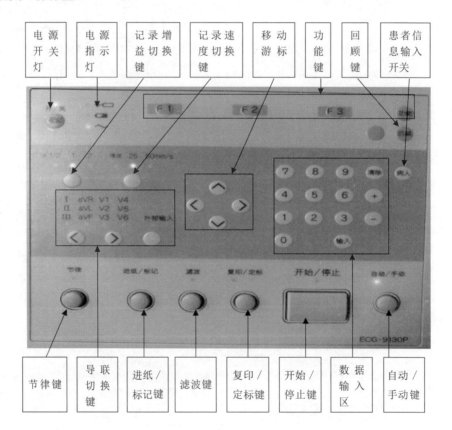

电源开关灯　电源指示灯　记录增益切换键　记录速度切换键　移动游标　功能键　回顾键　患者信息输入开关

节律键　导联切换键　进纸／标记键　滤波键　复印／定标键　开始／停止键　数据输入区　自动／手动键

说明：

1. F1、F2、F3 功能键：按动此键，实行屏幕上显示的相应动作。

2. 功能键：呼出功能选择画面。

3. 回顾键：开始自动记录，记录按键 10s 之前的波形。

4. 节律键：在静态心电图检查时进行节律记录，当获得波形时，该灯亮。

5. 导联切换键/灯：切换导联，下一步中的导联灯会亮。

6. 进纸/标记键：送空白记录纸，走纸速度为 50mm/s。带标记：按此键开始送纸，检测出标记即会停止。送纸途中再按此键，不管有无标记即刻停止。

7. <>开关：用于选择输入项目、移动游标。

右侧面　　　　　　　　　　　　**左侧面**

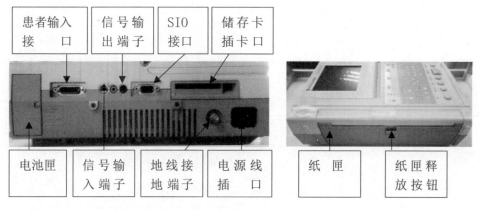

说明：

1. 信号输入端子：输入来自外部设备的模拟信号，有 2 个输入端子。

2. 信号输出端子：输出模拟信号到外部设备。

3. SIO 接口：数码通信用的接口和连接导线时使用，也可连接其他心电图仪和电脑。

4. 打印纸更换：按下纸匣释放按钮，将打印纸按箭头指向出纸方向平放入纸仓，拉出约 0.5cm 至出纸口。

12 导联做 18 导联心电图

18 导联心电图是指在常规 12 导联心电图 I、II、III、avR、avL、avF、V1、V2、V3、V4、V5、V6 导联基础上，以心脏横面胸导联的延伸作为理论根据，扩展出向左、向右各 3 个导联，从而形成由 6 个肢体导联、12 个胸前导联共同组成的同步 18 导联心电图系统。

意义：心电图的改变大致分为心律失常和缺血、损伤、坏死引起的 ST、T 波及异常 Q 波等改变两大类，而 12 导联同步心电图往往只能观察到前壁（含前壁、前间壁、前侧壁、高侧壁四个分区）及下壁（心室后侧和膈面）两大部分，而对于右心室壁及后壁来说却毫无价值。所以在临床上只有进行十八导联同步心电图才能了解到右心室壁及后壁的情况。

18 导联的记录

12 导联心电图记录结束（按下"停止"键）后：

1. 勿急于撕下已做好的 12 导联心电图纸

2. 肢导联不拆，保留 V3 为右胸导联的安置标识

3. 安放胸导联电极：将 V1、V2、V3 拆下，用 V1 代表 V3R,V2 代表 V4R,V3 代表 V5R;V4 代表 V7,V5 代表 V8,V6 代表 V9

4. 按下自动 / 手动键，选择自动记录模式

5. 按下滤波键

6. 按下"开始"键即可描记相应导联心电图

7. 记录结束后撕下心电图纸，并标记各导联

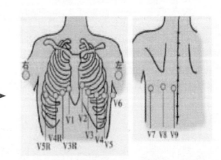

V3R：右侧与 V3 对称的位置
V4R：右侧与 V4 对称的位置
V5R：右侧与 V5 对称的位置
V7：左腋后线与 V4 同一水平
V8：左肩胛下角与 V4 同一水平
V9：左脊椎旁线与 V4 同一水平

（三）注意事项

系统设置：同时按下"电源"和"复印 / 定标"键 3s，进入系统设置界面，心电图机会自动打印出系统设置编号，根据设置的内容输入相应的编号即可。

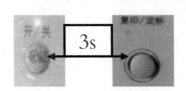

仪器日常维护：

1. 电池供电与充电

（1）防止电池的过放电：电压下降时，过放电防止电路会自动关闭电源。

（2）当长期不使用时，电池会放电。每 6 个月给电池充电；当在 30℃或更高温度储存电池时，每 3 个月给电池充电。电池完全充电至少需要 6h。

（3）当 AC 电源操作时（"~"指示灯、"电源"指示灯亮），不能给电池充电。

2. 可供选用的清洁剂：水或消毒用酒精。不能使用天拿水、挥发油、工业用酒精等有机溶剂，会弄伤表面。

（1）仪器本体及导线的清洁

①用纱布沾上水或消毒用酒精等液体轻轻擦洗之后，用干纱布擦干。

②仪器本体和导线接口要用干纱布擦。

③清洁完导线端口后，要彻底擦干，否则记录不到正确的心电图。

（2）电极类的清洁

①用溶解的热洗涤液清洗后，用清水冲洗干净，再用纱布或酒精棉擦干表面的水分，晾干。

②当电极变色时，用研磨器等磨掉表面。电极变色的状态下进行检测，会丧失电极表面的导电性，而且取不到正确的波形。

（3）热敏头的清洁

①清洁时先关闭操作盘上的电源，并使用附件热敏头清笔剂，擦洗切纸里侧的头部（铜色）。

②刚记录完的热敏头有时会很热，这时要避免清洁。

③清洁时，不要把纸匣向下用力按压，还可能会成为故障的原因。

（4）齿轮的清洁：用棉棒沾上消毒用酒精后轻轻擦洗齿轮。在齿轮上如果附着灰尘等异物，会对机器造成负担，最终会导致故障。

李石荣　丁玲

第十节　注射泵的应用

【目的】将微量药物精确、均匀、持续地泵入体内。

【操作者资质】有执业资质并经过培训合格的护理人员。

（一）操作流程

（以 JMS-SP-500 为例）

操作流程	要点说明
核对： 1. 核对医嘱 2. 核对患者身份并做自我介绍	1. 正确执行医嘱 2. 至少用两种方法确认患者身份

评估：
1. 评估患者
2. 评估该药物需要用微量注射泵，输注血管适用

→

1. 了解患者年龄、病情、意识状态、治疗情况、心理状态、理解与合作程度
2. 保持环境安静、安全、舒适、温湿度适宜（室内温度不低于 18℃）

告知：
患者或家属使用注射泵的目的、方法、注意事项及配合要点

→

说明治疗的目的及注意事项，防止自行调节

准备：
用物准备：SP-500 注射泵 1 台，适当型号注射器及药物、药物标签 2 张、延长管、三通（必要时）、电插板（必要时）
操作者准备：资质符合要求，着装符合规范，洗手，戴口罩

实施：
1. 携带用物至床旁，查对床号与患者姓名，摆好体位
2. 检查仪器性能：连接电源，开机，自检
3. 标识注射药品
（1）清晰完整填写相同静脉控速药物标识 2 张，配药时间具体到分，双人核对签名
（2）一张工整地张贴于注射器刻度非数值侧，半覆盖刻度
（3）一张贴在延长管上，完整露出药名，距螺旋接口 10~15cm
4. 安装注射器
（1）按住离合按钮，同时将滑座移向电源线方向
（2）完全提起注射器夹钳，后向左或右旋 90°

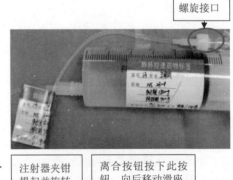

螺旋接口

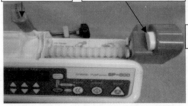

注射器夹钳提起并旋转

离合按钮按下此按钮，向后移动滑座

滑座

（3）安装注射器，将注射器突缘置于固定插口中，将注射器夹钳返回起始位置

（4）按住离合按钮，移动滑座，至滑座与注射器推杆末端密贴后松离合按钮

5.设置流速

6.排气（有空气时），连接静脉通路

7.按开始键（START），开始注射，运行指示绿灯亮

8.注射毕，按停止键（STOP），终止注射，按住离合按钮，取出注射器，注射器夹钳归位

9.特殊操作

（1）快速静推：先按停止键（STOP），长按快进键和总流量键，至流速显示窗显示的静推量达目标，按下开始键（START），继续注射

（2）改变流速：按停止键，调整流速，按开始键

（3）查看总量：按总流量键，在流速显示窗即可显示总量，运行或停止状态均有效

（4）阻塞报警级别设置同时按下报警消音键和总量重置键，改变报警级别低中高（LMH），多选中（M）

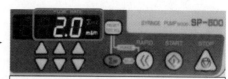

流速设置键：仅在非运行状态可调
增加流速值和减少流速值

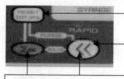

长按此二键，至空气排净

先按停止键（STOP），同时按此二键，可快速静推至流速显示窗显示的静推量，按下开始键（START），继续注射

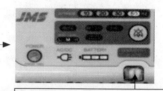

绿灯亮，正常运行，绿灯闪烁，未接交流电，但运行正常

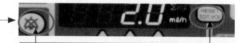

同时按此二键，改变报警级别低中高（LMH），多选中（M）

整理、记录：

1.整理床单位、用物

2.记录使用药物、时间、总量、效果、患者反应

（三）要点说明

【结构介绍】

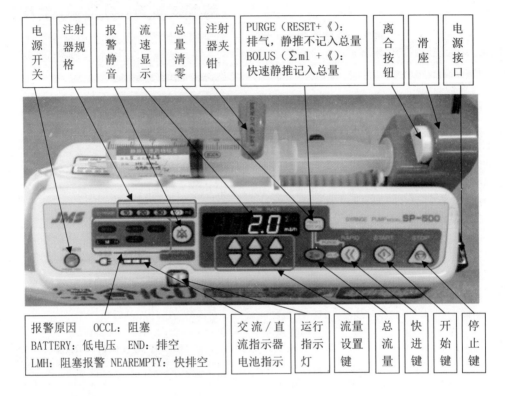

| 电源开关 | 注射器规格 | 报警静音 | 流速显示 | 总量清零 | 注射器夹钳 | PURGE（RESET+《）：排气，静推不记入总量
BOLUS（Σml +《）：快速静推记入总量 | 离合按钮 | 滑座 | 电源接口 |

报警原因　OCCL：阻塞
BATTERY：低电压　END：排空
LMH：阻塞报警　NEAREMPTY：快排空

| 交流/直流指示器电池指示 | 运行指示灯 | 流量设置键 | 总流量 | 快进键 | 开始键 | 停止键 |

（四）注意事项

【异常情况及处理】

异常状况	原因	预防与处理
药物外渗	1. 针头滑脱或静脉破损 2. 血管弹性降低，脆性增加 3. 输入药品浓度过高，输液速度过快 4. 自身疾病因素	1. 正确选择静脉，高危药物宜选择粗大静脉，必要时选择中心静脉 2. 定时巡视患者，严密观察用药的局部反应，有无回血、外渗 3. 一旦发生药物外渗，应立即停止推注，请静脉输液治疗小组会诊，做好局部处理，如冷敷、热敷
静脉炎 静脉硬化	1. 药物浓度相对高，对血管内膜产生物理和化学刺激 2. 导管针留置时间太长 3. 操作技术不良	1. 合理输入液体和药物，根据所用溶液或药物类型选择适当的输注途径 2. 发生静脉炎，抬高患肢，可局部外敷50%硫酸镁或土豆片，或喜疗妥药膏涂抹

静脉回血	1. 注射速度过慢 2. 延长管过长或折叠、扭曲 3. 双通道同时注射	1. 使用注射泵前，先选择好血管，一般选择血管较粗直，易固定并便于观察的部位进行静脉穿刺 2. 对老年患者尽量避免在下肢穿刺输液 3. 普通药物可同时静滴生理盐水冲管
微泵速度调节错误	1. 操作者不熟悉速度设置键 2. 更换药物后未及时更改速度 3. 在个别情况下速度设置被他人无意中误触而改变了速度，使药物进入体内过多或不足	1. 规范化操作，熟悉注射泵性能，正确掌握使用方法和各键的设置 2. 向患者或家属说明使用注射泵的目的、方法及注意事项，防止自行调节

何茹　贺育英

第十一节　输液泵的应用

【目的】适用于临床静脉滴注的各种场合，特别是对输液精准度及输液过程控制要求较高的临床科室。

【操作者资质】有执业资质并经过培训合格的护理人员。

（一）操作流程

（以 TE-135 输液泵为例）

操作流程　　　　　　　　　　　　　　　　要点说明

评估患者并解释　　→　　1. 评估患者：年龄、病情、意识、治疗情况、局部皮肤情况、活动能力及合作程度
2. 向患者解释使用输液泵的目的、方法、注意事项及配合要点

准备及核对：
查对输液卡及药物，检查药品的质量、有效期、输液管及输液泵等　　→　　1. 根据医嘱准备药液
2. 检查药品有无变质、混浊等
3. 检查输液装置的有效期

固定并开机：
1. 在输液架上固定输液泵
2. 接通电源，按下"电源"键至少 1s 以上

→

1. 按下电源键后输液泵开始进行自检，此时操作面板上每个指示灯均处于闪烁状态，运行指示灯以绿灯和红灯交互闪亮
2. 指形部件有瞬间动作
3. 输液泵会发出蜂鸣声

装卡并固定输液管道：
1. 将门锁手柄向前拉起，打开输液泵门
2. 固定输液管道
3. 关闭输液泵门

→

1. 输液瓶高于输液泵 30cm，输液泵高于患者心脏 30cm。装卡输液器前先排空输液管内的空气
2. 松开输液管夹紧装置，用力将输液管按压入内，滑动输液管至套管内，轻拉输液管将其拉直

设定及运行：
1. 选择输液模式（微量或标准）
2. 设置输液流量
3. 设置输液限制量输入
4. 打开手动辊子式夹紧装置，按下输液泵"开始"按键

→

1. 在设置输液参数前，要先检查"微量/标准"指示灯的状态，当对输液模式进行改变时，要将输液泵电源关断，用输液泵背部的"微量/标准"开关对模式进行改变。然后接通输液泵电源进行下一步的运行
2. 输液流量的指定：[标准]模式：1~999mL/h（1mL/h 的增减）；[微量]模式：0.1~99.9mL/h（1mL/h 的增减）
3. 输液限制量可以在 1~999mL 的范围内指定，或者设定为"————"（无输液限制量）

观察输液效果并记录

（二）要点说明

【结构介绍】

1. 前视图

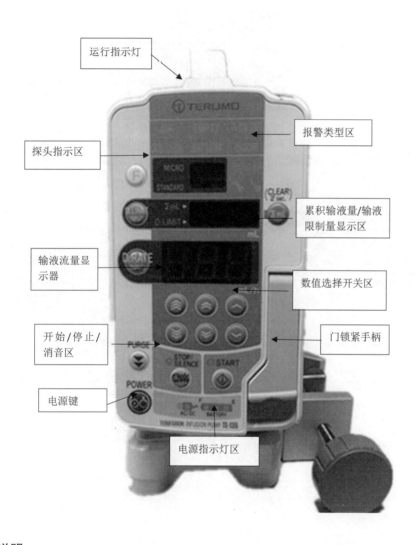

说明：

（1）探头指示区：在使用液滴传感器时显示"Pr"。

（2）累积输液量 / 输液限制量显示区：对已输液的累积输液量或输液限制量进行显示。在能够输入输液限制量的状态下，发生闪烁。

（3）输液流量显示器：显示每小时的输液量。在能够进行流量输入的状态下，显示器处于闪烁状态。

2. 操作面板图

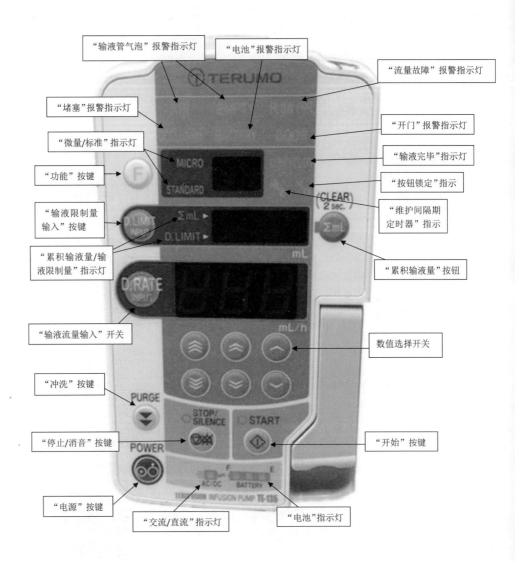

"输液管气泡"报警指示灯 "电池"报警指示灯 "流量故障"报警指示灯

"堵塞"报警指示灯 "开门"报警指示灯

"微量/标准"指示灯 "输液完毕"指示灯

"功能"按键 "按钮锁定"指示

"输液限制量输入"按键 "维护间隔期定时器"指示

"累积输液量/输液限制量"指示灯 "累积输液量"按钮

"输液流量输入"开关 数值选择开关

"冲洗"按键

"停止/消音"按键 "开始"按键

"电源"按键

"交流/直流"指示灯 "电池"指示灯

3. 后视图

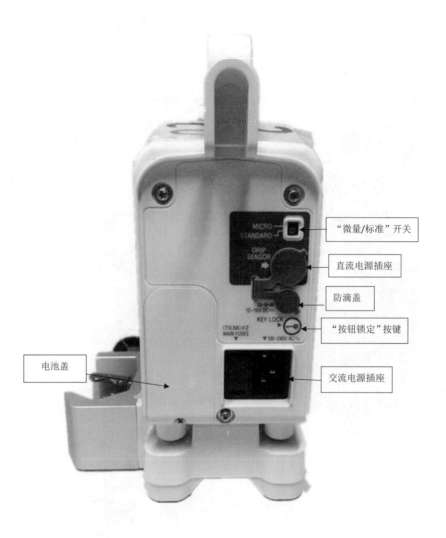

"微量/标准"开关

直流电源插座

防滴盖

"按钮锁定"按键

交流电源插座

电池盖

说明：

（1）"微量/标准"开关：用于选择输液模式（微量或标准模式）。

（2）"按钮锁定"按键：禁用操作面板上的按键以防止操作错误。

4. 输液管道安装面板

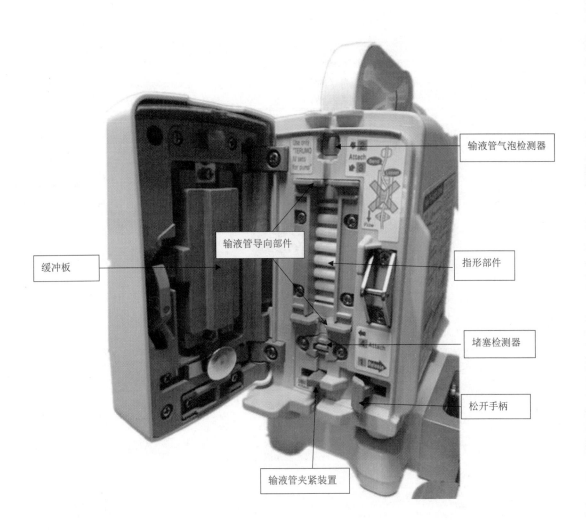

缓冲板

输液管导向部件

输液管气泡检测器

指形部件

堵塞检测器

松开手柄

输液管夹紧装置

（三）注意事项

1. 操作异常情况及处理

（1）接通电源，指示灯不亮

① 故障原因：a. 电源开关没有打开；b. 电源插座未插紧；c. 保险丝断裂。

② 故障排除方法：a. 打开电源开关；b. 插紧电源开关； c. 更换保险丝。

（2）空气报警

① 故障原因：a. 气泡出现在输液器的软管中；b. 药液排空。

② 故障排除方法：a. 取下软管排除气泡；b. 更换药液。

（3）堵塞报警

① 故障原因：a.输液管调节器关闭；b.针头闭塞；c.输液泵管弯曲受压。

② 故障排除方法：a.打开输液调节器；b.更换输液针头； c.排除输液泵管弯曲受压状态。

（4）开门报警

① 故障原因：门未关闭或关闭不严。

② 故障排除方法：打开门，检查输液管道固定稳妥后重新关闭门。

（5）蓄电池报警

① 故障原因：蓄电池电量不足。

② 故障排除方法：连接交流电源或专用直流电源。

（6）输液完成报警

① 故障原因：输送量已经达到输液限制量。

② 故障排除方法：按下"STOP/SILENCE(停止 / 静音)"开关完成输液，若需要重新输液，应重新进行必要的设定，如改变输液限值，将输液量复位。

2. 仪器使用注意事项

（1）使用中的输液泵勿靠近高频电流装置，避免导致输液泵工作异常。

（2）输液过程中应定时检查滴入速率，以确保液体持续以设定的速率输入。

（3）在使用时避免将输液泵控制的输液器与另外手动滚动夹控制的输液管路相连，以免影响输液的精确度及报警功能。

（4）禁止使用输液泵输入血液、血浆、血小板等血液制品。

（5）在使用过程中要保证交流电接口干燥清洁，以免发生意外。

3. 仪器日常维护

（1）主面板维护

① 清洗输液泵之前，一定要关闭电源，拔下交流或直流电源。

② 用消毒剂清洗后，用纱布浸冷水或温水擦拭，然后用柔软的布擦干输液泵，不用使用酒精、稀料或碘附等有机溶剂来清洁输液泵。

（2）电池维护：在泵停机状态下，给蓄电池充电至少 15h，1 个月至少检查一次。

李石荣　丁玲

第十二节 使用 PICCO 的护理操作

【目的】护士能配合医生完成动静脉导管的置入和准确记录 PICCO 参数，并识别主要参数的意义，协助医生对患者心、肺及血液容量、血流动力学的评估及对患者补液、血管活性药物的管理。

【操作者资质】培训合格的护士。

（一）操作流程

操作流程	要点说明
评估： 1. 适应证 2. 禁忌证	1. 适应证：凡需要进行心血管功能和循环容量状态测定的患者，均可采用 PICCO，如：脓毒症、休克、ARDS、急性心力衰竭、胰腺炎、严重创伤、大手术等 2. 禁忌证：无绝对禁忌证，相对禁忌证包括：出血性疾病、主动脉瘤、大动脉炎、主动脉狭窄、肢体有栓塞史、肺叶切除、肺栓塞、胸腔内巨大占位性病变、体外循环期间体温或血压短时间变异大、严重心律失常、严重气胸、心肺压缩性疾病、心腔肿瘤、心内分流等
准备： 1. 物品准备 2. 仪器准备 3. 患者准备	1. 物品准备：双腔中心静脉导管穿刺包、PICCO 导管包及压力监测套装、测压模块及导联线、压力换能器、加压袋 2 个、冰生理盐水（< 8℃）、利多卡因、0.5% 的安多福、肝素生理盐水（肝素液的配制方法：500mL 生理盐水 +1 支肝素钠溶液 12500U）、无菌手套、无菌治疗巾、生理盐水 500mL×2 瓶 2. 患者准备：核对床号、姓名、住院号、医嘱、手术告知书，评估患者意识、生命体征、置管部位皮肤及静脉输液通道通畅情况，清醒患者做好解释工作并摆好合适体位 3. 操作者准备：着装规范、整齐，洗手，戴口罩，穿一次性无菌手术衣，戴无菌手套 4. 操作环境安全、宽敞、光线充足

<table>
<tr>
<td>

协助并监控置管过程：

1. 安装模块，连接电缆线

2. 备好加压袋

3. 监控置管过程

4. 评估置管后管道是否固定

</td>
<td>

1. 安装模块及传感器。图片见相关链接 1

2. 监督医生严格执行无菌操作规程，穿一次性手术衣

3. 由置管的医生选择合适的静脉、动脉置管穿刺点，监督操作者使用 0.5% 安多福自穿刺点由内向外以同心圆方式消毒穿刺口皮肤，消毒范围应 > 15cm×15cm，消毒后避免再次接触穿刺点皮肤，重复消毒三次，待干后再行置管；铺无菌巾达到最大无菌屏障

4. 严密观察患者病情及生命体征情况，注意有无心律失常发生

</td>
</tr>
<tr>
<td>

护理：

1. 固定

2. 体位

3. 调零

4. 定标

5. 防感染

</td>
<td>

1. 固定：穿刺点选择合适的敷料进行固定，妥善固定好动、静脉导管，并做好标识，躁动患者适当予以镇静及保护性约束，防意外拔管，保证 PICCO 导管连接通畅，动脉压力冲洗装置保证压力 300mmHg，冲洗液为 2~4U/mL 肝素液

2. 体位：股动脉导管置入侧肢体制动，保持伸直，减少弯曲，翻身时不宜超过 40°，预留足够长度，避免导管脱出，每次翻身前予踝关节及下肢大小肌群锻炼，防止深静脉血栓形成

3. 调零：患者取平卧位，压力换能器的零点与右心房或腋中线第四肋在同一水平，常规 6~8h 更换体位或 15min 内突然出现数值变化时应进行调零

4. 定标：医生常规 8h 定标 1 次，定标溶液为冰生理盐水（< 8℃）10~15mL，单次不要超过 20mL，4s 内匀速注入，重复 3 次，取平均值。注意：注射要快速而均匀，通常会出现注射速度过慢，导致热稀释曲线的上升支变得平缓，曲线下面积变大，心输出量测量值低于实际值。定标首次测量前需暂停中心静脉输液 30s 以上，否则会导致注射液的温度改变，注射液体的容量增加，心输出量测量值高于实际值

5. 防感染：严格遵守无菌操作，观察穿刺口有无红肿、渗血及脓性分泌物，患者出现高热、寒战时，排除其他部位感染后应立即拔除导管，留取导管尖端做细菌培养

</td>
</tr>
</table>

护理：
1. 记录参数
2. 并发症观察及护理
3. 拔管护理

1. 记录参数：心排出量状况（CO/CI），前负荷（GEDVI/ITBVI/SVI），后负荷（SVRI），心脏收缩力（GEF/CFI/dPmx），肺状况（EVLWI/PVPI）等。PICCO 治疗决策树见相关链接 2

2. 并发症观察及护理详细见相关链接 3

3. 拔管护理：动脉导管拔除后按压穿刺口 15~30min，其后用 1.0~1.5kg 沙袋压迫 6~8h，密切观察肢体温度、颜色及足背动脉搏动情况

记录及整理：
1. 整理
2. 记录

1. 整理：将压力模块及相应导联线进行消毒，待干后予妥善归位

2. 记录：拔管时间，拔管前后生命体征，穿刺口按压及加压时间，局部敷料情况及局部皮肤有无渗血瘀青及双下肢足背动脉搏动情况及双下肢皮肤颜色、温度及患者主诉

（二）相关链接

1. 安装模块及传感器

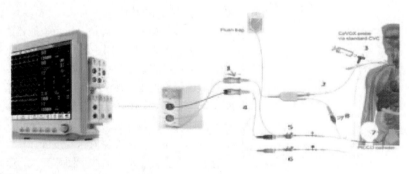

代号说明如下：

1. PICCO cable（PICCO 电缆）
2. Injectate temperature sensor cable（注射器温度传感器电缆）
3. Injectate temperature sensor（注射器温度传感器）
4. IBP cable（IBP 电缆）
5. Arterial pressure transducer（动脉压力传感器）
6. CVP transducer（CVP 传感器）
7. Arterial thermodilution catheter（动脉热稀释导管）
8. Blood temperature sensor（血液温度传感器）

注意：PICCO 导联线温度探头与监测套件对接时，应按顺序进行垂直对接，避免损坏探头

2.PICCO 治疗决策树

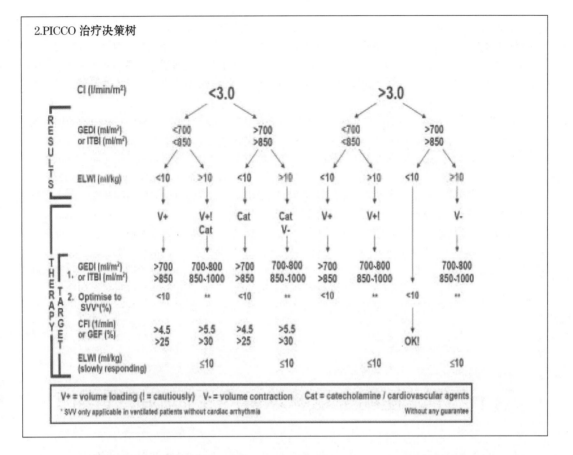

3. PICCO 监测并发症的观察及护理

1. 出血：需要行 PICCO 监测的患者病情危重，常规检查患者的血常规、电解质及凝血时间，对于凝血功能障碍及血小板异常者、躁动不安或肥胖患者均可致穿刺留置动脉导管不顺利，局部出血可增加动脉导管功能不良和感染概率。置管操作前向意识清楚的患者解释，指导患者有效配合，意识障碍或躁动不安的患者适当镇静，肥胖者、困难置管者可在超声引导定位下穿刺；操作时应定位准确，争取一次穿刺成功，避免反复穿刺，如误入股静脉，立刻拔出穿刺针，在穿刺处压迫30min，密切观察局部有无渗血或血肿；置管后穿刺局部渗血者，可用无菌纱布紧贴动脉导管两侧并用手指压迫止血，早期局部冷敷；同时根据患者病情，必要时补充血小板或凝血因子

2. 感染：操作前环境严格消毒，选择接受过培训及考核合适的医护人员进行动脉置管的操作及管路的维护。严格执行操作规范，操作者术前洗手或使用快速手消毒剂后戴无菌手套，采用最大无菌屏障措施，包括佩戴帽子、口罩、穿无菌手术衣、铺大无菌单。穿刺部位严格消毒，范围＞15cm×15cm，穿刺导管均为一次性物品。插管过程严格执行无菌操作规程，留置导管后有渗血者采用无菌纱布覆盖，及时更换纱布；无渗血者采用 10cm×12cm 无菌透明贴膜覆盖，每周更换 1 次，有潮湿、血迹污染等及时更换。严密观察置管部位有无感染征象，穿刺处皮肤有无红、肿、痛、渗液，有无畏寒、发热等感染症状，监测患者体温及血常规等；每日评估留置动脉导管的必要性，不再需要时尽早拔除导管；采用密闭式冲洗装置，不常规在动脉置管内留取血标本送检，保持管道系统的密闭性。一般 PICCO 导管留置时间不超过 10d

3. **栓塞**：需预防血栓与空气栓塞的发生。保持动脉导管通畅，2~4U/mL 的肝素生理盐水以 3 mL/h 的速度进行管道冲洗，压力传感器压力维持在 300mmHg 防止回血。伴有人机对抗或烦躁不安的患者应适当镇静，加强观察导管中有无回血，有回血者手动按压冲洗装置进行冲管。冲管时护理人员应严密观察输液袋内的液体及管路中的液面，更换肝素稀释液时排净空气，在调节零点、采集动脉血标本等过程中应严防空气进入动脉内造成空气栓塞

4. **脱管**：股动脉因其解剖位置，常因肢体活动度大、患者肥胖或消瘦不易固定，一般采用传统的缝合技术加 3 M 透明贴膜固定；缝合技术破坏皮肤屏障的完整性，易增加感染率，在导管尾翼处加用 3 M 加压胶布固定，松紧度适宜。意识清楚的患者，嘱咐患者置管侧肢体避免弯曲，意识障碍或躁动不安的患者给予镇静，使用约束用具，保持管路在位通畅，预防管路滑脱或非计划性拔管

5. **假性动脉瘤**：假性动脉瘤是动脉壁破裂后形成的搏动性血肿，以后血肿周围纤维包裹成为与动脉腔相通的搏动性肿块。PICCO 监测留置股动脉导管的型号材料选用不当、反复穿刺损伤动脉、维护管路时不合理地使用抗凝剂、穿刺后及拔管后局部处理不当等都是致病因素。置管前了解病人是否使用抗凝药，管路维护过程中严密监测出凝血时间；困难置管前后常规行 B 超定位及检查，穿刺毕及拔管后应局部按压 30min 直至不出血为止，绷带加压压迫穿刺点，用 1.0~1.5kg 沙袋压迫 6~8h。护士严密观察穿刺点及足背动脉搏动情况，出现不良反应及时报告医生处理

冯丽琴 周秀红

第十三节 使用主动脉球囊内反搏的护理操作

【目的】主动脉球囊（IABP）可用于内反搏治疗，增加对心肌的血液供应，并降低左心室的工作负荷。

【操作者资质】培训合格的专科护士。

（一）操作流程

操作说明

评估：
1. 核对医嘱及患者信息（床号、姓名、住院号） 2. 评估患者：意识、病情、生命体征、身高、体重、手术部位的皮肤情况、双侧股动脉及足背动脉搏动情况、合作程度

要点说明

1. 评估患者的身高体重以便于主动脉球囊型号的选择
2. 手术部位的皮肤情况：查看有无伤口、硬结、严重皮疹、水疱等
3. 检查股动脉及足背动脉的搏动，听诊是否有股动脉及腹部血管杂音，在腹股沟处、足背选择股动脉、足背动脉搏动最好的部位，做好标记
4. 术前患者应排空大小便，必要时留置尿管

告知：

1.向患者解释使用IABP机的目的、方法、注意事项及配合要点

2.与家属进行沟通，取得家属配合

3.查看患者家属是否签署手术同意书

准备：

1.护士准备：衣帽整洁，洗手，戴口罩、帽子

2.环境准备：室温18℃~22℃，关闭门窗或使用屏风遮挡

3.用物准备：主动脉球囊反搏泵、适宜型号的主动脉球囊导管及附件、专科手术包、压力传感器、0.5%碘附、1：6肝素盐水1500mL、利多卡因5mL、加压袋、无菌纱布2包、手术衣、适合术者的无菌手套、3M敷料、10mL及20mL注射器、黏性弹力绷带（固定管道用）、约束带、口罩、帽子、急救车、除颤仪

4.患者准备：建立静脉通道，连接床旁心电监护，术前监测生命体征，手术部位备皮，体位准备

5.设备检查及调试：使用前查阅说明书,检查电源线是否完好,插上电源线,固定主动脉球囊反搏泵的位置（常规患者床尾）

1.做好心理安慰

2.根据患者的身高、体重选择合适的主动脉内球囊（详见附录ARROW主动脉球囊的选择）

3.1：6的肝素盐水的配置（详见相关链接）

4.手术备皮范围：上至脐平线，下至大腿上1/3内侧，两侧至腋后线，包括会阴部、剔除阴毛

5.体位：术中采取平卧位

6. 压力传感器管道排气：将压力传感器一端插入配置好的 1：6 的肝素盐水，然后进行压力传感器管道内排气后关闭，避免管道内遗留空气，然后再将肝素盐水放入加压袋内，予加压袋充气，使加压袋压力表达到 300mmHg

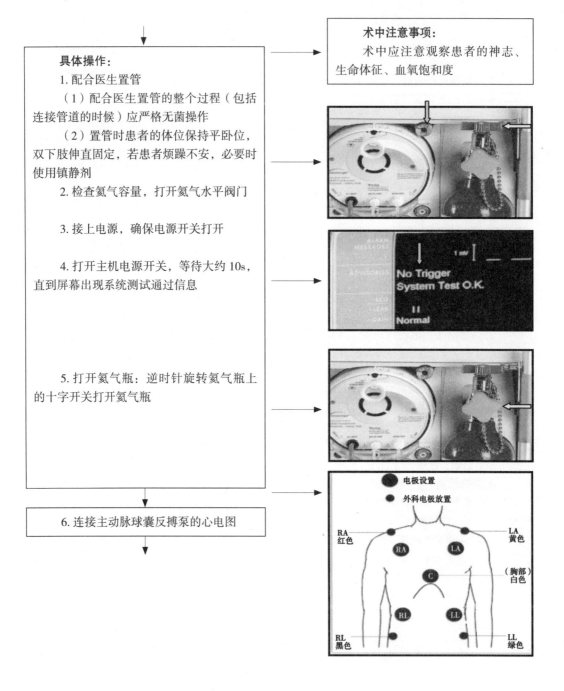

具体操作：

1. 配合医生置管

（1）配合医生置管的整个过程（包括连接管道的时候）应严格无菌操作

（2）置管时患者的体位保持平卧位，双下肢伸直固定，若患者烦躁不安，必要时使用镇静剂

2. 检查氦气容量，打开氦气水平阀门

3. 接上电源，确保电源开关打开

4. 打开主机电源开关，等待大约 10s，直到屏幕出现系统测试通过信息

5. 打开氦气瓶：逆时针旋转氦气瓶上的十字开关打开氦气瓶

6. 连接主动脉球囊反搏泵的心电图

术中注意事项：

术中应注意观察患者的神志、生命体征、血氧饱和度

7. 压力调零

（1）中心腔压力监护连接完成后，将压力换能器放置在与患者心脏等高位置，然后通大气如右图

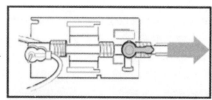

（2）持续按压力调零键 2s 进行压力调零，然后将压力传感器与患者相通

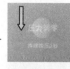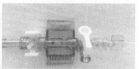

8. 操作模式为自动

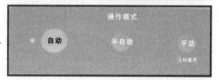

9. 连接管道

（1）使用 1：6 肝素钠盐水进行传感器系统排气，关闭阀门

（2）连接管道

① 将气路延长管末端连接到安全盘气路接口处

② 将传感器末端与主动脉球囊导管相连接

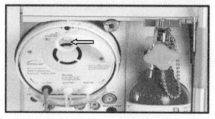

（3）配合医生将管道系统再次排气，确保管道无空气存在

术中注意事项：

连接管道时必须确保管道连接稳固，检查气路连接后管路是否漏气

10. 反搏

（1）在控制面板按打开菜单键

（2）选择显示参数选择

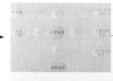

（3）扫描速度设置为 25mm/s

（4）气囊波形设置为开

（5）设置为高亮度

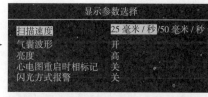

（6）在控制面板上按下反搏控制选项，将气体泄露报警设置为开

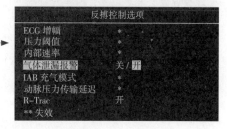

（7）根据患者情况选择触发信号（详见相关链接）

（8）IABP 辅助频率：首先选择 1 : 1，待患者血压平稳后或撤机前可选 1 : 2

（9）持续按压控制面板的 IABP 充气键 2s，观察充气信息，当自动充气信息清除时，按开始键开始反搏操作，反搏过程中，此键左侧灯闪烁；显示屏幕上心中图（ECG）波形、压力波形、反搏波形，调整反搏压报警设置大约低于患者反搏舒张压 10mmHg

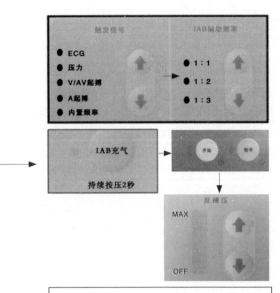

11. 固定管道：使用黏性弹力绷带沿大腿纵向固定导管

12. 保护穿刺口：再次使用消毒剂消毒伤口，待干后用 3M 胶布粘贴保护伤口

13. 观察穿刺肢体足背动脉搏动情况，约束穿刺肢体，避免肢体屈曲导致管道反折，影响机器工作

操作后要点提示：

完成操作后，如果要移动患者，先将 IABP 电源拔出，观察机器是否依靠蓄电池工作，在移动过程中切勿将 IABP 导管、心电图、压力延长管碰掉，如果在移动过程中心电触发不好，可改压力触发。患者移动完毕后及时插电源

观察与记录：

1. 观察主动脉反搏泵上各波形、伤口是否有渗血及其量的变化

抗凝治疗与护理：

（1）IABP 使用中应适当抗凝，遵医嘱使用 1 : 6 肝素钠盐水，外裹加压输液袋持续加压冲洗，为保持管路通畅及压力稳定，每 30min 护士需对导管进行加压冲洗 1 次。观察动脉插管内有无回血，以免形成血栓。肝素用量小则球囊导管会发生堵塞，产生导管附壁血栓，若用量大则易致全身及颅内出血；可根据激活全血凝固时间（ACT）监测情况随时调整肝素用量，ACT 值保持在 200~250s

术后病情观察：

（1）护士应密切观察患者的生命体征（血压、心率、呼吸、神志）、中心静脉压。定时记录 IABP 提供的各项压力（收缩压、舒张压、平均压、反搏压）

（2）记录患者尿量，如 IABP 后无尿，注意 IABP 气囊堵住肾动脉开口，如果发现患者左侧桡动脉搏动减弱或减小时，提示气囊向上移动堵住左锁骨下动脉开口

（3）观察下肢颜色、温度及足背动脉搏动情况，使用 IABP 时最容易并发下肢血栓，辅助设备超声多普勒监测装置可以及时测量患者下肢供血情况，及时防止下肢血栓并发症的发生；若发

（2）监测管内如因患者躁动、翻身、咳嗽等原因造成局部压力过高至血液反流，及时应用1∶6的肝素液冲洗，以防凝血

2.整理用物，整理患者。体位要求：患者术肢尽量伸直，防止体内气囊导管扭曲打折；头部仰起<30℃，防止气囊破裂后形成脑血栓；术侧肢体弯曲不超过30℃。传感器的位置必须与患者的腋中线水平平齐（即右心房水平），翻身时幅度不宜过大，下肢与躯体成一直线，避免术肢弯曲，注意气囊、导管是否移位

3.健康教育：再次告知患者穿刺肢体保持伸直状态，避免因肢体屈曲而引起管道反折，同时告知患者定时对穿刺肢体进行肌肉收缩舒张运动，预防下肢静脉血栓

4.洗手、记录：记录患者的神志、生命体征、反搏压、尿量、穿刺肢体足背动脉搏动情况及约束情况

现肢体颜色苍白、温度低、足背动脉不能触及或搏动减弱等症状时常提示下肢动脉栓塞，应立即通知医生，给予及时处置

（4）伤口护理：定时观察伤口处有无血肿、渗血或感染，避免气囊导管或压力延长管由于放置不当，或患者躁动造成打折、脱落，必要时，将患侧下肢固定。当发现气囊导管内有血，应迅速停机，并及时向医生汇报

（5）IABP术后取平卧位并制动术肢，注意皮肤的护理

（6）遇机器报警，如无提示，可按RESET或开始键重新反搏，如有提示，可根据屏幕上提示解除报警

（二）要点说明

【结构介绍】

1.仪器基本结构

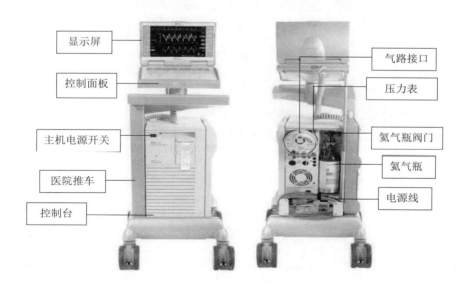

显示屏
控制面板
主机电源开关
医院推车
控制台

气路接口
压力表
氦气瓶阀门
氦气瓶
电源线

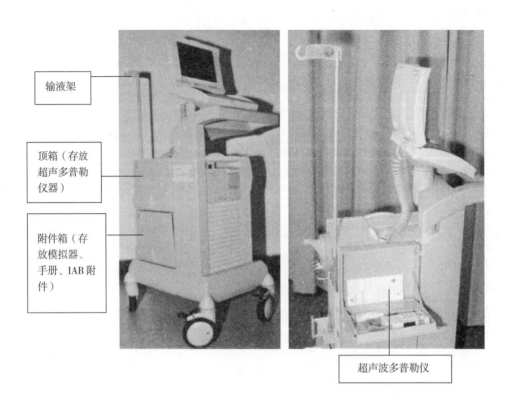

显示屏幕具体介绍：

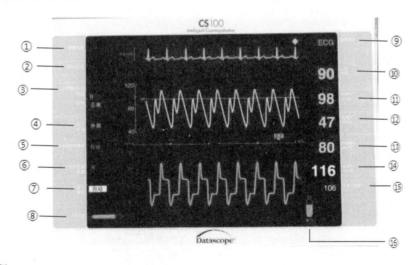

注释：

①报警信息
②提示信息
③心电图 /ECG: 导联，增益
④压力信号

⑤IABP 充气模式
⑥气体泄漏报警
⑦操作模式
⑧IAB 状态

⑨触发信号
⑩心率（次 /min）
⑪收缩压（mmHg）
⑫舒张压（mmHg）

⑬平均值（mmHg）
⑭反搏压（mmHg）
⑮反搏压报警（mmHg）
⑯氦气瓶气体使用情况

2. 常见主动脉球囊导管结构介绍

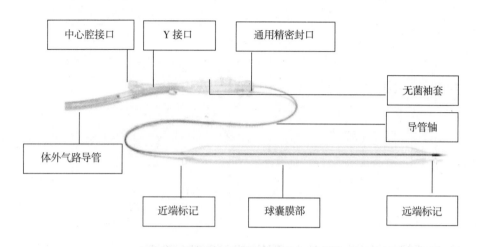

中心腔接口　Y 接口　通用精密封口　无菌袖套　导管轴　体外气路导管　近端标记　球囊膜部　远端标记

3. 压力传感器介绍

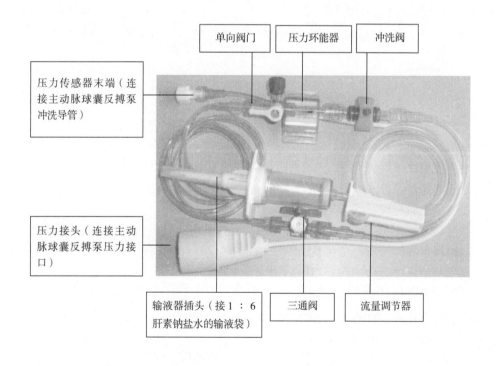

单向阀门　压力环能器　冲洗阀　压力传感器末端（连接主动脉球囊反搏泵冲洗导管）　压力接头（连接主动脉球囊反搏泵压力接口）　输液器插头（接 1 : 6 肝素钠盐水的输液袋）　三通阀　流量调节器

4. 管路连接

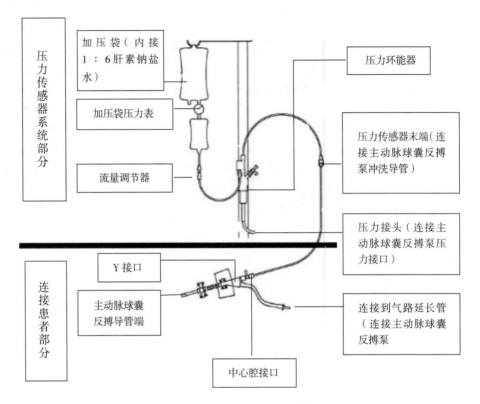

适应证

1. 难治性心力衰竭。

2. 心源性或感染性休克。

3. 顽固的不稳定性心绞痛。

4. 先兆型心肌梗死。

5. 急性心肌梗死相关的机械并发症（如二尖瓣反流、乳头肌断裂、室间隔穿孔等）。

6. 缺血性顽固性室性心律失常。

7. 高危的手术或冠脉造影、冠脉成形术的支持。

8. 感染性中毒性休克。

9. 协助脱离体外循环机。

10. 手术中搏动性血流的形成。

11. 高危患者接受诊断性或非手术操作时起支持和稳定作用。

12. 二尖瓣膜成形术。

13. 安装左心室辅助装置前的暂时过渡。

14. 心脏手术前的预防性支持。

15. 手术后心肌功能不全。

16. 心脏挫伤。

禁忌证

1. 严重的主动脉瓣关闭不全。

2. 主动脉有动脉瘤和夹层。

3. 髂动脉严重钙化或外周血管病变。

4. 过度肥胖或腹股沟有瘢疤无鞘插入困难，以及其他经皮穿刺禁忌证患者，必须使用鞘管。

（三）注意事项

常见并发症及处理措施

1. 主动脉血管并发症：主动脉内球囊反搏支持治疗中最常见的主动脉血管并发症包括主动脉瘤的扩大或破裂、股动脉或髂动脉破裂或穿通、主动脉内球囊反搏导管球囊破裂导致气栓产生、股动脉阻塞。

（1）主动脉内膜剥脱或者穿通临床表现为突然的剧烈腹痛或者背痛、低血压、心动过速、血细胞比容下降。

（2）在插管完毕以后一定要监测动脉血管远端的体征和症状，检查判断是否出现外周动脉血管栓塞。

（3）如果发生球囊破裂应当立即停止主动脉内球囊反搏支持治疗。医生要嘱咐患者取膀胱截石位，直到将主动脉内球囊反搏导管拔出。采取这种姿势反搏驱动气体（氦气）可以从大的主动脉游离到主动脉末端。

2. 下肢缺血、坏死：出现的可能原因为血栓形成、动脉撕裂或夹层。

（1）预防下肢缺血的重点是观察患者的双下肢搏动、皮肤颜色、感觉、肢体运动、插管侧肢体皮肤的颜色和温度等。

（2）在导管放置的第 1h 内每隔 15min 触摸患者双下肢的足背动脉进行比较，此后 2h 内每隔 30min 测量 1 次，再以后每小时测量 1 次。发现搏动异常及时报告处理。这些观察有助于预防肢体缺血、血肿形成。足背动脉搏动弱，肢端皮肤温度低，皮肤发绀，给予保暖，适当抬高肢体，拔管后即好转。

（3）当肢体出现血流灌注低下时应当立即撤出主动脉内球囊反搏导管。

3. 出血及血小板减少预防及处理

（1）患者的部分凝血激酶时间一般被控制在正常时间的 1.5~2 倍。血小板计数同样也应当受到密切监测，一般不低于 $150 \times 10^9/L$。每日应当检测患者的血红蛋白和血细胞比容。

（2）如果发生出血，根据需要进行输血，必要时输血小板。当主动脉内球囊反搏支持治疗停止以后，血小板计数通常回到原来水平。

4. 栓塞：是动脉管腔内涡流形成，涡流的离心作用导致血小板聚集，球囊拍击导致粥样斑块破裂脱落，球囊导管末端形成血栓，栓子脱落。

（1）持续使用1：6的肝素盐水缓慢冲洗压力套组。每30min以2~3mL的肝素盐水高压冲洗1次。

（2）腹腔压力增高后，立即检查压力套组有无血液反流。

（3）保持IABP机工作状态，协助患者翻身，保证术侧肢体伸直，及时更换监护电极。选择反搏比为1：2的同时降低球囊充盈度代替反搏比例1：3，保证停机时间不超过30min。

5.感染：是循环瘀血、长期卧床、免疫力下降、介入性操作、穿刺点渗血、无菌操作不严格等因素作用的结果。

（1）术中严格无菌操作。

（2）密切注意患者的体温和白细胞计数。

（3）预防肺部感染。

（4）严格控制探视人员。

（5）及时更换渗血敷料，保持局部清洁、干燥。当局部出现红、肿、热、压痛和有分泌物时应当考虑感染可能。

（6）定期监测中心静脉压，详细记录24h出入量，严格控制补液滴速，防止肺水肿。

IABP 反搏治疗中异常情况的观察与护理

1.快速型房颤的紧急处理方法为给予房颤触发模式，通知医生，按医嘱根据不同情况给予相应处理。

2.室颤的紧急处理方法为立即按室颤的抢救程序予心肺复苏，同时通知医生并选择内部触发模式。

3.室性心动过速的紧急处理方法为立即按室性心动过速流程处理，同时通知医生、IABP机反搏频率调到1：2，如为无脉性室性心动过速，选择内部触发模式。

4.IABP机反搏过程中显示反搏波形出现异常情况及处理：

（1）主动脉压力曲线

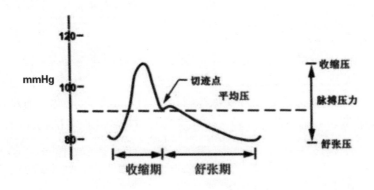

（2）使用 IABP 治疗过程中动脉压力波形的变化曲线

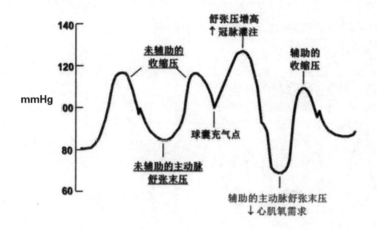

（3）充气过早

对血流动力学的影响：

① 主动脉瓣提前关闭。

② 每搏量或心输出量减少。

③ 前负荷增加。

处理：立即报告医生，协助调整 IABP 充气状态。

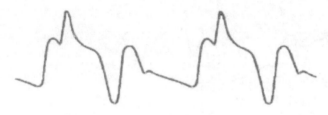

（4）充气过晚

对血流动力学的影响：

① PDP 增加不明显。

② 冠状动脉血流增加不显著。

处理：立即报告医生，协助调整 IABP 充气状态。

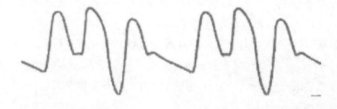

（5）放气过早

对血流动力学的影响：

① 主动脉根部压力达到新的平衡。

② 后负荷减低不明显。

③ 心肌耗氧量未减少。

处理：立即报告医生，协助调整 IABP 充气状态。

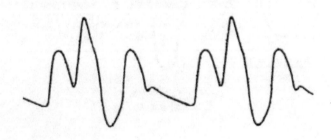

（6）放气过晚

对血流动力学的影响：

① 增加左室做功或增加心肌耗氧。

② 心输出量减少，肺动脉楔压（PAWP）增加。

处理：立即报告医生，协助调整 IABP 充气状态。

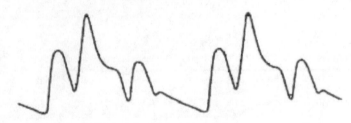

5. IABP 仪器设备的常见故障包括导管球囊破裂、IABP 导管脱出、停机故障。

（1）导管球囊破裂是较少见的并发症，同时也是最严重的并发症。其发生原因与球囊在扩张时压在钙化的主动脉壁上有关，同时也与导管型号的选择有关。

① 其主要表现是氦气消耗异常增加，氦气管道有血液。

② 护理人员在护理过程中要关心氦气的消耗量有无异常，IABP 管有无血液流出、体外的导管长度有无变化或者脱出，严密观察球囊反搏的情况，出现报警应及时报告医生，并配合医生进行处理。

③ 当怀疑导管球囊破裂时要立即报告医生并准备 IABP 导管的置换。

④ 一旦确诊球囊导管破裂，立即将 IABP 转到" stand-by "模式终止气体的继续泵入，终止抗凝处理，将患者头部降低 30°，采用头低足高位，预防氦气进入脑部形成栓塞，及时报告医生，根据病情更换或拔除导管。

（2）IABP 管脱出时的表现为导管外露长度增加。一旦考虑 IABP 管脱出就要报告医生，立即进行 IABP 管更换。主要是由于患者术肢活动频繁导致 IABP 管脱出，经及时更换后转归良好。

（3）停机故障由仪器故障引起。一旦发现仪器故障，IABP 机不能正常运行。停机故障的紧急处理方法为：

① 发现 IABP 机停电或机器故障不能运作时立即通知医生。

② 如停电联系医院配电中心，机器故障更换备用的 IABP 机。

③ 如无备用 IABP 机需立即联系厂家维修。

④ 同时安慰患者，严密观察病情变化。

⑤ IABP 机停止运作时间超过 5min，则处理措施如下：

a. 分离氦气管道，离患者端氦气管道用纱块包裹。

b. 用专用注射器充气和放气各一次。

c. 用单向通气阀接上患者端氦气管道，下次充气时取下单向通气阀充气。每隔 5min 充气、放气一次，充气的容量为 IABP 机球囊容量，直至 IABP 机能正常运作。经更换 IABP 机后仪器正常工作，无血栓形成。

IABP 的维护与保养

1. IABP 不用时，要定期充电（每周至少一次，每次充电时间 >12h），可延长机内蓄电池的寿命。

2. 患者撤机后清洁心电图线、压力导线、电源线并放回原处，避免打折破损。

3. 每月要开机一次，检查机器运转是否正常。

4. 定期清洁机身，注意防尘，IABP 要存放于室温在 10℃~40℃ 的房间内。每 3~6 个月进行一次机器系统维护。

（四）相关链接

1. ARROW 主动脉球囊的选择

（1）ARROW 主动脉球囊类型主要有：30mL、40mL、50mL。

（2）ARROW 主动脉球囊主要是根据患者身高及体表面积选择：

①身高 147~162cm、体表面积 <1.8m² 可选择主动脉球囊 30mL。

②身高 162~182cm、体表面积 >1.8m² 可选择主动脉球囊 40mL。

③身高 >182cm、体表面积 <1.8m² 可选择主动脉球囊 50mL。

2. 1：6 的肝素盐水的配置

1 支肝素钠注射液（12500U/2mL）加入生理盐水 10.5mL，所得肝素钠盐水浓度为：1mL 肝素钠盐水含肝素钠 1000U。取其中 6mL 肝素钠盐水注入 1000mL 生理盐水（500mL 盐水中加入 3mL 肝素钠盐水）中便可配置成所需要冲洗管道的肝素钠盐水。

3. IABP 各种信号的选择

（1）ECG：90% 以上的情况是使用心电图触发功能。

（2）压力：某种原因无法使用心电触发模式时，可选择压力触发模式代替。

（3）起搏信号。

①心室起搏或房室顺序起搏模式：用于100%心室起搏的患者，以心室起搏信号触发。

②心房起搏模式：用于心房单腔起搏时。

（4）内置频率触发模式：用于无心脏排序且无心电信号时，患者一旦出现心脏排血，不应继续使用固有频率触发模式。

李石荣 郑志霞

第十四节　使用临时起搏器的护理操作

【目的】

1. 在紧急情况下恢复有效的心脏搏动，如缓慢型心律失常等。

2. 预防性起搏如心导管检查、心脏手术后。

3. 研究诊断某些疾病，如快速性心房起搏诊断缺血性心脏病、窦房结功能的测定等。

【操作者资质】培训合格的专科护士。

（一）操作流程

（美敦力5318心脏起搏器）

操作流程	要点说明
评估： 　1.核对医嘱及患者信息（床号、姓名、住院号） 　2.评估患者：意识、病情、生命体征、手术部位的皮肤情况、合作程度	1.手术部位的皮肤情况：查看有无伤口、硬结、严重皮疹、水疱等 　2.术前患者应排空大小便，必要时留置尿管
告知： 　1.向患者解释安装临时起搏器的目的、方法、注意事项及配合要点 　2.与家属进行沟通，取得家属配合 　3.查看患者家属是否签署手术同意书	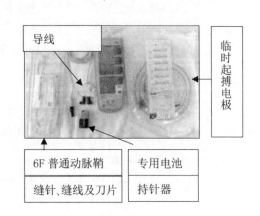

准备：

1. 护士准备：衣帽整洁，洗手，戴口罩、帽子

2. 环境准备：室温 18℃~22℃，关闭门窗或使用屏风遮挡；置管环境可在病房，理想状态下在数字减影血管造影 X 线机（DSA）室进行

3. 用物准备：临时起搏器、临时起搏电极、专用电池、导线、6F 普通动脉穿刺鞘，持针器，缝针缝线及刀片、专科介入手术包、0.5% 碘附、1 ：6 肝素盐水 500mL、生理盐水 500mL、利多卡因 5mL、无菌纱布 2 包、手术衣、适合术者的无菌手套、3M 敷料、2 个 5mL 注射器、黏性弹力绷带（固定管道用）、约束带、口罩、帽子、急救车、除颤仪

准备：

4. 患者准备：

（1）完善检查：血常规、尿常规、血型、出凝血时间、胸部 X 线、心电图、动态心电图

（2）建立静脉通道

（3）连接床旁心电监护（将心电监护心率调节为起搏心率），术前监测生命体征

（4）穿刺部位备皮

（5）体位：手术时患者取平卧位

备皮范围：通常经股静脉临时起搏器，备皮范围是会阴部及双侧腹股沟；通常经锁骨下静脉临时起搏器备皮范围是左（右）上胸，包括颈部和腋下，备皮后注意局部皮肤清洁

注：左上胸一般为安装永久起搏器最佳位置，安装临时起搏器时应避开此位置

实施：

1. 再次核对患者信息
2. 检查无菌物品的包装及有效期
3. 检查急救物品及药品
4. 再次核对手术同意书有无医生及患者签字
5. 暴露术野，协助医生消毒皮肤，铺手术巾，穿手术衣，协助医生置管。整个过程严格无菌操作
6. 准备临时起搏器
7. 待起搏电极送至右心室满意位置时，将电极尾端与台下起搏脉冲发生器进行连接，并确保连接部位紧密、牢靠

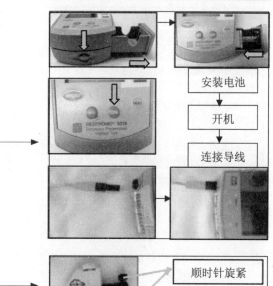

安装电池

开机

连接导线

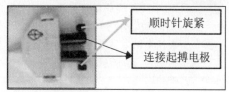

顺时针旋紧

连接起搏电极

第三章　循环系统护理技术

实施：

8. 协助医生进行测试

（1）起搏频率：70~80 次 /min，视实际情况而定

（2）电压：从 5V 起逐步降低，找出起搏阈值，起搏电压为起搏阈值的 2~3 倍，一般为 4~5V

（3）感知灵敏度：一般选择 2.0~2.5mV

（4）临时起搏器脉宽：一般设置较高，为 1.0ms

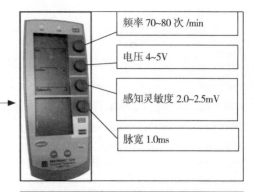

频率 70~80 次 /min

电压 4~5V

感知灵敏度 2.0~2.5mV

脉宽 1.0ms

实施：

9. 检查电极稳定性，嘱患者深呼吸或咳嗽，观察心电图，看有否无效起搏及膈肌刺激现象

10. 术中注意观察患者生命体征、血氧饱和度、心律、神志变化

11. 协助医生将电极固定于穿刺部位的皮肤上，固定后在电极上面覆盖无菌纱布，再用弹力绷带适当加压固定、捆绑

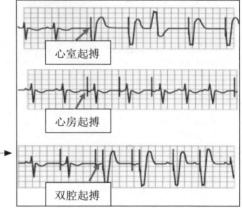

心室起搏

心房起搏

双腔起搏

观察与记录：

1. 穿刺肢体保持制动；必要时予约束

2. 术后体位：保持平卧位或左侧卧位

3. 严密监测心电图：心律、心率

4. 建立护理记录

5. 将有效起搏心电图打印一份，连同电极导管条形码粘贴单一同存放在患者病历里

6. 预防感染，保持穿刺部位清洁

7. 将临时起搏器存放于患者周围安全位置以防漏电，每日查看电池耗电情况，留备用电池以备随时更换

观察与记录：

1. 穿刺肢体避免弯曲，以免造成电极打折、断裂以致造成无效起搏而危及生命

2. 如患者平卧极度不适，可抬高床头 30°~60°（如置管位置在股静脉，则不宜抬高床头），术肢尤其是穿刺部位不宜过度活动，勿用力咳嗽，以防电极脱落

3. 注意观察心律与心率的变化，注意心率与起搏频率是否一致

4. 护理记录内容：患者的基础状态，术前及术后心率、心律的描述，生命体征数据的记录，起搏设定频率，起搏阈值，感知灵敏度数值（起搏器参数每班交接）

5. 穿刺部位每日更换敷料，注意观察有无渗血、血肿、皮肤红肿和渗液等情况

（二）要点说明

1. **定义：** 安置心脏临时起搏器是现代临床急救中抢救和治疗严重心动过缓、心脏停搏和某些心动过速的应急、可靠的治疗方法。临时起搏器是心导管室必备的生命支持仪器，具有调控频率、感知和发放脉冲强度三项功能。由一根双极起搏电极导管和一只体外脉冲发生器组成，用于立即进行起搏治疗的患者，达到治疗或诊断目的后即可撤除。

临时性心脏起搏可分为紧急临时心脏起搏和择期临时心脏起搏。前者主要应用在突发心动过缓所致脑供血不足、晕厥等情况，如急性心肌梗死后突发完全性房室传导阻滞及心肌病、病毒性心肌炎、洋地黄中毒时发生的药物难以控制的症状性心动过缓。后者主要是预防性或保护性起搏。

2. 仪器基本结构

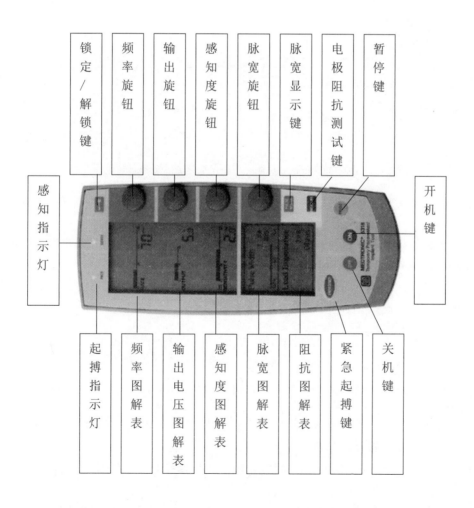

适应证

1. 心动过缓

（1）有心肌梗死。

①有症状的窦房结功能障碍引起的心动过缓或停搏（窦性停搏、慢快综合征、窦性心动过缓）。

②有症状的二度或三度房室传导阻滞。

③心房颤动伴过缓心室率或过长的 R-R 间歇。

（2）无心肌梗死。

①窦房结功能障碍伴有晕厥或类似晕厥发作症状，心动过缓引起的血流动力学障碍。

②莫氏Ⅱ型二度或三度心脏阻滞。

③新出现室内三分支阻滞包括右束支阻滞伴电轴左偏，双分支阻滞或交替束支阻滞。

（3）外伤患者伴低血压和对治疗无效的心动过缓。

（4）预防性起搏：心导管检查，开胸心脏手术之后，抗快速心律失常药物试验期间防止致命心动过缓。

（5）已植入心脏起搏器功能失常行常规更换而对起搏器依赖的患者。

（6）不明原因的心脏骤停。

2. 心动过速

（1）室上性心律失常。

（2）室性心律失常。

（3）预防性起搏：心导管检查，开胸心脏手术之后（如临时心房快速起搏、预防术后房颤）。

禁忌证

经静脉心脏起搏没有绝对禁忌证。严重低温所致心动过缓患者常常不需要心脏起搏，因为在经心脏起搏时偶尔会导致室颤。由于在这种情况下室颤难以复律，所以严重低温心动过缓的患者行心脏起搏时一定要小心，建议首先迅速给患者保暖升温，如患者情况无改善再考虑起搏治疗。

（三）注意事项

1. 临时起搏电极留置心腔时间一般不超过 2 周，最多 1 个月。

2. 临时起搏器电极的插头应避免接触任何金属或液体。

3. 认真检查电极插头是否固定在插孔内，极性是否正确。

4. 手术进行前所有急救物品、药品、设备必须处于备用状态，以便随时抢救。

5. 穿刺入口处的起搏导管固定不动。

6. 临时起搏器体外脉冲发生器应固定在床上或患者身上，以防滑脱而牵拉导致脱位，每天应检查接头连接处，确保安全起搏。

7. 经股静脉放置导管者需要肢体固定，鼓励患者进行术肢肢体肌肉自我收缩和舒张运动，并给予术肢肢体按摩，预防下肢静脉血栓。

8. 对于老年患者，尤其是痴呆或烦躁的老年患者，给予约束时应注意患者活动或移动身体后出现原约束肢体位置改变以致无效约束、电极移位或接触不良，从而导致无效起搏。

9. 严密观察血钾变化，维持在 3.5~4.5mmol/L，维持内环境稳定，以免血钾过低引起室颤，血钾过高引起心脏骤停。

10. 常规备好抢救的药品和器材如阿托品、多巴胺、利多卡因、异丙肾上腺素、除颤仪等，以防起搏失灵时心力衰竭的抢救。

11. 备好备用电池，注意临时起搏器的低电压报警，及时更换（一般为 9V 的锌汞电池或锌锰电池）。

12. 停用指征

（1）当起搏心律与自主心律交替出现，且自主心律多于起搏心律时，连续 3d 描记心电图正常，应逐渐减慢起搏频率 3~5 次 /min，每 6h 减慢一次，直至完全关闭起搏器。

（2）关闭临时起搏器后观察 3~5 d，如自主心律及心率正常，可拔出起搏导管电极。

（3）拔出导管电极后，立即用 0.5 kg 沙袋压迫止血半小时左右。

（四）相关链接

【异常情况及处理】

异常状况	原因与临床表现	预防与处理
无起搏脉冲	1. 电极移位（最常见）或脱落 2. 电极导管破损、断裂或打折 3. 起搏器电池耗竭 4. 电极导线与脉冲发生器连接不牢固 5. 高血钾 临床表现：心率小于起搏器设置频率时，无起搏心律出现	1. 配合医生进行调整电极位置 2. 配合医生进行更换电极导管 3. 更换电池 4. 检查电极导线与脉冲发生器连接处是否牢固，正负极连接是否正确 5. 纠正电解质紊乱

异常状况	原因与临床表现		预防与处理
有起搏脉冲，无心室夺获	1. 电极移位 2. 输出能量低于刺激阈值 3. 心脏穿孔 		1. 重新放置电极 2. 加大输出电流
感知不良	1. 心脏信号小 2. 感知灵敏度低 未被感知到的 R 波 		提高灵敏度，将灵敏度数值调低
感知过度	1. 肌电原因：是感知过度的最常见原因 2. 电磁干扰	心房感知过度：可表现为心室率过快或心房起搏脉冲被不规则抑制，患者常感心悸或不适	1. 肌电感知引起的感知过度可通过降低感知灵敏度，使数值变大得到解决 2. 远离强电场和强磁场
		心室感知过度表现为心室起搏脉冲被不规则抑制，脉冲信号间期大于起搏的间期，严重时甚至长时间无起搏脉冲发放，若无患者自身 QRS 波出现，可出现长间歇，引起患者黑蒙甚至晕厥	
心肌穿孔、心包压塞	1. 胸痛，膈肌刺激，起搏中断或间歇起搏，阈值升高，感知不良，严重者烦躁，心率、血压下降，意识丧失，甚至呼吸、心跳停止 2. 慢性心肌穿孔可仅表现为起搏阈值增高而无明显临床症状		1. 立即配合进行现场急救，备好心包穿刺物品及药品 2. 如慢性穿孔可配合医生将电极导线小心撤回心腔并找合适位置重新放置
心律失常	室速和室性早搏是经静脉临时起搏的常见心律失常，尤其在心肌缺血、心肌梗死、低氧及进行冠脉造影时发生概率高，甚至有可能发生室颤		1. 术前准备好急救用物、急救药品、除颤仪 2. 在置管过程中严密观察心律变化，如发生心律失常及时配合医生处理

异常状况	原因与临床表现		预防与处理
感染	1. 穿刺因素 2. 导线经皮外露与体外起搏器相连 3. 局部处理不妥或导管放置时间过长		1. 术者严格无菌操作 2. 穿刺口每日更换敷料 3. 导管固定,避免脱出 4. 临时起搏导管一般留置时间超过1周,根据需要使用抗生素治疗
穿刺并发症	血栓	30%的患者可形成无症状血栓	1. 根据临床决定是否需要抗凝治疗 2. 注意观察有无静脉血栓的表现
	皮下血肿、气胸、血胸	1. 局部压迫不当 2. 穿刺伤及肺尖部	1. 注意观察穿刺部位情况 2. 注意观察患者呼吸、血氧饱和度、血压,穿刺部位旁是否出现皮下气肿,一旦发生必须行胸腔闭式引流

李石荣 郑志霞

第三章 循环系统护理技术

第四章 消化系统护理技术

第一节 腹部管道的管理

一、气管插管患者鼻胃管插管技术

【目的】导管经鼻腔插入胃内，可用于胃肠减压、胃肠引流，为不能经口进食的患者提供肠内营养。

【操作者资质】培训合格的专科护士。

（一）操作流程

操作流程	要点说明
核对： 医嘱、患者床号、姓名、住院号	气管插管患者可查看手腕带及床头卡双重核对身份
评估： 　　1. 患者的病情、置管目的、意识、合作程度 　　2. 口鼻腔情况：有无鼻中隔偏曲、鼻腔炎症、阻塞、脑脊液鼻漏等不宜插管疾患 　　3. 有无消化道狭窄或食管静脉曲张等	1. 气管插管患者多选用 PUR 重力型胃管，管内带中空导丝，可提高插管成功率 　　2. 根据患者性别、身高、体型选择合适的胃管，PUR 重力型胃管成人一般选用 12~15F2 　　3. 有脑脊液鼻漏者可在口腔放置牙垫，经牙垫插入胃管 　　4. 食道梗阻或食管静脉曲张者慎插胃管
告知： 　　患者置管的目的、意义及注意事项，取得患者配合	

准备：

患者准备：

1. 床头抬高 30°~45° 或半卧位，颈椎、胸腰椎骨折可取斜坡位

2. 躁动患者予以适当的镇静、镇痛

用物准备：鼻胃管、凡士林油纱（石蜡油纱块）、治疗巾、弯盘、20mL 注射器、听诊器、鼻贴、水杯，有条件可备 pH 试纸

操作者准备：洗手，戴口罩、手套

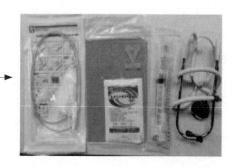

实施：

1. 颌下铺治疗巾，置弯盘

2. 检查、清洁鼻腔

3. 吸痰，清除气管插管、口腔分泌物

4. 测量鼻胃管置入长度：前额发际至胸骨剑突处或鼻尖经耳垂至胸骨剑突处距离，并做好标记

5. 使用凡士林油纱润滑胃管

6. 插鼻胃管方法如下：

（1）经鼻腔将鼻胃管插入 15cm 时，将患者头部托起，使下颌靠近胸骨柄，增大咽喉部通道的弧度，利于鼻胃管顺利通过会厌部，将鼻胃管送入预定位置

（2）放气囊，解除气囊对食管壁的压迫，其余步骤同上

（3）头肩部和颈部偏向右侧，在胃管插入 15cm 时，另一手托起下颌关节向前上抬起，将鼻胃管送入预定位置

（4）采用喉镜直视下留置胃管（详见相关链接）

（5）纤维支气管镜引导下留置胃管（详见相关链接）

7. 确认鼻胃管位置

8. 拔除导丝

9. 使用鼻贴固定鼻胃管，必要时行二次固定

10. 粘贴胃管标识

11. 根据医嘱接胃肠减压或注入药物、营养液

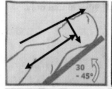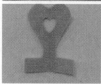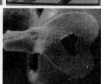

鼻贴剪成镂空心形，既美观又方便观察皮肤

1. 证实鼻胃管在胃内的方法

（1）从胃管抽出胃液

（2）置听诊器于胃部，快速经鼻胃管向胃内注入 10~20mL 空气，能听到气过水声

（3）行 X 线检查，确认胃管在胃内

（4）检测回抽分泌物，pH 值 ≤ 5.5

2. 插管过程如出现剧烈恶心、呕吐、心率加快，应暂停，休息片刻后再插管

3. 如患者出现咳嗽、呼吸困难、紫绀表现，说明鼻胃管误入气道，应立即拔出，待症状缓解后再插

4. 插管时应动作轻柔，避免损伤食道黏膜

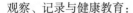

观察、记录与健康教育：

1. 观察：胃液的颜色、量、性状、腹部情况

2. 记录：插管时间、置入长度、确认位置、回抽胃液颜色、量、性状

3. 健康教育：告知患者留置鼻胃管的意义及保护的方法

---

1. 鼻贴隔天更换，污湿随时更换

2. 经常检查鼻子皮肤，及时发现过敏及压疮情况

3. 保持管道通畅，每次注食前回抽胃液，鼻饲前后均用 20mL 温开水冲洗导管，防止管道堵塞

4. 长期鼻饲者，根据鼻胃管厂家说明决定更换时间

（二）相关链接

气管插管患者喉镜直视下留置胃管

优点：利用喉镜直视下充分暴露咽喉部视野，用气管插管钳（小号卵圆钳）直接将鼻咽部、口腔内卷曲的胃管夹准确送入胃中，提高了插胃管的成功率，避免或减少了反复和盲目插管对咽喉部黏膜、血管的损伤和刺激，同时也减轻了患者的痛苦

用物：可视喉镜、小号卵圆钳、鼻胃管、凡士林油纱（石蜡油纱块）、治疗巾、弯盘、20mL 注射器、听诊器、鼻贴、水杯，有条件可备 pH 试纸

操作：

1. 患者平卧去枕，适当镇静镇痛，以减轻不适感

2. 将喉镜组装备用

3. 助手立于患者右侧，彻底吸痰后抽出气管插管气囊内气体，按照常规置胃管法经鼻轻柔插入胃管至咽部（约 15 cm 处）

4. 操作者立于患者头端将患者头后仰，妥善固定气管插管至右口角，右手轻推下颌，打开口腔，左手持喉镜将镜管沿右口角置入口腔中，推开舌根，暴露咽后壁，见胃管头端，缓慢推进喉镜片至会厌下方，轻挑会厌可见气管导管后方食管入口

5. 左手保持不动，右手用插管钳夹住胃管前端，沿咽后壁轻轻将胃管送入食道直至所需插入深度

6. 撤出喉镜

7. 确定胃管进入胃内，固定胃管

8. 粘贴胃管标识

注意事项：

1. 在置管前全面评估患者病情，严格掌握适应证，置管过程中严密监测患者心率、心律、呼吸、血压、血氧饱和度等病情的变化，发现异常，及时终止操作并报告医生处理

2. 在置管前要妥善固定气管插管，保持气道通畅，防止意外脱管

气管插管患者纤维支气管镜引导下留置胃管

优点：

1.纤维支气管镜亮度高，观察角度大，视野清晰，操作全过程在直视下进行，克服了常规鼻胃管置入的盲目性，不必反复试插，创伤小，成功率高

2.便于清除鼻腔、口咽部分泌物，可清晰显示解剖位置，既提高了一次性置管成功率，同时又可在明视下吸引口腔分泌物，防止误吸

3.可避免盲插将胃管置入气管内引起医源性肺炎等并发症

用物：便携式纤维支气管镜(OlympusLF–GP型)1台，冷光源1台，软聚氯乙烯材料鼻胃管(16F2)、麻黄碱滴鼻液、石蜡油、治疗巾、弯盘、20mL注射器、听诊器、鼻贴、水杯，有条件可备 pH 试纸

操作：

1.将气管及口腔内的痰液吸干净，在不间断机械通气或气管导管内输氧下将气管导管气囊放气

2.以液体石蜡油润滑鼻胃管内外和纤维支气管镜，将其套在纤维支气管镜上

3.患者取平卧位头后仰，鼻腔滴麻黄碱，术者左手将纤维支气管镜先由一侧鼻腔插入，仔细观察食道在咽喉部开口，鼻胃管沿着纤支镜的管壁进入，通过纤支镜下看，胃管是否进入食管

4.将鼻胃管送至预定的长度，一人固定鼻胃管，将纤维支气管镜退出

5.确定胃管进入胃内，固定胃管

6.粘贴胃管标识

二、腹部引流管的护理

【目的】观察引流液的颜色、量、性状，引流管固定稳妥，引流通畅，引流效果好。

【操作者资质】培训合格的护士。

（一）操作流程

【腹部引流管护理】

操作流程　　　　　　　　　　　　　　　　要点说明

```
评估：
  1.患者年龄、病情、意识和合作能
力、心理状态
  2.留置引流的目的、时间、位置、
种类
  3.引流液的颜色、量、性状及插入
刻度
  4.伤口敷料、局部皮肤
```

→ 伤口敷料污湿随时更换，局部皮肤如有浸渍可外涂氧化锌软膏

标识清晰	高举平台固定	每管单独固定

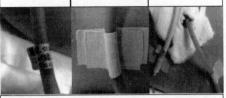

告知：

引流管名称、引流目的和意义、并发症和必要的护理配合

固定：

1. 引流管予以固定，保持适宜长度，方便患者翻身活动，引流袋放置低于管口，防止袋内液体逆流
2. 标识清晰，每管单独标识，单独固定，摆放整齐有序
3. 躁动者做好约束或镇静、镇痛

（1）6cm×2cm 胶带两条，第一段胶带粘贴于顺应引流管放置方向的皮肤上

（2）第二段胶带，高举平台法固定在第一条胶带上

（3）标签上写管道名称、置管日期、刻度，粘贴于距敷料口 10cm 处

通畅：

1. 保持有利引流体位：半卧位（病情许可）
2. 避免受压、扭曲、折叠、牵拉
3. 定时以离心方向挤捏引流管
4. 若有阻塞可用注射器回抽，禁止擅自冲洗

1. 挤压：1~2h 挤压 1 次

方法：一手捏住硅胶管上端，离心方向挤压引流管，再缓慢松开，防止引流袋中液体倒吸

2. 按引流目的设置引流袋放置高度，必要时建立负压

密封和无菌：

1. 检查引流装置是否密闭及引流管是否脱落
2. 引流装置保持无菌，引流口处敷料保持清洁干燥
3. 搬运患者或更换引流袋时，需夹闭引流管，防止逆流
4. 按规定时间更换引流袋，更换时严格遵守无菌操作规程

1. 引流袋无须每日更换，保持系统密闭性，减少感染机会
2. 有条件可使用抗反流引流袋

观察与记录：

1. 观察引流管口敷料及周围皮肤情况
2. 观察引流效果及引流液的颜色、量、性质并准确记录
3. 每班记录引流管插入长度或外露长度

1. 及时倾倒引流液，负压球内液体达 2/3 时应倾倒计量，倾倒后需消毒活塞
2. 早上 7:00 统一累计 24h 引流量，在引流袋上做好标记

【更换引流袋】

| 操作流程 | 要点说明 |

核对：
1. 医嘱、患者姓名、床号
2. 引流管种类、引流管留置时间、长度

评估：
1. 患者年龄、病情、意识和合作能力、心理状态
2. 留置引流的目的、时间、位置、种类
3. 引流液的颜色、量、性状及插入刻度
4. 伤口敷料、局部皮肤

> 1. 按引流袋使用期限定期更换，普通引流袋每周更换，负压球每天更换，污染随时更换
> 2. 意识模糊、烦躁不安、不配合者必要时予以约束及适当镇静、镇痛
> 3. 引流液颜色、量、性状有异常变化、敷料有渗血、渗液及时告知医生处理

告知：
1. 引流目的、更换引流袋目的、护理配合及引流期间注意事项
2. 维持有效引流的意义及方法

准备：
环境： 符合无菌要求，保护隐私
患者准备： 将患者置于合适体位，躁动患者予约束镇静
操作者准备： 洗手，戴帽子、口罩、手套
用物准备： 引流袋、消毒用物、无齿血管钳、手套、治疗巾、换药包

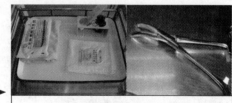

> 1. 一次性换药包内无血管钳，需另准备
> 2. 用无齿血管钳夹引流管防止夹损引流管

实施：
1. 暴露引流管与引流袋连接处
2. 引流管下铺治疗巾，换药包（消毒棉签 2 支、无齿血管钳 1 把）置于治疗巾上
3. 用无齿血管钳夹紧引流管（距接口上方 5cm 处），分离引流管与引流袋接头
4. 将换下引流袋直接置于医疗垃圾袋内
5. 由内向外消毒引流管口及外周 2 次
6. 拔除新引流袋盖子，将新引流袋与引流管连接
7. 松开血管钳，观察引流情况
8. 拧紧引流袋活塞，固定引流袋，再次挤管检查是否通畅
9. 撤治疗巾、换药包
10. 调整至利于引流的体位

第四章　消化系统护理技术

整理、观察与记录：

1. 整理床单位，协助取舒适体位，用物处理

2. 观察引流液的颜色、量、性状

3. 引流口敷料及周围皮肤情况

4. 准确记录：记录更换引流袋时间及引流量

5. 标识：有多个引流袋时，在每个袋上用油性笔写上相应的引流管名称，方便计量

→

1. **活动性出血**：连续 3h 引流量超过 200mL/h 或 >4mL/（kg·h）鲜红（暗红）色液，说明仍在继续出血，应立即报告当值医生

2. **引流量**：超过 1000mL 应报告医生，遵医嘱夹闭引流管

3. 观察引流液时应观察刚引流出的液体，因部分引流液（胆汁）会因流出体外时间较长而发生颜色、性状的变化

（二）特殊操作

1. 引流液标本采集

用物：无菌手套、醋酸氯己定、无菌棉签、5mL 注射器、无菌标本容器。

步骤：

（1）洗手，戴无菌手套。

（2）醋酸氯己定棉签消毒引流管 3 次，引流管与接口的上方 5cm 处。

（3）持 5mL 无菌注射器刺入消毒部位管道，按要求容量抽取标本，置入无菌容器中，贴上标签，及时送检。

（4）醋酸氯己定棉签再次消毒刺孔处。

若留取大量标本时，可直接消毒引流袋活塞 3 次，直接在活塞口处采集，同时应避免引流袋活塞口碰触标本收集器。

注意：

（1）勿断开引流管和引流袋连接处留取标本。

（2）必须洗手戴无菌手套，整个过程保持无菌，使用一次性无菌容器收集标本并盖上盖子。

2. 引流管口渗液标本采集

用物：无菌手套、醋酸氯己定、无菌棉签、无菌标本容器、0.9% 生理盐水 10mL、5mL 注射器、无菌纱块、胶布。

步骤：

（1）洗手，戴无菌手套、口罩。

（2）揭去引流管口敷料，2~3 根无菌棉签直接蘸取管口渗液，第二人用 5mL 注射器抽取无菌生理盐水，将棉签内渗液冲入无菌标本容器内，贴上标签，及时送检。

（3）醋酸氯己定棉签消毒管口，并重新覆盖无菌纱块固定。

3. 拔管护理

（1）拔管指征：在临床上，引流管拔除的时间根据每位医生的习惯有所不同。

橡皮片引流：一般用于浅表伤口引流，目的是防止皮下积血、积液， 24~48h 后可拔

除。烟卷引流：4~7d。

腹腔负压球：术后 7~10d 左右，引流量逐渐减少，24h 少于 20mL，颜色由鲜红转为淡红或无色。

"T"管拔管指征：术后 2 周，患者无腹痛、发热，黄疸消退，血象、血清胆红素正常；胆汁引流量减少，每日少于 200mL，颜色清亮；胆管造影显示胆管通畅，或胆管镜证实胆管无狭窄、结石、异物；夹管试验阴性。

（2）拔管后管口处贴 3M 伤口敷料，"T"管拔除后卧床休息 6h，取左侧卧位，注意观察有无腹痛、渗液、渗血、发热、黄疸等。有异常立即告知医生。

4. 紧急情况——脱管处理

（1）引流管从腹腔滑脱：立即报告医生，消毒术口后用无菌纱布封闭，协助医生做进一步处理。

（2）引流管连接处脱落：立即用无齿血管钳夹闭或反折引流管，按无菌操作更换引流袋。

何茹 黄燕

第二节 肠内营养管饲技术

【目的】通过鼻胃管、鼻十二指肠管或鼻空肠管为不能经口进食患者提供营养基质、水分及药物，以维持患者营养和治疗的需要，维持胃肠道的正常功能，减少代谢紊乱及感染等并发症的发生。

【操作者资质】培训合格的护士。

（一）操作流程

操作流程   要点说明

> 核对：
> 　患者床号、姓名、住院号、医嘱、诊断、营养液（食物或药物）

231

评估：
1. 患者年龄、病情、生命体征、水电解质和出入量
2. 胃肠功能、胃内残留液量（GRV）
3. 鼻饲途径：鼻饲管的位置、通畅情况
4. 患者痰液量情况

→

评估内容较多，为肠内营养操作前的重点，详看相关链接一

↓

告知：
鼻饲的目的、方法及留置管道的重要性

↓

准备：
1. 用物准备
（1）营养泵、负压吸痰装置、人工气道患者备气囊压力表；与营养泵对应型号的营养袋、60mL 注射器
（2）药物、营养液或食物、研钵、适量温开水
（3）手套、"非静脉用"标识、干纸巾和湿纸巾

2. 患者准备
体位：无禁忌者床头抬高 30°~45°
（1）打饱气囊：人工气道患者确保气囊内压力充足（25~30cmH$_2$O）
（2）确认鼻饲管道的位置、通畅情况和插入长度
（3）吸痰

3. 操作者准备
洗手，戴口罩、非无菌胶手套

→

1. 根据患者对营养液的耐受、血糖值、营养液的性质、胃残液量（GRV）、患者消化能力确定鼻饲量
2. 药丸研磨至粉末状，加入适量（20~50mL）温开水混匀；营养液摇匀，倒入营养袋内，营养袋排气，安装营养袋于营养泵上备用
3. 标识：填写"非静脉用"标识，注明用法及起始时间，规范张贴在注射器和输注管上，胃（肠）管末端做好管道及刻度标识
4. 持续泵入鼻饲液前必须先吸净痰液，一次性注入鼻饲液 ≥ 100mL 时且痰液过多者必须先吸净痰液再鼻饲

↓

实施：

1. 核对：营养液（药品）和管道无误

2. 回抽：胃（肠）液，观察颜色和量

3. 冲管：温开水 20~50mL 冲管

4. 注入药液或营养液

（1）一次性注食注药者——缓慢注入

（2）持续泵入营养液者——连接胃管，调节速度，匀速泵入，加温至 38℃~40℃

5. 冲管：每次鼻饲后温开水 20~50mL 冲管，持续泵入者每 4~6h 用 20mL 温开水冲管一次，预防堵塞

注意事项：

1. 谨慎查对管道，严禁静脉滴注

2. 营养管加温：使用营养泵自备的加温夹对营养液进行加温，加温器悬挂于输液架上，严禁放床上，以免烫伤患者

3. 标识：注射器与营养液管路标识清晰，营养液使用单独输液架，与静脉管路分挂于床头两侧，禁混挂

观察与记录：

1. **观察**

（1）消化道情况：有无恶心、呕吐、腹泻、腹胀等症状以及 GRV、血糖的观察

（2）呼吸情况：有无呛咳、呼吸困难等

（3）药物使用后疗效的观察

（4）持续泵入营养液过程中：每 4~6h 监测一次 GRV，根据 GRV 调节泵入速度和量

2. **记录**

（1）鼻饲管道的插入长度，鼻饲时间、量及 GRV

（2）大便频次、性状及量

（3）鼻饲过程中观察到的情况以及处理结果

1. **回抽液的观察**

（1）观察颜色：鲜红色液或暗红色液，立即告知医生，停止鼻饲，并遵医嘱使用相应的止血药物等措施

（2）观察量：根据附录一中第 5 项回抽 GRV 的方法，确定是否继续鼻饲，以及鼻饲速度

2. 如出现呛咳、呼吸困难等误吸现象，立即停止鼻饲并立即吸出口鼻腔、呼吸道分泌物

3. 处理用物：鼻饲注射器和滴注管道 24h 更换，已开启的营养液可保存 24h

4. 冲管：鼻饲营养液后，需一边冲管一边挤压管道，防止营养液黏附于管壁

（二）注意事项

【管道异常状况及处理】

异常状况	发生原因	预防	处理
管道脱出或意外拔管	管道牵拉固定不当	妥善固定，避免牵拉	1. 异常躁动患者排除原因后予镇静 2. 鼻肠管 （1）脱出长度 ≤ 10cm：询问医生是否继续使用或推送管道至原刻度 （2）脱出 > 10cm 询问医生是否需拍床旁 X 线检查以确定管道位置，并询问专科医生脱管后处理方法，继续使用、拔管或胃镜协助下重新置入 3. 严格交接班，核对刻度，妥善固定 4. 当事人按不良事件上报流程上报
	患者躁动	使用镇静、镇痛药物，保持 RASS 评分在 –2~0 分之间较合适	
	交接班不仔细	严格执行交接班制度，明确脱管的权责范围：交接班时发现问题由交班者负责；交接班后发现问题由接班人员自行负责	
误吸	以上各种原因所致的脱管	采取预防脱管的措施	1. 抬高床头，患者头偏向一侧，立即吸出气道及口腔内误吸液后，检查气囊压力，确保压力在 25~30cmH$_2$O 2. 脱管患者按照脱管后处理方法进行处理 3. 观察痰液性状和呼吸情况：误吸后痰液可见鼻饲液状物，需持续观察其有无变化，尤其是有无血性痰液，及时告知医生予以处理；观察呼吸情况，误吸量大时，可造成患者呼吸困难、窒息，立即备好气管插管或气管切开用物，必要时抢救 4. 多翻身拍背，清醒患者嘱其深部咳痰
	气囊压力不足且患者呛咳、呕吐	鼻饲前确保气囊压力在 25~30cmH$_2$O，并先吸痰后鼻饲	

（三）相关链接

评估注意事项

1. **年龄**：老年和小儿患者鼻饲起始速度不得大于 50mL/h，之后根据 GRV 量调节鼻饲速度

2. **病情和生命体征**

（1）胃肠道术后患者，如需鼻饲，请征询专科医生意见

（2）休克、抢救期、血流动力学不稳定期患者不适合鼻饲

（3）严重腹腔感染、胃肠道大量出血、肠梗阻患者禁止鼻饲

3. **水电解质和出入量**：查看患者昨日总出入量、大小便量、鼻饲总液量及去弃液量，告知医生，咨询鼻饲量和种类是否变动

（1）血糖 ≥ 10mmol/L 时，需告知医生予相应的处理

（2）高钠患者鼻饲纯化水前了解血钠情况

（3）无尿、少尿患者鼻饲 KCL 前与医生沟通

4. **胃肠功能**

（1）肠鸣音 < 3 次 /min、严重腹泻、腹胀，与医生沟通，调整鼻饲速度、剂量和种类，或暂停鼻饲

（2）顽固性腹泻需要进行肠道休息处理后再重新评估使用

（3）严重腹腔感染、胃肠道大量出血、肠梗阻患者禁止鼻饲

（4）胃肠道回抽液见血性物时，应暂停鼻饲营养液及严禁鼻饲高浓度药液：10%KCl、15%KCl、10%NaCl、10% 葡萄糖酸钙等

（5）频繁呕吐史：咨询医生是否继续予鼻饲，如需鼻饲，输注速度不得大于 50mL/h，之后根据 GRV 量调节鼻饲速度，监测 GRV 频率缩短为每 2~4h 一次，根据病情适度抬高床头，防误吸

5. **回抽 GRV**

（1）**说明**

①允许适当胃潴留量可减少患者营养支持的中断，从而增加营养吸收及减少不良反应

②接受胃潴留量监控的患者在营养吸收方面有优势，不良反应较少

（2）**频次**：开始鼻饲前，鼻饲期间常规每 4~6h 一次，特殊患者监测频次增加

（3）**方法**：先向胃内注入空气 30mL，再缓慢回抽

① GRV ≤ 100mL，增加输注速度 20mL/h

② GRV ≤ 250mL，全部注回，再注入 20~50mL 水冲管，原速管饲

③ GRV ≥ 250mL，注回 250mL，余液弃除，报告医生，考虑暂停输注或降低输注速度

6. **鼻饲途径**

（1）**说明**

①鼻饲方法常分为经鼻胃管、经鼻十二指肠管及经鼻空肠管等途径

②经鼻肠营养和经鼻胃内营养对机械通气患者 VAP 发病率的影响并无差异，但空肠内营养使患者吸收能量及蛋白质更多

（2）**评估**

①管道位置：检查插管深度是否与记录一致，回抽胃液或肠液，使用 pH 试纸检测以确定插管位置是否正确，必要时加用听诊气过水声等其他方法同时予以确定

②管道通畅情况：管道不畅时予温开水冲洗挤压，若无法复通，必须告知医生，是否拔除管道重插

第四章　消化系统护理技术

（3）**正常人 pH 值**：胃液：0.9~1.5；肠液：约 7.8

7. 鼻饲液的选择

（1）药液

①高浓度药液鼻饲前必须稀释：10%KCl、15%KCl、10%NaCl、10% 葡萄糖酸钙

②其他药品鼻饲前请参看药品说明书，根据医嘱和说明书内容指导鼻饲时间、剂量和方法

（2）营养液

①摇匀后使用，开瓶后保存时间：常温不超过 8h，4℃环境下不超过 24h

②胃肠功能恢复初期患者、老年患者和小儿：咨询医生是否采用以下过渡方法观察（由于营养液不宜稀释使用，若需此过渡方法，必须咨询医生同意后方可执行）：先鼻饲温开水或 5% 葡萄糖溶液 100~200mL，1~2h 内观察有无恶心呕吐等不适，若无不适，可予半量肠内营养液 + 半量温开水或 5% 葡萄糖溶液鼻饲，起始速度 ≤ 50mL/h，观察 1~2h 后，根据 GRV 和患者主诉，调整鼻饲液种类和速度

③能全力（肠内营养混悬液 (TPF)）：可用于糖尿病患者，不宜用于要求低渣膳食的患者；不能用于 1 岁以内的婴儿

④百普力（肠内营养混悬液 (SP)）：可用于糖尿病患者；不适用于 1 岁以内的婴儿

⑤瑞代（肠内营养乳剂 (TPF-D)）：适用于糖尿病患者，适用于老年患者，本品含钠较低，可以满足糖尿病患者的需要。但单用本品补充营养时，应适当补充钠

8. 评估体位：无禁忌者床头抬高 30°~45°，床头抬高禁忌证详见呼吸机相关肺炎（VAP）的预防

9. 评估痰液量和呛咳情况：开始持续泵入鼻饲液前和一次性注入管饲液 ≥ 100mL 时，必须事先评估患者痰液量和呛咳情况，痰液过多患者必须先吸净痰液再鼻饲，呛咳剧烈的患者查明并去除呛咳诱因后再予鼻饲，若诱因不能去除者，建议将营养液缓慢泵入，密切监测 GRV

观察与记录的注意事项

1. 恶心、呕吐

（1）立即暂停鼻饲，抬高床头 > 30°，吸痰，吸净口腔内呕吐物，防误吸

（2）清醒患者予心理护理，减轻紧张情绪

（3）待症状缓解后，根据呕吐量与医生沟通是否减速减量继续鼻饲或者停止鼻饲，必要时予胃肠减压

2. 腹胀

（1）清醒患者嘱其深呼吸，心理护理，予腹部绕脐周顺时针按摩 10 次，以减轻腹胀

（2）严重腹胀患者告知医生，询问是否暂停鼻饲

3. 腹泻

（1）鼻饲初期患者大多会出现轻微腹泻症状，属正常现象，予鼻饲液加温、减速、减量或加用促进胃肠道功能恢复的药物等，给予患者胃肠道适应时间，腹泻症状大多可缓解

（2）出现顽固性腹泻：停止鼻饲，咨询医生是否使用药物止泻，待肠道休息处理后再重新评估使用

（3）做好肛周护理

4. 胃肠道术后患者：如遇以上各项情况，请立即暂停鼻饲，并告知医生，并观察术口情况，必要时监测膀胱压

黄燕 何茹

第三节　肠外营养输注技术

【目的】通过中心静脉途径输注全部能量和各种营养素，补充和维持患者的营养，并观察患者的反应，确保电解质平衡。

【操作者资质】培训合格的护士。

| 操作流程 | 要点说明 |

操作流程

核对：
　　患者床号、姓名、医嘱、诊断、肠外营养液

评估：
1. 患者意识、病情、合作程度
2. 肠外营养的适应证及禁忌证
3. 中心静脉管路
4. 水电解质和24h出入量

要点说明

1. 适应证
（1）胃肠道功能障碍的重症患者
（2）由于手术或解剖问题胃肠道禁止使用的重症患者
（3）存在尚未控制的腹部情况

2. 禁忌证
（1）早期复苏阶段、血流动力学尚未稳定或存在严重水电解质与酸碱平衡紊乱
（2）严重肝衰竭、肝性脑病
（3）急性肾衰竭存在严重氮质血症
（4）严重高血糖尚未控制

3. 确认导管无破损、固定牢靠，局部皮肤无红肿，无脓性分泌物。如有感染，立即拔除中心静脉导管，导管尖端送培养

第四章　消化系统护理技术

告知：
肠外营养的目的、留置管道的重要性及注意事项

准备：
1. **用物准备**：输液泵、营养科配置 3L 袋（与营养科核对、签名）、生理盐水 100mL、肝素盐水（生理盐水 100mL+肝素钠 0.16mL 配置，10U/mL）
2. **患者准备**：取舒适体位
3. **操作者准备**：洗手，戴口罩

1. 检查 3L 袋包装无破损，保持无菌状态
2. 输液泵性能完好

实施：
1. 再次核对药品和管道无误
2. 3L 袋排空，连接好输液泵
3. 检查、冲管：静脉通路的置入刻度正确、回血通畅，20mL 注射器抽取 10mL 肝素盐水脉冲式冲管
4. 连接静脉通路
5. 输注前后用生理盐水冲管
6. 调节输液泵，匀速输入营养液

1. 脉冲式冲管：推 - 停 - 推，形成湍流，冲走管壁附着物，预防堵管
2. 匀速输入：在 24h 内输注，避免血液渗透压波动过大
3. 配好的营养液 24h 有效，如暂不使用，可在 4℃的冰箱中保存，使用前提前 0.5~1h 取出在室温下复温后再输注
4. 专用通道
（1）单独专用通道，维持 TPN 的稳定性
（2）禁止用于输血、采血，输血必须另外通道以免纤维蛋白堵塞静脉导管
（3）不宜同时串输其他液体（如抗生素），如不可避免需输注其他药物，前后要用生理盐水冲管

观察与记录：
1. 冲管：输注过程中每 4h 用生理盐水脉冲式冲管一次，预防管道堵塞
2. 观察生命体征，有无皮疹、恶心、呕吐等并发症
3. 记录：准确记录 24h 出入量
4. 监测生化指标
5. 输液管 24h 更换

并发症的观察：
1. 糖代谢紊乱：主要表现为高血糖和低血糖，监测血糖，高于 10mmol/L 或者低于 3.9mmol/L，及时报告医生处理

2. 脂肪代谢紊乱：表现为发热、急性消化道溃疡、血小板减少、骨骼肌酸疼等，若出现应立即停止输注脂肪乳，通常 20% 的脂肪乳 250mL 至少应输注 4~5h

3. 血栓性浅静脉炎：外周静脉输注时，输注部位静脉呈条索状变硬、红肿、触痛，少有发热现象，若出现应更换静脉输注，局部用 50% 硫酸镁湿热敷，或使用喜疗妥涂患处

4. 发热：输注过程中的发热多因输注过快引起，在输注结束后数小时不经特殊处理一般可自行消退，若体温高于 38.5℃应告知医生对应处理

黄燕　何茹

第四节　大便的管理

一、便秘护理

【目的】帮助护士分析便秘原因，并进行排便训练，形成规律的排便习惯。

【操作者资质】培训合格的护士。

（一）操作流程

操作流程	要点说明
评估： 1. 患者一般情况 2. 排便情况 3. 有无影响排便的因素 4. 患者是否适合进行排便功能训练	1. 年龄、性别、有无基础疾病 2. 大便次数、性状、气味、颜色 3. 饮食习惯、个人习惯、日常活动情况、社会文化、基础疾病、有无经常用药、有无影响排便习惯改变的情况、有无引起排便异常的器质性疾病等 4. 腹部、肛门部手术后 3d 内及极度虚弱患者避免进行排便功能训练，心肌梗死、动脉瘤患者进行排便训练时禁止用力
告知： 1. 正常的排便反射任何环节出现障碍均可以导致便秘 2. 便秘危害 3. 引起便秘的因素 　（1）生理环境因素 　（2）精神心理因素 　（3）饮食因素 　（4）药物因素 　（5）疾病因素	1. 排便反射是一种内脏反射动作，粪便下降到直肠，刺激直肠壁，通过反射作用使降结肠、乙状结肠和直肠等发生一系列的蠕动，同时又使肛管内外括约肌放松及膈肌腹壁肌收缩，逐渐将粪便排出，其低级中枢在脊髓腰骶部，但其活动受高级中枢的控制（正常排便反射弧详见相关链接 1） 2. 便秘不是一种疾病，而是一种可见于各种急慢性疾病的症候群，粪便在

第四章　消化系统护理技术

4. 配合的必要性和重要性，如是器质性疾病引起的便秘，本人除要有良好的精神心理状态，建立良好的饮食、排便习惯外，还要寻求专科治疗

↓

健康教育与护理：

1. 心理护理

2. 饮食护理

（1）鼓励正常进食与饮水，了解便秘的危害，积极配合

（2）进食富含膳食纤维食物如：水果、燕麦、柑橘、豆类、胡萝卜、芹菜等

（3）多食用产气食品如生葱、生蒜、蜂蜜和生黄瓜、生萝卜等，它们在肠中发酵，借以产气，促进肠蠕动，利于排便

（4）无禁忌者每日摄入水分 2~3L

3. 按摩疗法

（1）顺时针按摩法：用单手或双手的食指、中指和无名指自右沿结肠解剖位置向左环形按摩，每次10~15min，由轻到重

（2）穴位按摩法：足三里、三阴交

4. 定时排便及环境护理

5. 运动护理

6. 药物护理

7. 肛门按摩：戴手套润滑食指或中指，从肛门处插入直肠约5~7 cm，手指沿肠壁顺时针或逆时针旋转 2~3 圈，指力作用于 3 点、9 点处并做扩肛动作，以手指感觉到肛门括约肌松弛为标准，每日早餐后进行

↓

观察与记录：

观察训练后患者的排便情况

→

体内存留时间过长，肠道内的代谢产物增多，将会引起肠道毒素的吸收增加，导致代谢紊乱，引起原有疾病加重，降低生活质量，甚至引发其他疾病，例如结肠癌、老年性痴呆及心脑血管突发事件、痔疮、肛裂、腹胀甚至焦虑等

3. 引起便秘因素详细见相关链接 2

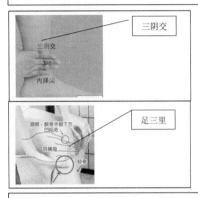

1. 规律排便，一般选择在早餐后 30~40min，即使无便意，也要坚持，以促进正常排便反射的形成

2. 病情允许情况下在洗手间排便，卧床患者根据习惯予以便器。最好坐厕或蹲厕或床头抬高 45°，注意力集中，深吸气，往下腹部用力，勿看书看手机等，年老者防止久蹲突然起来导致的脑供血不足，确保洗手间有扶手，注意安全

3. 适度运动可以促进胃肠道蠕动，增强消化功能，促进食欲，卧床者可床上活动

4. 以腹胀为主的便秘：促进肠蠕动，可给予润肠药物，但解出大便就停药

5. 以大便干燥、肛门坠胀为主的便秘：开塞露纳肛，起到软化粪便、刺激肠蠕动的作用，从而促使粪便排出

6. 常用泻剂选择详细见相关链接 3

7. 伴有腹痛，诊断不明者及时请专科会诊

8. 有器质性疾病者积极寻求专科治疗

→

记录给予患者的护理措施、护理结局：患者主诉、饮食、饮水情况、配合程度，大便次数、性状、颜色、量等

（二）相关链接

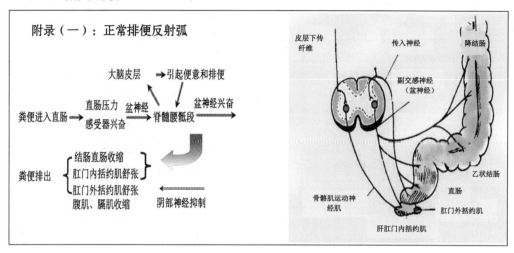
附录（二）：发生便秘原因及引起便秘相关因素

（1）发生便秘原因：正常情况下，促成排便动作需要有：肠内有能够刺激肠壁产生正常蠕动的内容物；正常的神经反射，即直肠黏膜受粪便充盈扩张的机械性刺激，产生冲动，经盆腔神经、腰骶脊髓传入大脑皮层，又经传出神经将冲动传出，使直肠收缩，肛门括约肌松弛，腹肌及膈肌收缩而将粪便排出肛门，以上排便过程的任何环节发生障碍时，均可发生便秘

（2）引起便秘的相关因素

① 精神心理因素：患者往往存在焦虑、紧张、抑郁的心理，可引起或加重自主神经功能紊乱，从而抑制外周自主神经对大肠的支配引起便秘；消极心理使患者食欲降低、进食减少，致使经胃肠吸收后剩余的食物残渣对结肠壁产生的压力过小，不能引起排便反射，进而引起便秘

② 饮食因素：患者进食量或膳食纤维食物及水分摄入过少，尤其癌症患者，不能有效刺激肠道蠕动、充分软化粪便，导致便秘

③ 疾病因素：肠道肿瘤或腹腔、盆腔肿瘤可引起肠道阻塞，使肠内容物通过受阻，以致到达直肠的粪便很少，不能触发排便反射而引起便秘，另外，糖尿病自主神经病变、脊髓损伤等各种原因导致的神经受损，可引起排便的动力肌不同程度受损，同时传导神经受损，排便冲动不能传至大脑产生排便反射，引起便秘

④ 药物因素：许多老年患者长期服用的一些降压药物可引起便秘，癌症使用的化疗药物，尤其是长春新碱类、鬼臼毒素类、紫杉醇类、阿糖胞苷等具有神经毒性，可影响自主神经功能，抑制肠蠕动，引起便秘，此外，5-羟色胺受体拮抗剂、阿片类止痛药、使用不当的缓泻剂等均可引起胃肠功能紊乱，导致便秘

⑤ 生理及环境因素：营养不良、久坐、全身衰弱，如各种疾病导致的长期卧床、年老等原因造成的运动障碍，以及经产妇生育过多造成腹壁松弛等，都可影响协助排便的膈肌、腹肌、提肛肌的肌肉收缩力，以致排便动力缺乏产生便秘；老年人或癌症患者体质均较弱，全身脏器功能减退，肠蠕动变慢，加之环境的改变，患者原有生活规律被打破，容易发生便秘

第四章　消化系统护理技术

附录（三）：常用泻剂

（1）透性泻剂：因其具有高渗透特征，口服后在肠内形成高渗状态吸收水分，并阻止肠道吸收水分，致使肠内容物容积增加，促进肠蠕动，引起排便；此类药物的优点为疗效可靠、不良反应少；临床常用者为聚乙二醇和乳果糖，其次为盐类泻剂，如硫酸镁等

（2）激性泻剂：此类药物通过刺激肠黏膜及肌肠间神经促进肠蠕动、推进运动增快，同时，还使肠黏膜水和电解质的分泌增加使粪便变得稀软；此类药物主要有中药番泻叶、大黄及一些复方制剂，西药则主要是酚酞和比沙可啶等；此类药物的特点是作用快，但不良反应较多，有的甚至很严重。此类药物是我国慢性便秘者应用最多的药物，也是应用最不规范的药物

（3）滑性泻剂：此类药物具有软化粪便、润滑肠壁的作用而使粪便易排出，主要有液状石蜡、甘油等口服用药及开塞露等直肠用药；此类药物虽有些不良反应，但如应用得当，仍有很好的疗效及效价比

（4）积性泻剂：此类药物在肠道不被吸收，在肠腔内吸收水分后，增加粪便体积刺激肠蠕动，且在结肠内被肠道细菌酵解，进一步增加肠内渗透压；阻止水分被吸收并刺激肠蠕动达到导泻作用，此类主要为含纤维素和欧车前的制剂，如甲基纤维素、欧车前、聚卡波等

冯丽琴

二、腹泻护理

【目的】做好腹泻患者疾病的观察与护理，防止腹泻引起的并发症，同时及时查找引起腹泻的原因，帮助患者恢复正常的大便形态。

【操作者资质】培训合格的护士。

（一）操作流程

操作流程	要点说明
评估： 1. 患者一般情况 2. 患者生命体征、出入量 3. 主诉 4. 自理能力 5. 进食情况 6. 用药情况 7. 营养状态 8. 大便情况 9. 会阴	1. 年龄、性别、基础疾病 2. 有无因腹泻引起脱水的临床表现 3. 有无主诉口渴、消化道不适的症状 4. 是否可以自行进食、自理大小便 5. 患者进食的方式、内容、次数、量、温度，有无特殊嗜好或习惯 6. 有无使用促进胃肠道蠕动的药物 7. 患者有无消瘦、低蛋白情况 8. 大便次数、性状、量、色、气味 9. 局部皮肤是否有皮炎或感染

告知：

1. 腹泻的机制

2. 暂时性腹泻是一种保护性反应

3. 持续严重腹泻的危害

4. 引起腹泻的常见原因

5. 配合的必要性和重要性，如实反应病史，如有无内分泌疾病病史，是否和饮食有关，是否长时间服用某种药物，是否情绪不良；如是不良情绪导致，本人要有良好的精神心理状态；如是饮食不当引起需要建立良好的饮食习惯等

ICU 常见原因如下：

1. 是否有低蛋白

2. 是否有禁食及禁食天数

3. 是否在进行肠内营养

4. 是否消化不良

5. 是否食用不洁饮食

6. 是否有长时间使用抗生素、制酸剂、胃动力药或泻剂等

7. 是否情绪不良

8. 是否有内分泌疾病

9. 是否与基础疾病相关：分泌性直肠或乙状结肠绒毛腺癌、肠结核、广泛小肠淋巴瘤、Crohn 病等

10. 是否存在感染性腹泻

1. 腹泻发生机制：多种因素引起肠蠕动增加，肠内容物迅速通过肠道，水分和营养物质不能及时在肠道内吸收，同时肠道激惹，肠液分泌增加，均可使得粪便变得稀薄

2. 暂时腹泻有助于患者排出肠道内刺激性和有害物质，是一种保护性反应

3. 持续严重腹泻可造成体内大量水分和消化液丧失，导致人体水、电解质、酸碱失衡，严重者还可导致人体无法吸收营养物质而致营养不良

4. 引起腹泻的因素

（1）肠道感染或疾患

（2）饮食不当或食物过敏

（3）泻剂使用过量

（4）某些内分泌疾病如甲状腺功能亢进

（5）情绪紧张或焦虑

1. 低蛋白血症相关的腹泻：与肠黏膜水肿引起的吸收障碍有关

2. 一段时间禁食、肠外营养有关的腹泻：肠黏膜增值下降、萎缩，造成吸收不良

3. 与营养液有关的腹泻：成分、温度、浓度、渗透压、量、速度、营养液或营养液容器或输注器有无被细菌污染

4. 消化不良引起腹泻的粪便特点：粪便色淡、量多，呈油脂状或泡沫状，多具恶臭

5. 使用不洁食物或食物中毒，刺激肠黏膜导致肠液大量分泌

6. 药物相关性腹泻：长时间使用大剂量广谱抗生素引起肠道菌群失调，长时间使用制酸剂导致胃 pH 值上升，导致细菌繁殖，引起胃肠内细菌移位，如乳果糖、胃动力药、抗酸剂、钾制剂等

7. 焦虑、紧张等均可引起肠蠕动增加，造成吸收障碍，从而引起腹泻

8. 甲状腺功能亢进及糖尿病引起腹泻的原因详细见相关链接一

9. 追问病史，协助医生进行检查及检验

10. 感染性腹泻是指由肠道细菌、病毒感染而引起的，不同微生物引起的腹泻临床表现不同

第四章　消化系统护理技术

对因处理、辅助治疗、支持治疗：

1. 针对上述原因进行治疗

2. 辅助治疗

（1）肠蠕动抑制剂

（2）止泻药物

（3）谷氨酰胺为肠道细胞提供能源，促进肠上皮生长

3. 支持治疗：根据需要补液维持酸碱水电解质平衡

注意：如果为传染病则按照传染病疫情管理办法进行报告及隔离

→

1. 输注白蛋白，人血白蛋白至少 > 25 g/L

2. 尽早恢复肠内营养、进食食物防止脂肪含量 >20%、进食温度 37℃ ~42℃、防止过饱

3. 肠内人工喂养：逐渐增加进食的量、次数和浓度；营养液的渗透压为 279~330 mOsm / L，超过 400mOsm/ L 的高渗营养液可引起渗透性腹泻；营养液开启后不超过 8h，如放置冰箱则不超过 24h；保持鼻饲容器清洁、滴注所用输注器每日更换等

4. 放松、合理休息，必要时请心理科医生协同处理

5. 甲状腺功能亢进及糖尿病患者大便特点及处理详细见相关链接 1

6. 正确使用抗生素

7. 采用口服微生态制剂，恢复肠内正常菌群

护理：

1. 提供指导

2. 基础护理

3. 心理护理

4. 健康教育

→

1. 指导患者及家属注意饮食卫生，忌产气或辛辣刺激饮食，腹泻较轻的患者进食低脂少渣流质或半流质饮食，如米汤、稀饭等；较重者可以暂行禁食，进行静脉输液提供能力及补充水分；腹泻控制后早期可进食低脂易消化饮食，逐渐过渡到正常饮食，告知患者注意腹部保暖

2. 正确留取标本，详细见相关链接 2

3. 衣服、床单位清洁，病房通风、防止异味

4. 便后注意清洗会阴并保持干燥，可外喷赛肤润或造口粉或无痛保护膜

5. 安慰和理解，鼓励患者，和患者一起分析原因，鼓励其积极配合治疗及护理

6. 正确记录进食食物的具体内容、量、次数、饮水量、尿量和大便的量、色、性状、气味等，以利于病情观察

做好相关记录

→

患者的主诉、患者大便情况、腹部症状、体征、血和便检查情况、处理措施、护理措施、效果、患者配合或协作情况

（二）相关链接

1. 甲状腺功能亢进（甲亢）及糖尿病引起腹泻的原因及处理

（1）甲亢引起腹泻的原因及处理

① 甲亢性腹泻的原因及大便特征：由于甲状腺功能亢进时，过多的甲状腺素使肠蠕动兴奋性增加而出现腹泻，也就是胃肠病样甲亢，甲亢性腹泻属于肠蠕动增强型腹泻，粪便大多质软，呈糊状，可见未消化食物，一般无腹痛、里急后重、黏液脓血便等感染性腹泻症状

② 甲亢性腹泻在治疗的同时应保持心情舒畅，保证营养供应，多吃新鲜蔬菜、水果及含钙质较多的奶类、豆浆、鱼虾等食物，保证维生素的供应，避免吃海带、紫菜、海鱼等含碘食物，而且含碘的中药如海藻、昆布等均要禁止食用，如此能协同治疗，以提高疗效

（2）糖尿病引起腹泻的原因

① 糖尿病腹泻的原因及大便特征：其临床特征为顽固性、间歇性腹泻，棕黄色水样便，量较多，每日便次少者 3～5 次，多者可达 20～30 次，偶可伴里急后重；可伴脂肪泻，腹泻以夜间及清晨多见；大便常规检查及细菌培养均为阴性。消化道钡餐透视显示小肠形态正常，钡剂通过时间加快或延长；纤维结肠镜检查多见肠黏膜正常，或肠黏膜充血水肿，其发病机制尚不明确

② 通常见于糖尿病病情控制不好的患者，而且常合并神经病变。目前有以下几种学说：

a. 自主神经病变使肠蠕动减慢，食物通过小肠时间延长，细菌过度生长，促使胆盐分解，脂肪吸收不良，引起腹泻

b. 糖尿病可使离子运转和肠道激素的分泌改变，自主神经病变致调节离子转运功能丧失，α_2-肾上腺素能使肠细胞受体丧失，可以导致腹泻；糖尿病控制不良造成的低钾血症和高钾血症、低血糖症和高血糖症都能影响肠的功能，可通过改变小肠内水和电解质的转运导致腹泻

c. 糖尿病腹泻患者血浆胃动素水平显著升高，可能与糖尿病患者易发生胃肠功能紊乱有关

d. 糖尿病患者胰岛 B 细胞损伤时，胰腺外分泌功能常有不同程度的障碍，主要是抑制蛋白质合成及增加自由基，引起胰腺外分泌功能障碍，脂肪吸收不良，导致腹泻

（3）糖尿病患者腹泻处理

① 空腹血糖控制 <6.2mmol/L，ICU 可控制在 10mmol/L 以下

② 改善自主神经功能，对症治疗：改善自主神经功能，维生素 B_1、维生素 B_{12}，肌内注射，每日 1 次，2 周为 1 个疗程。抗菌药物：酌情使用黄连素、甲硝唑或喹诺酮类药物，以减轻近端小肠的细菌过度生长的情况，改善腹泻症状；胃肠动力药物及其他促进消化功能药物：针对糖尿病性腹泻患者胃肠道运动功能障碍，可予胃肠动力药物如多潘立酮或西沙比利等促进胃肠蠕动，减少近端小肠肠腔内细菌的过度生长；应用消胆胺以改善胆汁酸代谢，减轻脂肪泻

③ 补充胰酶制剂如多酶片或胰酶片等以促进代谢吸收，生长抑素类药物能增强胃肠道吸收功能及抑制有强烈致腹泻作用的胃动素的作用，能有效减少腹泻次数及量，改善营养吸收障碍

④ 抗胆碱能药物，如山莨菪碱、复方苯乙哌啶及可待因等药物对部分患者有减少大便次数、改善临床症状的作用

2. 正确留取大便标本

（1）留取粪便常规及隐血试验：采集大约 5g 的粪便，注意如有脓血、黏液或颜色异常，应取该部分大便，隐血试验则非急诊患者要求检查前 3d 停服维生素 C、阿司匹林及含铁药物等，禁食动物肉类、肝类、血类、叶绿类食物，多部位采集标本，不宜采集直肠指检标本，避免月经血或血尿混入，如有特殊情况要注明

（2）粪便培养标本的采集：一般应在急性期采集新鲜标本，使用无菌拭子留取约 5g 标本于

无菌容器中（水样便留取约 3mL），防止前后均要使用酒精灯火焰消毒管口及棉花塞，及时送检；不容易获得粪便的患者，采用直肠拭子方法采集，用棉签蘸无菌生理盐水，由肛门插入直肠，成人 4~5cm，幼儿 2~3cm，沿肠壁轻轻旋转一周取出后留取

冯丽琴

第五节　腹内压、膀胱压监测

【目的】通过膀胱压的监测，可以及时发现腹腔高压，给予干预、护理、治疗、监测，预防腹腔间隙综合征的发生与发展，降低患者病死率，提高危重患者监护水平。

【操作者资质】培训合格的护士。

（一）操作流程

【腹内压、膀胱压监测】

操作流程 　　　　　　　　　　　　　　　　要点说明

评估：
存在 2 个或 2 个以上的腹腔高压或腹腔室隔综合征风险因素者（前提：新入 ICU；临床恶化的证据）

危险因素：
1.腹壁顺应性降低：急性呼吸衰竭；重大创伤或烧伤；俯卧位
2.腹腔内容量增加：胃麻痹、肠梗阻、腹腔积血、气腹、腹水、肝功能不全

核对：

患者床号、姓名、医嘱、诊断

↓

告知：

膀胱压监测的目的、重要性、可能出现的不适及注意事项

↓

准备：

1. 用物准备：已留置的尿管、生理盐水 100mL、输液管、50mL 注射器、头皮针、三通 2 个、测压管、测压尺

2. 患者准备：取仰卧位且腹肌松弛，去除棉被压迫，烦躁者予适当镇静

3. 操作者准备：洗手，戴口罩

↓

实施：

1. 碘附棉签消毒 3 次尿管的排尿腔

2. 头皮针插入尿管，并用胶布固定

3. 50mL 注射器抽取 0.9% 生理盐水 25mL

4. 夹闭尿管，注入 0.9% 生理盐水 25mL，儿童为 1mL/kg，速度 <50mL/min，注入后 30~60s 后测压

5. 测压时以**腋中线**为 "0" 点，在**呼气末测定**

6. 测压管的水柱波动相对静止时以**低点数值**为测得的膀胱压力 (cmH₂O)

7. 测压后关闭三通

8. 打开尿管

9. 尿量记录时，勿忘扣除注入尿管的生理盐水毫升数

↓

3. 毛细血管渗漏、液体复苏：酸中毒（pH<7.2）；低血压；低体温；输血过多（>10U 血 /24h）；凝血障碍（血小板 < 55000/mm³ 或活化部分凝血酶时间（APTT）> 2 倍正常值或凝血酶原时间（PTT）< 50% 或国际标准值（INR）> 1.5）；大量液体复苏（ > 5L/24h）；少尿；脓毒症；重大创伤或烧伤；损伤控制性剖腹术

禁忌证：膀胱创伤、神经性膀胱功能障碍、尿路梗阻、紧张性盆腔血肿

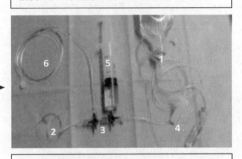

连接测压物品：24h 更换（导尿管除外）

1. 100mL 无菌生理盐水
2. 8G 头皮针　　3. 三通 2 个
4. 输液管　　　5. 50mL 注射器
6. 测压管

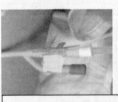 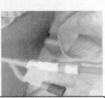

头皮针插入尿管，并用胶布固定

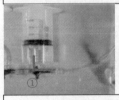 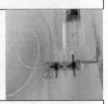

①图示从生理盐水 100mL 中抽取 25mL

②图示注入 25mL 生理盐水

第四章　消化系统护理技术

整理：
1. 整理床单位，整理用物
2. 协助患者取舒适的体位
3. 洗手

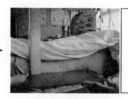

测压时以腋中线为"0"点

观察与记录：
观察有无腹肌紧张、腹围增加、腹部压痛、呼吸表浅、少尿或无尿等症状和体征

腹内压（IAP）正常值：
IAP 值：正常情况为轻度负压 0mmHg
ICU 患者 IAP 值：正常情况下为 5~7mmHg

腹腔高压（IAH）或腹腔间隔室综合征（ACS）管理流程（见相关链接）

IAP 分级：（腹腔间隙综合征分为 4 级）
Ⅰ级：12~15mmHg
Ⅱ级：16~20mmHg
Ⅲ级：21~25mmHg
Ⅳ级：>25mmHg

降低腹内压方法（见相关链接）

（二）相关链接

IAH/ACS 管理流程

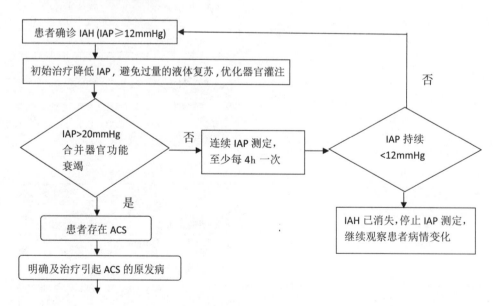

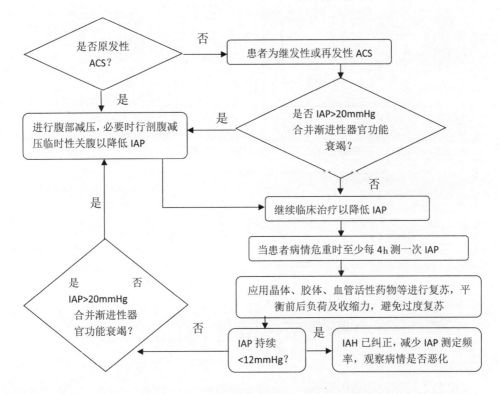

降低 IAP 方法

1. 改善腹壁顺应性：镇静、镇痛，保持肌肉松弛，避免床头抬高 >30°。

2. 排空腹腔脏器内容物：鼻胃管胃肠减压，肛管减压，胃结肠动力药物的应用。

3. 排空腹腔积液：腹腔穿刺抽液，经皮腹腔引流管引流。

4. 纠正正平衡：避免过量液体复苏，脱水利尿，胶体液或高渗液的应用，血液透析 / 超滤。

5. 器官功能的支持：优化机械通气使肺泡复张；监测透壁（tm）气道压，Pplattm=Pplat–0.5*IAP；如果监测肺动脉阻塞压（PAOP）或中心静脉压（CVP），使用透壁压（tm），PAOP$_{tm}$=PAOP–0.5*IAP，CVP$_{tm}$=CVP–0.5*IAP。

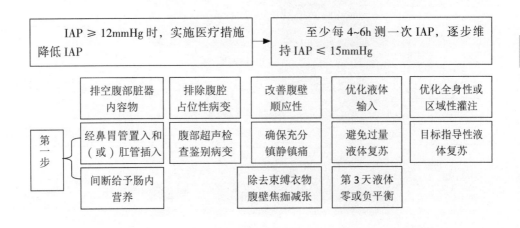

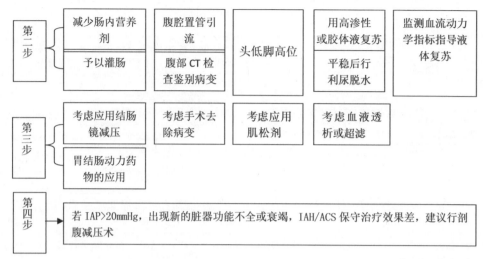

第二步	减少肠内营养剂	腹腔置管引流	头低脚高位	用高渗性或胶体液复苏	监测血流动力学指标指导液体复苏
	予以灌肠	腹部 CT 检查鉴别病变		平稳后行利尿脱水	

第三步	考虑应用结肠镜减压	考虑手术去除病变	考虑应用肌松剂	考虑血液透析或超滤
	胃结肠动力药物的应用			

第四步	若 IAP>20mmHg，出现新的脏器功能不全或衰竭，IAH/ACS 保守治疗效果差，建议行剖腹减压术

何茹　陶艳玲

第六节　营养泵的应用

【目的】匀速滴注肠内营养液，利于肠道吸收。

【操作者资质】培训合格的护士。

（一）仪器结构（以 smith–CY–300 为例）

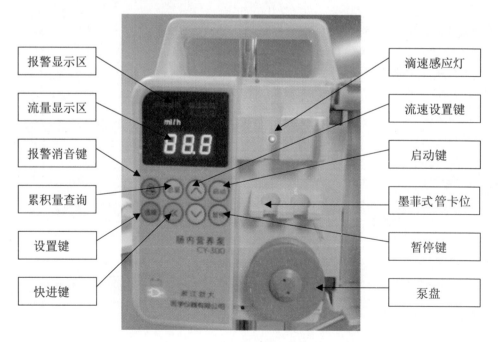

（二）操作流程

操作流程	要点说明

核对、评估：
姓名、医嘱、营养液、胃残留量

→ 1. 双人核对姓名、医嘱、营养液
2. 抽吸胃残留量，＞250mL 时与医生确认是否继续肠内营养

准备：
营养泵、营养液、肠内营养输液器、50mL 注射器、听诊器

→ 1. 确认胃管位置正确，妥善固定，防止移位脱出
2. 无禁忌证者床头抬高 30°~45°
3. 肠内营养输液器应 24h 更换一次

倒入营养液、排气：
将营养液倒入肠内营养输液器中，贴标识，打开输液器开关，注入"墨菲氏管"中的营养液不得超过水位线，排气后将输液器挂在输液架上

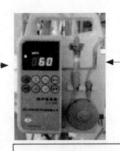

→ 墨菲氏管磨砂水位线

装泵：
将墨菲氏管放入卡位、胶管环绕泵盘、绿色端放入另一个卡位

→ 1. 超过水位线营养泵无法感应到滴速，将会出现"断流"报警，需将营养液重新排空才能正常工作
2. 泵盘需保持干洁，有污物时需使用酒精擦拭干净，否则影响泵的输出精度

开机，设置速率：
将肠内营养输液器与胃管连接

→ 1. 可利用两个流速设置键∧∨在显示器上设置所需流量，设置数字在 50 以下，显示器数字调节间隔为"1"，50 以上间隔为"5"，100 以上间隔为"10"
2. 每 6h 检查患者对营养液的耐受性，调整输注速度，速度可从慢到快，先以 50mL/h 开始，如果患者耐受性好，则可以 25mL/h 递增
3. 流速设置只能在暂停的状态下进行，启动后全部锁定

连接患者、按启动键：
将电源开关置 ON，按流速设置∧∨将速率调至所需值

| 夹加温器： | → | 1. 在肠内营养输液器末端夹加温器，有利于患者对肠内营养的耐受 |
| 营养液输注时应适当加温，一般保持在 38℃~40℃ | | 2. 加温器应悬挂在输液架上，避免烫伤患者 |

观察、记录：	→	1. 每 6h 抽吸一次胃残留量，如果潴留量 ≤ 250mL，可维持原速度，如果潴留量 ≥ 250mL，应暂时停止输注或降低输注速度
胃管插入长度、胃残留量、肠鸣音、出入量、血糖		2. 观察患者有无腹胀、呕吐、误吸、腹泻、便秘等
		3. 血糖 >10mmol/L 时，应报告医生处理

（三）要点说明

1. 功能设置

（1）限制量设置

① 暂停状态下，按设置键，流量指示灯（mL）亮，此时处于限制量调节状态，可利用两个流量设置键∧∨在显示器上设置限制量，数字调节间隔为"5"，启动后该数据锁定，此时再按设置键只能查看所设定的限制量。

② 同时按选择设置键和警声消除键，原设置的限制量复零。

（2）快速排气

① 在暂停状态下连续按两次快进键（第二次按住不放），泵连续转动将输液器中的空气排出。

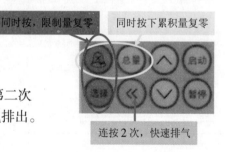

② 按启动键后，快进键锁定。

（3）累计量查询

① 任何情况下按总量查询键，可查看即时输入患者消化道的营养液累计量。

② 同时按总量查询键和警声消除键可使累计量显示值复零。

（4）自动校准流量

不同的营养液浓度不一，都会影响泵的输出精度，可通过以下步骤进行校准：

① 在第一次使用的专用输液器的袋中倒入 500mL 所选用的营养液（必须是500mL）。

② 按泵的操作步骤进行每一步，最后将专用输液器与鼻胃（肠）管相连。

③ 按启动键启动泵后，接着同时按∧∨两键 0.5s 以上，当模拟液滴的 LEDkj 闪动三次并同步发出提示声时，表明泵开始进入自动校准输液。

④ 500mL 营养液输完，且流量显示器闪动显示 End，并伴有提示声，表示整个自动校准完成。

⑤ 自动校准注意事项

a. 当要另选用浓度差异很大的营养液时，如认为流量误差太大，可按上述步骤再自动校准一遍。

b. 如在自动校准过程中，液体没输完，输液出错报警，在停机排除故障后，应同时按警声消除键和启动键，紧接报警前进行自动校准（或先按启动键启动后 5min 内同时按警声消除键和启动键。启动 5min 后按键无效，需重新按自动校准步骤重测）。

c. 自动校准中途流量出错报警，流量显示器上会出现 Err(或液体接近输完时会出现 End) 提示，但只要输液袋(或瓶)中 500mL 营养液没输完都要同时按警声消除键和启动键，继续自动校准。

d. 自动校准的当前次输液实际流量是按校准前的速率，仍有误差，校准以后使用专用配套输液器和同种或相同黏度的营养液，输液流量精度大大提高，误差在 ±10% 以内。

2. 报警提示

（1）当输液完毕及输液管打折、堵塞、输液断流提示灯闪亮，同步发出间断报警声。

（2）当输出量等于设定的限制量时，限制量到提示灯闪亮，并同步发出间断提示声。

（3）上述警声及提示声可按报警声消除键静音，静音后 2min 如没有处理警声又起。

（4）按快进键后 2min 如不按启动键，泵会发出"嘟嘟嘟……"的催促声，按警声消除键可在 2min 内暂时静音 2min，按启动键可完全静音。

（5）当内置电池电量用完时，欠压报警灯常亮，并发出连续报警声。

（6）当在工作中突然失去交流供电（如电源线脱落）泵会发出间断报警声，警声可通过按警声消除键完全消去。

（7）原因不明且常规处理无效时，请联系工程师。

3. 异常情况及处理

异常状况	发生原因	处理
断流报警	1. 输液完毕 2. 输液管打折、堵塞 3. 墨菲氏滴管超过水位线营养泵无法感应到滴速	1. 更换营养液或关闭营养泵、封胃管 2. 理顺管路，温开水冲洗管路 3. 重新排气，使营养液低于水位线
堵塞报警	1. 输液开关关闭 2. 胃管堵塞	1. 打开输液开关 2. 确认胃管位置，用温开水冲洗胃管，通畅后重新按开始键
限制量到报警	输出量等于设定的限制量	按暂停键，重新设置限制量或将限制量复零
流速与实际设置误差太大	1. 营养液浓度不一或输液出错 2. 泵盘有污物	1. 按自动校准流量，如误差仍太大，联系工程师维修 2. 用 75% 酒精擦拭干净，提高泵的输出精度

4. 注意事项

（1）本营养泵严禁用于静、动脉及可能进入空气的输液场合。

（2）应选用专用输液器。

（3）首次使用前应在关机状态下连续充电 18h。充电方法：充电时，将肠内营养泵接通交流电源，电源开关应关闭。

（4）电池配有安全保护装置，保护装置名称为过流保护器（Overcurrent Protection Device，OPD），型号为 SRP350F。在电池出现过流或超温时，会起到安全保护作用。

（5）当低压电报警时应及时接上交流电源充电，不然电量放尽，会损坏电池。

（6）内置电池需要用至报警再充电，不然电池会因记忆效应而降低使用寿命。

（7）失效电池应交环保部门指定地点或寄回厂家统一处理，以防止污染环境。

5. 日常维护

清洁设备时：

（1）关闭电源，并断开电源线。

（2）使用柔软的布，吸附适量的清洁剂擦拭设备表面，必要时使用干布擦去多余的清洁剂。

（3）将设备放置在通风阴凉的环境下风干。

可供选用的清洁剂：稀释的肥皂水、稀释的氨水、洗涤用漂白粉、3% 双氧水、75% 乙醇、70% 异丙醇。

黄燕　陶艳玲

第五章　神经系统和泌尿系统护理技术

第一节　脑室引流管护理及颅内压监测

【目的】

1. 维持脑组织灌注压和脑血液循环的稳定性。

2. 协助早期确定继发性脑损伤的治疗干预措施。

3. 监测治疗效果和提供反馈。

4. 作为判断病情预后的指标之一。

【操作者资质】培训合格的专科护士。

（一）操作流程

操作流程　　　　　　　　　　　　　　要点说明

```
评估：
  1. 患者的病情及合作程度
  2. 颅内压监测仪的性能，插件是否
齐全
```

↓

```
核对：
  医嘱、患者身份
```

↓

```
准备：
  用物准备：
    压力传感器1个、肝素帽1个、
  醋酸氯己定、无菌手套、生理盐水
  100mL、电缆连线、压力模块、连通管、
  换药包（内含纱布棉球）
  患者准备：取仰卧位
  操作者准备：洗手，戴口罩、手套
```

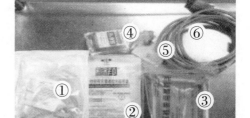

①压力传感器；②无菌手套；③换药包；④NS100mL；⑤肝素帽；⑥电缆连线

1. **准备物品**：打开换药包，形成无菌区域，打开传感器、肝素帽，放入并将醋酸氯己定倒在棉球上

2. **排气**：压力传感器连接NS排气后，备用

3. **消毒**：使用纱布非接触式拿起引流管上的三通，拧开肝素帽，用氯己定棉球消毒待干，注意保持无菌

4. **连接管路**：将传感器接头与脑室引流管三通连接，丢弃传感器输液端管路，予肝素帽封闭端口

5. **连接模块**：连接电缆连线与传感器，连上监护仪模块

6. **调整高度**：使用胶布将传感器固定在脑室引流瓶刻度10~15cm处（或遵医嘱），并用透明敷贴包裹传感器压力管上的三通，避免误注入药物

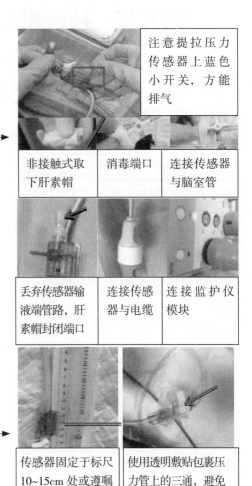

注意提拉压力传感器上蓝色小开关，方能排气		
非接触式取下肝素帽	消毒端口	连接传感器与脑室管
丢弃传感器输液端管路，肝素帽封闭端口	连接传感器与电缆	连接监护仪模块

激活模块：

1. 点击监护仪屏幕左下角"测量设置"

2. 根据电缆接头具体位置点击相应图标

3. 点击"ICP（颅内压）激活"

4. 点击"是"

5. 点击ICP，选择单位为"mmHg"

6. 如果监护仪为"大字体界面"，应调整为"常规界面"

传感器固定于标尺10~15cm处或遵嘱	使用透明敷贴包裹压力管上的三通，避免误注入药物

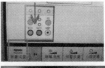

点击"测量设置"，再点击相应图标

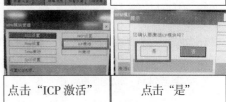

点击"ICP激活"	点击"是"

校零：

　　1. **调整同一高度：** 仰卧位时，调整传感器位置与外耳道中线在同一水平，侧卧位时则平两侧外耳道垂直高度中点

　　2. **与大气相通：** 将脑室管上三通旋转关闭引流瓶，将换能器处的三通 off 端指向患者端，拧松白帽使换能器与大气相通

　　3. **校零：** 点击监护仪 ICP，点击"ICP 设置"，选择"ICP 校零"，点击"校零"，出现"校零成功"及 ICP 数值为 0 时，将 OFF 端指向大气端，拧紧白帽。待监护仪 ICP 波形及数值稳定 1~2min，即为测得数值

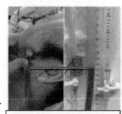 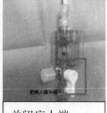

| 使用水平尺调整传感器与外耳道中线同　水平 | 关闭病人端 |

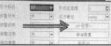

| ICP 校零 | ICP 校零成功 |

留取脑脊液标本：

　　1. **用物：** 无菌手套、换药包、醋酸氯己定、5mL 注射器、无菌容器

　　2. **倒入物品：** 打开换药包，将注射器和标本容器打入包中，倒入醋酸氯己定

　　3. **消毒：** 进行手部消毒，戴无菌手套，使用纱布非接触式拧开白帽，用醋酸氯己定消毒接口待干，共 2 次

　　4. **留取标本：** 接上注射器，旋转三通打开引流瓶端，按要求容量抽取标本，并置入无菌容器中

　　5. **关闭三通：** 将三通引流瓶端关闭，再拧上白帽

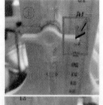 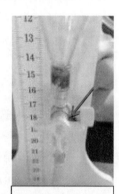

| ①拧开白帽消毒待干 ②旋转三通接注射器 | 留取完毕并关闭引流瓶端并拧上白帽 |

更换引流袋：

　　1. **用物：** 无菌手套、换药包、醋酸氯己定、引流袋

　　2. **夹闭引流管：** 三通关闭引流瓶端

　　3. **倒入物品：** 打开换药包，将新引流袋打入包中，倒入氯己定

　　4. **消毒：** 进行手部消毒，戴无菌手套，用醋酸氯己定棉球消毒连接口待干，共 2 次

　　5. **连接：** 非接触式断开连接，连接新引流袋，旧袋扔医疗垃圾袋中

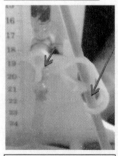 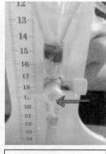

| 夹闭引流管，三通关闭引流瓶端 | 连接处消毒 2 次待干 |

第五章　神经系统和泌尿系统护理技术

倾倒引流袋（由专科医生操作）：

1. 戴无菌手套，氯己定棉球消毒开口处 2 次，待干
2. 打开引流袋底部夹子，将引流液倒入量杯中，夹闭夹子，在污物室处理引流液

（二）要点说明

适用范围

1. 患者 GCS 3~8 分伴 CT 异常。

2. 患者 GCS 3~8 分，CT 无异常但同时伴有以下三项中的两项或以上。

（1）年龄 >40 岁。

（2）单侧或双侧运动异常（如：GCS 运动评分 2~5 分）。

（3）收缩压 <90mmHg。

3. 机械通气患者使用深镇静无法全面评估意识状态。

日常管理

1. 监测、引流

（1）根据医嘱选择开放引流或者持续监测 ICP。

（2）每班校零一次，或怀疑 ICP 准确性受影响时（如波形不规则、ICP 数值突然变化较大、外出转运断开传感器及缆线、更换传感器）则需要校零。

（3）记录 ICP 值前需监测 1~2min，待数值稳定再记录（尤其是持续开放引流时）。

（4）持续开放引流时，应每小时监测 ICP，当病情不稳定或改变参数影响 ICP 时应增加监测频率。

2. 间歇引流（遵医嘱）

（1）ICP 正常值为 7~15mmHg，创伤性颅脑损伤患者 ICP 大于 20mmHg 持续超过 5min，应报告医生。

（2）当间歇或持续引流，应避免刺激患者或随意改变脑室引流管开口高度从而引起引流量突增。

（3）当吸痰、改变患者体位、查体、改变床头高度、床旁胸片、患者自主咳嗽等引起脑室引流突增，应在这些刺激发生时暂时夹闭引流管。

3. 引流管护理

（1）患者绝对卧床休息，如无禁忌抬高床头 30°。

（2）严格无菌原则，包括连接 ICP 监测装置、更换传感器、留取标本、更换引流袋等。

（3）保持头部敷料干燥，观察置管部位有无出血、红肿、脑脊液渗漏，有异常及时报告医生并处理。

（4）外出检查、翻身或搬动患者时夹闭引流管，防止引流液逆流引起感染。

（5）观察引流液的量、颜色、性状。

①正常脑脊液无色透明，术后 1~2d 可略带血性，后转为淡黄色。如血色加深或有絮状物及时报告处理，或遵嘱做培养。

②正常脑脊液 24h 分泌 400~500mL，若颅内感染或循环受阻则会增加，＞500mL/d 告知医生，决定是否适当调高引流高度。

③每班准确记录引流量，每班交接，24h 统计总出量。

（6）保持引流管通畅

①观察脑脊液随患者呼吸上下波动情况，如波动不明显，嘱患者咳嗽或按压双侧颈静脉，使颅内压暂时增高而液面上升，解除压迫后液面下降，证明引流管通畅。

②若不通畅（血块堵塞、引流管扭曲、受压、折叠、脱出等）及时通知医生处理。

③若专科医生要求护士挤压引流管，一手捏住引流管近端，另一手自上往下挤压引流管。禁忌反方向往颅内挤压！

4. 脑室引流管注射尿激酶

（1）若脑室引流管不通畅，医生选择尿激酶（NS10mL+ 尿激酶 2 万 U）注射，注射后一般予夹闭引流管 1h 或遵医嘱。

（2）夹闭期间应注意观察患者神志、瞳孔、血压变化，如出现颅内压增高（血压升高、心率变慢、呼吸不规律、瞳孔变化）告知医生及时处理。

（3）打开引流管后应观察引流液的量、颜色和性状，脑室引流管是否恢复通畅。

（4）做好护理记录和交接班。

5. 外出检查

（1）夹闭引流管，并将引流瓶清空，防止顶部空气滤过处潮湿，影响引流。

（2）患者行 MRI 检查应将传感器卸下，检查完毕更换新传感器。

（3）脑室引流患者检查完毕回病房，应重新打开，并调整至外耳道中线与传感器处于同一水平。

6. 拔除管道

（1）拔除脑室引流管之前应夹管 24h，夹管期间应注意观察患者神志、瞳孔、血压变化，如出现颅内压增高（血压升高、心率变慢、呼吸不规整、瞳孔变化）告知医生及时处理。

（2）拔管后应使用无菌伤口敷料覆盖穿刺口，注意敷料有无渗液，切口处有无脑脊液渗漏。

（三）注意事项

【异常情况及处理】

1. ICP ≥ 20mmHg

（1）确保传感器与外耳道中线同一水平，校零，复测 ICP。

（2）若 ICP ≥ 20mmHg 持续时间超过 5min，应告诉医生并协同处理。

（3）保证有效镇静。

（4）床头抬高 30°。

（5）必要时复查头颅 CT。

（6）打开脑室引流管引流 5min 后复测 ICP 是否下降。持续引流患者根据实际情况遵医嘱改变引流开口高度。

（7）遵医嘱使用高渗盐水或甘露醇。

（8）调高呼吸频率，使目标 $PaCO_2$ 接近 35mmHg。

（9）考虑降低 PEEP（可能需要同时调高 FiO_2），若患者发热，应对症进行降温处理，必要时使用肌肉松弛剂。

2. ICP 波形不正常

（1）观察脑室引流管是否引流通畅，有无液面波动。

（2）确保传感器和外耳道中线同一水平，校零。

（3）观察 ICP 连接装置各部分是否连接紧密，电缆接头是否松脱，模块性能是否完好。

（4）观察引流管是否固定在位，有无脱出。

（5）观察患者的神志瞳孔是否发生变化，有无颅内压高的表现。

（6）如以上处理后未得到解决，应及时通知医生，协助处理并做好护理记录。

陶艳玲　吴晓珩

第二节　镇痛、镇静、谵妄管理

【目的】

1. 达到目标镇静水平。

2. 避免过度使用镇静、镇痛药物。

3. 减少药物诱导性谵妄发生。

4. 每日唤醒，促进患者早期活动。

【操作者资质】培训合格的护士。

（一）定义

疼痛是因损伤或炎症刺激，或因情感痛苦而产生的一种不适的感觉。ICU 患者疼痛的诱发因素包括：原发疾病、各种监测及治疗手段、长时间卧床制动及气管插管等。

谵妄是指一组综合征，又称为急性脑综合征。表现为意识障碍、行为无章、没有目的、注意力无法集中。通常起病急，病情波动明显。该综合征常见于老年患者。患者的认知功能下降，导致觉醒度改变、感知觉异常、日夜颠倒。谵妄并不是一种疾病，而是由多种原因导致的临床综合征。ICU 患者谵妄通常与使用镇静药物有关。

ICU 机械通气患者常规使用镇静镇痛药物，以促进患者舒适、配合治疗、减少人机对抗。在一些情况下，患者需要深度镇静，如氧合最佳化或者控制高颅内压。研究表明过度镇静可导致插管时间延长、ICU 住院时间延长、睡眠质量下降、谵妄发生风险增高，甚至增加死亡率。

现在一般使用镇静评分量表来评估，可根据目标镇静水平调节镇静、镇痛药物用量来达到目标范围。研究证明目标镇静可减少患者躁动和机械通气时间，减少苯二氮䓬类药物的使用同时不会增加意外拔管发生率。最常使用的工具是 RASS 镇静评估表。

ICU 最常使用的谵妄评分表是 CAM-ICU 表。研究表明使用系统的镇静管理可减少谵妄的发生。当病人 RASS ≥ –2 分时，应每 6h 评估患者。

（二）疼痛躁动谵妄管理

	疼痛	躁动	谵妄
评估	1. 频率：每班评估 ≥ 4 次或病情变化及时评估 （1）患者可表达自我—数字评分 （2）不可表达自我—重症疼痛观察工具（CPOT） 2. 当数字疼痛分级法（NRS）≥ 4 分，CPOT ≥ 2 分，表示患者有明显疼痛	1. 频率：每班使用 RASS 评估 ≥ 4 次或病情变化时及时评估 2. 躁动镇静程度界定 （1）躁动：RASS1~4 分 （2）清醒平静：RASS=0 分 （3）轻度镇静：RASS=-1~-2 分 （4）深度镇静：RASS=-5~-3 分	1. 频率：每 6h 评估或病情变化及时评估 CAM-ICU/ICU ICDSC 2. 如果 CAM-ICU 阳性或 ICDSC ≥ 4 分则谵妄存在
治疗	30s 内处理并重新评估 1. 非药物治疗 2. 药物治疗 （1）非神经性疼痛：阿片类药物和（或）非阿片类镇痛药，静推 （2）神经性疼痛：加巴喷丁或卡马西平＋阿片类药物，静推 （3）创伤性肋骨骨折：胸段硬膜外镇痛	目标镇静或每日唤醒（目标：患者可遵嘱但不躁动即 RASS-2~0 分） 1. 镇静不足：评估或治疗疼痛→治疗或镇静（首选非苯二氮䓬类） 2. 镇静过度：停止镇静直到目标镇静深度，再以原剂量的 50% 重新镇静	1. 必要时治疗疼痛 2. 帮助患者重新熟悉环境，必要时使用眼镜或助听器 3. 药物治疗 （1）避免使用苯二氮䓬类，酒精或苯二氮䓬类药物戒断引起的谵妄除外 （2）避免卡巴拉汀 （3）如果扭转型室性心动过速风险增高避免使用抗精神药物
预防	1. 对患者进行入侵和有潜在疼痛的操作过程，预防性镇痛治疗和（或）非药物干预疗法（如放松疗法） 2. 镇痛，再镇静	1. 在患者达到目标镇静深度时，考虑每日自主呼吸试验，早期活动锻炼，除非有禁忌证 2. 脑电图监测指征 （1）癫痫风险 （2）爆发性抑制，治疗高颅内压	1. 识别谵妄危险因素：痴呆、基线高血压史、酒精滥用、疾病的严重性、昏迷、使用苯二氮䓬类药物 2. 避免使用苯二氮䓬药物 3. 患者早期活动 4. 促进睡眠（灯光声响控制、护理活动尽量集中进行、减少夜间刺激） 5. 如有适应证可重新使用基础量精神药物

（三）ICU 镇静镇痛管理

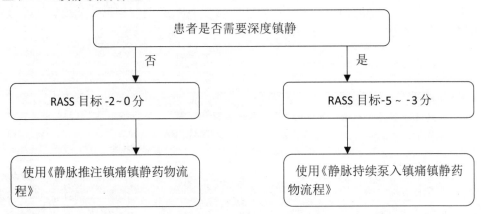

需深镇静人群：创伤性颅脑损伤患者、颅内压高患者、重度 ARDS 或其他疾病需暂缓拔管的患者。

1. 静脉推注镇痛镇静药物流程

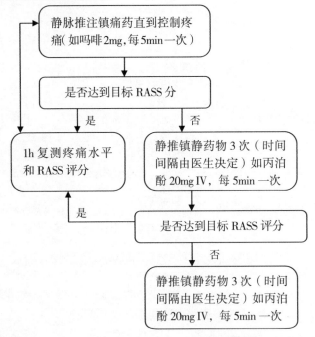

若想达到麻醉效果，可考虑联合使用其他药物如对乙酰氨基酚、非甾体抗炎药、曲马朵和氯己定。

2. 静脉持续泵入镇痛镇静药物流程

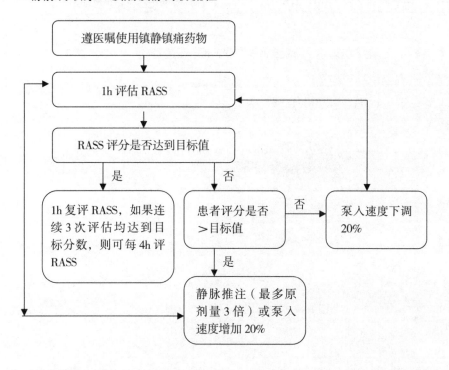

3. 每日唤醒

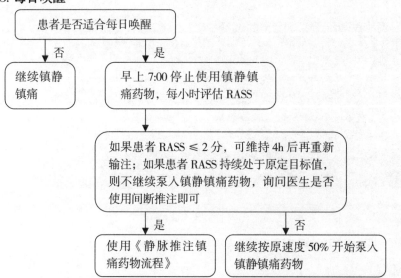

　　研究表明每日唤醒可减少患者机械通气时间和 ICU 住院时间，但是并未证明每日唤醒可提高病人预后或优于目标镇静。每日唤醒可作为促进机械通气患者早期活动的方法之一。每日唤醒的禁忌人群：使用肌松剂；暂停镇静导致病情恶化（颅内压高、心肌缺血活动期）；使用镇静药物治疗酒精戒断或控制抽搐；使用镇静剂仍躁动。

陶艳玲　吴晓珩

第三节 亚低温治疗仪护理操作

【目的】主要用于脑损伤患者及高温患者的物理降温治疗。

【操作者资质】培训合格的护士。

（一）结构介绍（以 HGT-200 系列为例）

1. 整体图

如图 5-1。

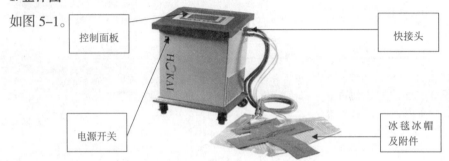

控制面板　　快接头　　电源开关　　冰毯冰帽及附件

图 5-1　亚低温治疗仪整体图

2. 控制面板

如图 5-2。

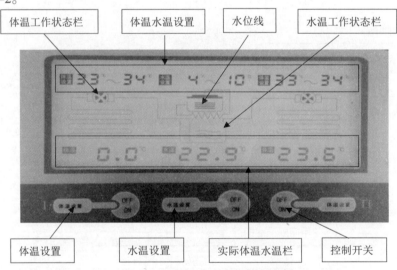

体温工作状态栏　　体温水温设置　　水位线　　水温工作状态栏

体温设置　　水温设置　　实际体温水温栏　　控制开关

图 5-2　亚低温治疗仪控制面板

（二）操作流程

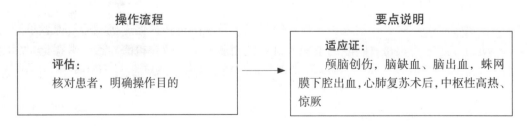

操作流程

评估：
核对患者，明确操作目的

要点说明

适应证：
颅脑创伤，脑缺血、脑出血，蛛网膜下腔出血，心肺复苏术后，中枢性高热、惊厥

准备：
　　冰毯机、冰毯冰帽、温度传感器、翻身单、治疗巾

→

　　清醒患者告知降温的目的及操作过程、可能出现的不适及注意事项

连接冰毯、冰帽及附件

→

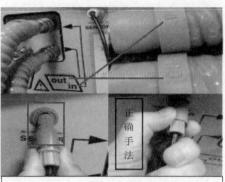

　　1. 毯、帽快接口按标记方向接好，体温传感器按对应方向接好，插座与插头颜色相对应
　　2. 毯、帽需套保护套，使用时毯、帽粗糙面向上
　　3. 拔出传感器插头时应捏住插头前端

连接患者：
1. 冰帽
　　（1）平铺冰帽，在冰帽上垫治疗巾，先包左右，再包额头
　　（2）温度传感器套上薄膜手套，润滑后放置于鼻前庭约 3~5 cm
2. 冰毯
　　（1）平铺于患者床上，上端齐肩，铺上翻身单
　　（2）温度传感器用薄膜手套套上润滑后插入肛门 5~7cm

→

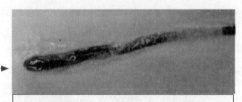

　　薄膜手套不得使用布胶布缠绕，以免损伤探头外皮

设置：
　　接电源，打开电源开关，查看控制面板图案及状态，此时患者体温显示，开始设定温度
　　1. 根据降温目的设定体温、水温：高热降温时体温 36℃~37℃，水温 10℃~15℃，亚低温治疗时体温 33℃~35℃，水温 10℃~15℃
　　2. 按体温、水温控制开关，冰毯机开始工作

→

说明：
　　1. 体温、水温设定：每按动一次，可变换一档体温、水温
　　2. 降温：当水温范围设置在 4℃~10℃、10℃~15℃、15℃~20℃时，表示使用降温功能。
　　3. 复温：当水温范围设置在 35℃~40℃时，表示使用复温功能
　　4. 降温速度不宜过快，宜 1~2h 降 1℃，防止发生严重心律失常
　　注意：观察水位线，显示 2 条时应加水

| 观察：
1. 观察患者意识、生命体征及对冰毯降温的反应
2. 观察降、复温效果，确保冰毯机正常工作 | → | 1. 使用过程中需注意患者皮肤，防止冻伤
2. 冰帽体温探头每4h更换位置，防压伤
3. 患者出现寒战、心律失常等并发症时及时报告医生处理
4. 压缩机停止工作时应确保控制面板上显示"开"字
5. 断电后需重新设置参数后再打开控制开关 |

3. 说明

（1）体温设置：分四档，33℃~34℃、34℃~35℃、35℃~36℃、36℃~37℃。

（2）水温设置：分四档，4℃~10℃、10℃~15℃、15℃~20℃、35℃~40℃。

（3）控制开关：控制面板上显示"开"字，表示制冷系统启动；"开"字消失，表示停止工作。

（4）体温、水温工作状态栏：体温旋转符号旋转或水温直线段动态变化表示压缩机在工作，压缩机是否制冷取决于制冷液体温度和所设定的温度（如设定为4℃~10℃，则上限为10℃时，压缩机状态仿真符号——中间直线段动态变化，表示压缩机在工作。低于下限4℃时，中间直线静止，压缩机停止工作）。

（三）要点说明

1. 特殊操作（加水）

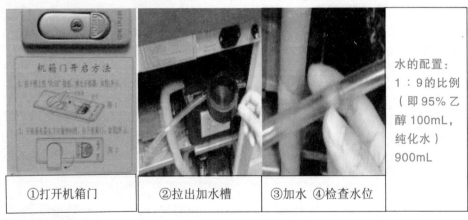

| ①打开机箱门 | ②拉出加水槽 | ③加水 ④检查水位 | 水的配置：
1：9的比例
（即95%乙醇100mL，纯化水）900mL |

2. 特殊注意事项

（1）毯、帽为耗材，其使用期限为3个月。

（2）毯、帽使用后必须平放，不能折叠。

（3）传感器只限于本机使用，既不可配与其他机使用，也不可使用其他机传感器。

（4）定期（1个月）更换水箱内的水，防止产生污垢影响治疗。

（5）治疗前必须去除患者身上的硬物或利器（如钥匙、项链、手表等），医护人员在使用或维护毯、帽时避免接触硬物或利器。

3. 报警及处理

（1）缺水报警：水箱水位过低时，仪器发出间隙的报警声，液晶显示的水位线指示只显示两条，表示水箱缺水。

（2）传感器脱落报警：按下体温控制开关"on/off"键，液晶屏上显示一个"开"字符号，表示仪器进入工作状态，报警功能启动。如果显示体温温度<32℃，仪器发出急促的报警声，表明传感器从人体脱落。反之，则不报警。

（3）传感器断路、短路报警：按下体温控制开关"on/off"键，液晶屏上显示一个"开"字符号，表示仪器进入工作状态，报警功能启动。如果传感器断路（显示0℃）或短路（显示大于50℃），仪器报警。如表5-1。

表5-1 亚低温治疗仪常见故障及排除方法

异常状况	发生原因	处理
温度显示异常	1. 传感器插头与航空插座接触不良 2. 测温线路短路造成显示不正常，如显示为70℃~90℃，可判断为测温线路短路	1. 可拔出插头，再插入，使其接触良好 2. 检查线路，排除故障
开机无显示	1. 由于运输或其他原因，可能造成线路松动 2. 保险丝熔断	1. 打开机盖，检查各接线是否插牢固 2. 更换保险丝，必须按附件规定型号更换
不制冷	1. 开机30min不制冷，初步判断为制冷剂泄漏 2. 开机制冷，但经一段时间后不制冷，停止放置12h以上，开机制冷，可判断为水堵	1. 在医院所在地添加制冷剂或返回厂家维修 2. 联系工程师处理
其他	原因不明的报警或异常情况	联系设备科维修

黄燕 陶艳玲

第四节 升温管理仪护理操作

【目的】预防或治疗低体温。

【操作者资质】有执业资质且经过培训考核合格的护理人员。

（一）仪器结构（以 Bair Hugger 750 为例）

如图 5-3。

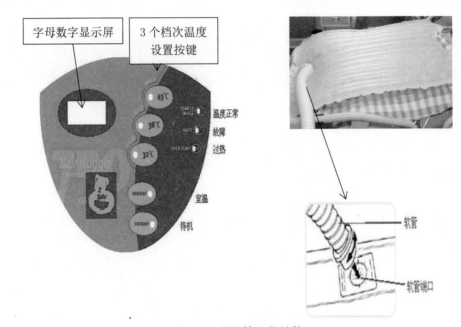

图 5-3 升温管理仪结构

（二）操作流程

操作流程	要点说明
评估： 1.患者意识、生命特征、有无禁忌证 2.评估患者全身皮肤情况 3.合作程度、理解能力 4.仪器性能是否完好	1.**适应证：** 低体温患者 2.**禁忌证** （1）在主动脉分流术期间，不得对下肢进行加热 （2）如果对局部缺血的肢体升温，可能会造成烫伤

告知：
1. 解释使用升温仪的目的
2. 使用必要性
3. 不良反应
4. 配合方法

1. **目的**：预防或治疗低体温

2. **告知维持正常体温的必要性**：轻度低温可使循环血中血小板计数减少，血小板功能降低，凝血因子的活性降低，血小板黏滞度增加，凝血酶的活性降低，从而导致出血时间延长，术中出血量增加

3. **不良反应**：发热、烫伤

4. **配合方法**
　（1）保持被盖整齐
　（2）过热或自觉冷时及时报告护理人员

操作者、患者及物品准备

1. 操作者洗手，戴口罩
2. 患者：舒适体位
3. 仪器、一次性 Bair Hugger 充气毯、电插线板
4. 清洁被套 2 套

实施：
　1. 将机器主机置于坚固平整的地方，如台车，不可以将升温仪置于不坚固和不平整的地方，如床上，否则空气入口可能会被堵塞并引起升温仪过热
　2. 以夹心的形式铺好被单及空气被
　3. 将升温仪软管的一端插入 Bair Hugger 毯的软管端口中，通过扭转使其配合紧密
　4. 铺好夹心被上面的被单
　5. 接通升温仪电源，仪器将进行自检后进入待机模式，待机模式指示灯亮
　6. 通过相应的按钮选择需要的温度，当仪器达到选定温度时，温度正常指示灯会亮，此指示灯在室温模式下不亮
　7. 每 10~20min 至少监测一次患者体温和皮肤温度，并根据需要调整体温管理系统的温度设置

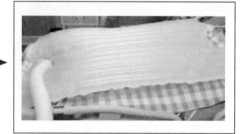

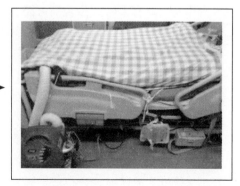

第五章　神经系统和泌尿系统护理技术

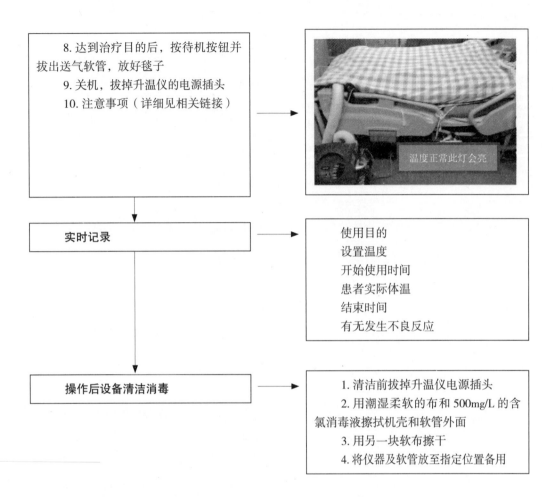

| 8. 达到治疗目的后，按待机按钮并拔出送气软管，放好毯子
9. 关机，拔掉升温仪的电源插头
10. 注意事项（详细见相关链接） | 温度正常此灯会亮 |

| 实时记录 | 使用目的
设置温度
开始使用时间
患者实际体温
结束时间
有无发生不良反应 |

| 操作后设备清洁消毒 | 1. 清洁前拔掉升温仪电源插头
2. 用潮湿柔软的布和 500mg/L 的含氯消毒液擦拭机壳和软管外面
3. 用另一块软布擦干
4. 将仪器及软管放至指定位置备用 |

（三）相关链接

1. 如果红色过热报警灯闪亮并且有报警蜂鸣声，不要再继续使用仪器治疗，否则可能导致烫伤。拔掉升温仪电源插头并与专业服务人员联系。

2. 治疗期间要有人监护，否则可能会造成烫伤。

3. 爆炸危险：不要在有易燃性麻醉剂的场合使用。

4. 在开始使用前应将主机置于坚固平整的地方，如台车。不可将升温仪置于不坚固和不平整的地方，如床上，否则空气入口可能会被堵塞并引起升温仪过热。

5. 清洁时不要将机壳或软管浸入液体中，潮湿会损坏元件，并可能引起烫伤。

6. 不要使用滴水的湿布清洁机壳，水会渗漏到电接触点并损坏元件。

7. 不要使用酒精或其他溶剂清洗机壳，溶剂会损坏标牌或其他塑料部件。

8. 当软管毯子一端的温度处于选定温度的 ±1.5℃ 范围时，正常温度指示器灯亮。

9. 当系统发生故障时，黄色故障指示灯闪烁，并发出报警声。

10. 如果设备检测到温度超出了安全范围，红色超温指示灯闪烁，并发出报警声。

冯丽琴

第五节 导尿管留置和维护

【目的】为危重、休克患者准确记录和观察尿量、尿比重；预防手术并发症；治疗排尿困难或训练尿失禁患者膀胱功能及保持局部清洁干燥等。

【操作者资质】培训合格的护士。

（一）操作流程

<table>
<tr><th>操作流程</th><th>要点说明</th></tr>
<tr>
<td>

核对：
患者床号、姓名、医嘱、诊断

↓

评估：
1. 掌握适应证、避免不必要的留置导尿
2. 年龄、性别、意识状态、合作程度、膀胱充盈程度、有无膀胱或尿道或前列腺疾病、会阴部皮肤等情况

↓

告知：
留置尿管的目的、重要性、可能出现的不适及注意事项

</td>
<td>

1. 适应证
（1）留取尿标本，进行细菌培养，测量膀胱容量压力及检查残余尿容量，鉴别尿闭及尿潴留
（2）为尿潴留患者放出尿液，减轻痛苦
（3）盆腔内器官手术前，排空膀胱，避免手术中损伤
（4）昏迷、尿失禁或会阴部有损伤时，留置尿管保持局部干燥、清洁
（5）泌尿外科术后促进膀胱和尿道修复
（6）抢救休克或垂危患者，正确记录尿量、比重，以观察肾功能
2. 有尿道狭窄等情况可请泌尿外科医生会诊

</td>
</tr>
</table>

准备：

1. **用物准备：** 一次性无菌导尿包 1 个、尿管标识 1 张、3M 透明敷贴半张、5cm×6cm 3M 加压胶带一块、15cm 系带一条、集尿杯一个（视情况）

2. **患者准备：** 取平卧位，脱下一边裤管，将双腿分开（女患者双膝屈曲并将双腿分开）

3. **操作者准备：** 洗手，戴口罩

选择合适型号导尿管：

1. 成人一般导尿选择 16~18F 的双腔气囊导尿管，5 岁以下：6F；5~10 岁：8F；10~16 岁：12F；16~18 岁：14F

2. 年老体弱长期卧床的女性患者，应选择型号较大管腔较粗的尿管

3. 前列腺肥大的患者，由于尿道黏膜弹性差，比较薄脆，容易引起尿道黏膜破裂，应选择型号较细的尿管

4. 前列腺增生、膀胱肿瘤手术后需通畅引流以防止导尿管堵塞引起继发性出血，应选择 18~22F 的双腔或三腔气囊尿管

导尿包： 潮湿、包装破损或过期的不可使用

消毒顺序：

1. **女性患者**

（1）初次：阴阜→大阴唇→小阴唇→尿道口，自外向内，由上而下，每个棉球限用一次，擦洗尿道口时，在尿道口轻轻旋转向下擦洗，共擦洗 2 次，第二次棉球向下擦洗至肛门

（2）第二次：尿道口→小阴唇→尿道口

2. **男性患者**

（1）初次：阴阜→阴茎背侧→阴茎腹侧→阴囊，左手持无菌纱布包住阴茎，后推包皮，自尿道口螺旋向外，消毒尿道口、阴茎头、冠状沟，每个棉球限用一次，在阴茎与阴囊之间垫一块无菌纱布

（2）第二次：尿道口螺旋向外消毒尿道口、阴茎头、冠状沟

导尿操作步骤要领：

1. 铺孔巾：手法正确，避免污染

2. 充分消毒两次：严格无菌，严防污染

3. 置管前连接导尿管和集尿袋，保持密闭性

4. 无菌石蜡油充分润滑管道，直至分叉处

5. 男性患者导尿时应提起阴茎与腹壁成 60°，使耻骨前弯消失，利于尿管插入

6. 女性患者置管见尿后再插入 1~2cm、男性患者全部插入后，水囊内注入 10~15mL 无菌水

7. 清醒患者插管时嘱其配合深呼吸，放松

8. 如尿管被污染或误入阴道应当重新更换尿管

9. 男性患者插好后注意将包皮复位

10. 插管过程动作应轻柔，以免用力过快过猛损伤尿道黏膜

妥善固定尿管，防止牵拉脱管：

采用 3M 加压固定胶带高举平台固定法

1. **评估**：给予尿管一定的缓冲空间，选择合适的皮肤（平整，避开瘢痕、皮疹、脱皮、红斑等）

2. **保护皮肤**：3M 透明敷贴半张贴在合适的位置保护大腿皮肤

3. **剪小孔**：用剪刀在预留平台中心剪一小孔

4. **形成平台**：将加压胶布对折，贴在透明敷贴上，左右贴合皮肤面积各为 2cm×5cm，中间平台处为 1cm×5cm

5. **绑导管**：将系带穿过小孔，绑在尿管分叉处，系活结，剪去过长系带（留 2cm 长）

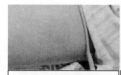

透明敷贴保护大腿皮肤

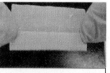

加压胶布对折，剪小孔

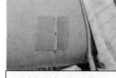

对折贴在透明敷贴上，形成平台

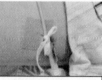

系带穿过小孔，绑在尿管分叉处，系活结

观察与记录：

记录置管日期、时间、尿液量、颜色、性状，贴尿管标识

1. 膀胱高度膨胀者，一次放尿不得超过 1000mL，以防发生虚脱或血尿

2. 无特殊医嘱每 4h 倾倒一次尿液，以便及时发现管路不通畅或其他异常情况

（二）要点说明

【导尿管的维护】

操作流程 要点说明

尿管日常护理：

1. **防感染**

（1）**高度**：集尿袋高度始终低于膀胱水平，避免接触地面，防止逆行感染

（2）**防交叉感染**：倒尿时集尿杯一人一用，避免集尿袋的出口触碰到收集容器

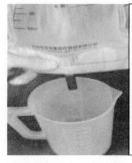

集尿杯一人一用，避免尿袋出口碰触集尿杯

（3）**密闭性**：保持引流装置密闭、通畅。翻身或转运时夹闭尿管，待整理好病人再打开

（4）**每天尿道口护理**：每天 2 次

2. **更换**：长期留置尿管患者不宜频繁更换尿管，乳胶一般 14d 更换，硅胶 28d 更换，标签上注明置管时间

3. **堵管**：若导管堵塞，无菌性或密闭性被破坏时应立即更换尿管

4. **拔管**：每天评估留置导尿管的必要性，尽早拔管，拔管前进行膀胱功能锻炼

尿管引流不畅的处理：

1. **立即检查并确定尿管止流夹已开放**

2. **调节尿管位置**：抬高或放低，此方法尤其适用于连接精密计尿器时，因精密计尿器管道粗而重，常致尿液引流不畅，轻柔转动尿管、改变尿管方向或位置即可解决

3. **挤压尿管**

（1）挤压方法：手消毒戴手套后，夹闭尿管，按离心方向挤压尿管

（2）挤压后尿管马上充盈：尿管通畅

（3）挤压后尿管不充盈：触摸患者膀胱区是否膨隆，结合其用药、心率、血压、呼吸等情况，判断其是否为无尿或堵塞，若为堵塞则需进行下一步处理：冲洗尿管

4. **冲洗尿管：严格无菌操作**

（1）洗手，戴无菌手套

（2）50mL 注射器抽取无菌 NS 20~30mL，连接头皮针

（3）用碘附消毒三次尿管，待干，夹闭引流袋

（4）头皮针刺入尿管内，将 NS 全部快速推入尿管，尽力抽出注入的 NS 及更多的尿液

1. **清醒患者**：尿液引流不畅时，请先直接询问其是否有尿胀感以便立即判断和处理

2. **使用毒麻类药物患者**：对于尿潴留不敏感，对其自身感觉的表述请谨慎判断

3. **刚插尿管后的患者**：对于尿管的异物感较强烈，始终有尿意感，须做好心理疏导

4. **药物**

（1）使用利尿药、脱水药、小剂量多巴胺时，尿量会增加

（2）使用控制尿量的药物时（垂体后叶素、去氨加压素等），需严密观察尿量的变化，询问医生尿量范围，及时调节药物用量

5. **观察**：患者尿胀而不能排出时，心率、呼吸会加快，血压会上升

6. **判断**

（1）注入 NS 不畅：尿管堵塞——重插尿管

（2）抽出 NS 不畅：轻柔转动尿管，适度调节尿管方向或位置，若仍然不畅，请再次冲洗尿管一次，若两次冲洗后仍不畅，请重插尿管

收集尿常规：

1. 洗手，戴手套

2. 使用碘附棉签消毒尿管一次，待干后使用5mL注射器抽取标本5~10mL后打入尿杯中，贴上标签，注明科室、床号、姓名，尽快送检

3. 若留取大量尿标本时，可直接从集尿袋中采集，避免断开导尿管和集尿袋连接处，集尿袋出口避免碰触尿液收集器

4. 尿培养：严格无菌操作，方法同收集尿常规，必须洗手，戴无菌手套，整个过程保持无菌，使用一次性无菌容器收集尿液并盖上盖子

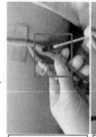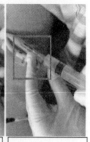

| 碘附消毒待干 | 5mL注射器抽取标本 |

（三）注意事项

【异常情况及处理】

异常状况	发生原因	预防及处理
尿管难以插入	尿管型号选择不当	1. 更换合适型号的尿管 2. 心理护理，使用镇痛镇静药物 3. 加强润滑，动作轻柔 4. 由于患者本身尿路解剖或外伤等问题导致插管困难时，请求泌尿外科协助插管
	紧张、疼痛或其他原因致尿道痉挛	
	尿路狭窄	
漏尿	尿管型号选择不当	更换合适型号的尿管
	尿管水囊注水量不足	保证尿管水囊注水量适宜即可
尿道口发红	尿管牵拉	勤更换床单，保持会阴及骶尾部干爽，避免尿液浸渍，必要时请皮肤与造口专科护士会诊，使用达克宁粉、造口护肤粉等药物予以保护 1. 妥善固定尿管，防牵拉
	感染	2. 严格遵守无菌操作原则
尿道口脓性分泌物	感染	3. 每日评估拔管可能性，尽早拔管
尿液浑浊	感染	4. 告知医生，询问是否留取尿液及尿道口分泌物培养 5. 碘附消毒尿道口，每天2次，随污随消毒，保持清洁
血尿	尿道损伤	1. 告知医生，查明原因，遵嘱用药 2. 妥善固定尿管，严防牵拉 3. 加强交接班及观察，注意血尿的量、色变化，及时告知医生
	凝血功能障碍	

黄燕　何茹

第五章　神经系统和泌尿系统护理技术

第六节 使用 CRRT 的护理操作

【目的】

1. 清除患者体内毒素。

2. 纠正水电解质和酸碱平衡紊乱。

3. 使患者得到肾脏替代治疗，提高生活质量，延长寿命。

【操作者资质】培训合格的护士。

（一）仪器结构（以金宝 prismaflex 为例）

1. 正面图

如图 5-4。

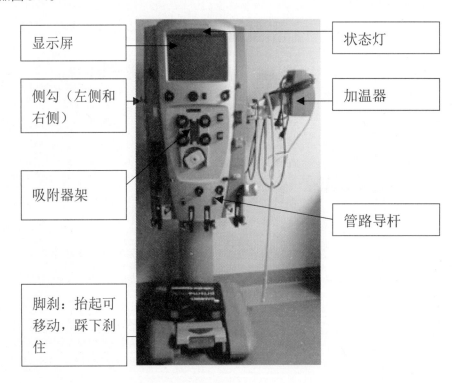

图 5-4　CRRT 仪器正面

2. 背面图

如图5-5。

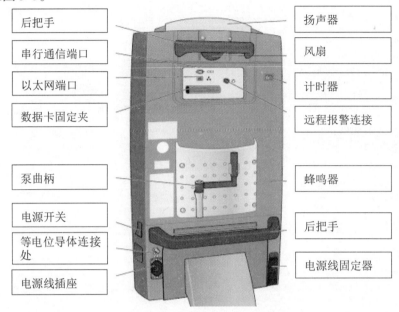

后把手	扬声器
串行通信端口	风扇
以太网端口	计时器
数据卡固定夹	远程报警连接
泵曲柄	蜂鸣器
电源开关	后把手
等电位导体连接处	电源线固定器
电源线插座	

图5-5　CRRT仪器背面

3. 各个部件名称

如图5-6、5-7。

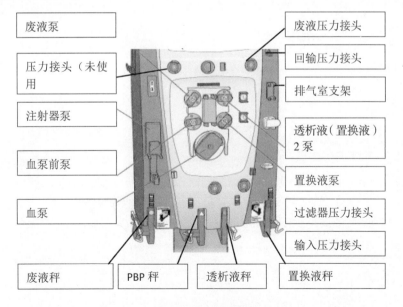

废液泵	废液压力接头
压力接头（未使用）	回输压力接头
注射器泵	排气室支架
血泵前泵	透析液（置换液）2泵
血泵	置换液泵
	过滤器压力接头
	输入压力接头
废液秤　PBP秤　透析液秤	置换液秤

图5-6　CRRT部件（一）

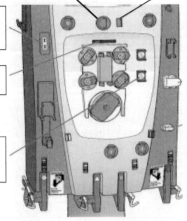

漏血探测器：监控废液中是否有红细胞，借此判断滤膜是否泄漏

注射器泵控制面板

放电圈导杆：降低对心电图干扰

条形码阅读器

气泡探测器

回输管夹

夹管阀（上部和下部）

图 5-7　CRRT 部件（二）

适应证：

1. 慢性肾衰竭。

2. 肺水肿、左心衰竭。

3. 过度负荷引起的全身水肿、脑水肿及水中毒。

4. 胰腺炎。

5. 肝性脑病。

6. 多器官衰竭。

7. 药物中毒。

8. 肾移植前准备。

（二）操作流程

操作流程	要点说明
评估： 　1. 评估患者基本生命体征，如有低血压先纠正 　2. 确保得到患者数据：血气分析、肾功、电解质水平、凝血功能 　3. 选择合适滤器	1. 如果患者血压低于正常水平，应遵医嘱使用液体复苏或者升压药维持 　2. 遵医嘱决定治疗方式、置换液配方、抗凝方式剂量、钙泵入剂量等 　3. 成人一般选择 M100（最低体重＞30kg），小儿 M60（最低体重＞11kg）

告知：

1. 向患者解释血透的目的及注意事项，取得配合

2. 取得患者及家属同意，签署知情同意书

准备：

1. 用物准备：滤器、置换液、透析液（视治疗方式而定）、20ml注射器×4、50ml注射器×1、NS100ml×1、NS1L×2、NS 500ml×1、肝素钠×2、输液器1个、三通1个、换药包、纱布、醋酸氯己定、无菌手套、专用电插板、ICU血液净化记录单

2. 患者准备：取舒适卧位，最好采取仰卧位便于观察患者血流动力学状态

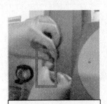

①滤器；②醋酸氯己定；③换药包；④500ml及100mlNS；⑤无菌手套；⑥三通；⑦20ml注射器及50ml注射器；⑧输液器

1. 连续肾脏替代疗法（CRRT）机无蓄电功能，应使用专用电插板，确保不意外断电，插头不意外脱出

2. 预充液配置：NS1L+肝素钠10000U（1.6ml）

3. 抗凝剂：NS 49ml+肝素钠6250U或遵医嘱配置

预充管路：

1. **开机：** 接通电源，胶布固定电插头，妥善整理电源线，按开机键

2. **选择"新患者"：** 输入住院号和体重

3. 根据医嘱**选择治疗方式**和是否需要注射器（一般选择需要注射器）

4. **装管：** 按照机器界面指示安装管道及注射器，确保各部分连接紧密

5. **预充：** 开始第一次预充（预充液为NS1L+肝素钠1.6ml）

6. **二次预充：** 第一次预充结束后连接NS1L，点击"重新预充"，预充结束后点击"预充测试"

7. **设置：** "患者液体丢失/丢增加限制"为400ml/3h，除非患者体重小于30kg

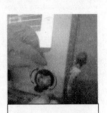

水平位插入连接口再旋紧，避免暴力导致蓝色固定钮滑丝

按照箭头方向将压力接头卡在卡座上

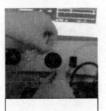

上下拉动确保完全卡好

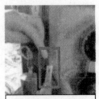

安装注射器前一定先夹闭管路，装好再打开

连接患者：

1. **再次评估：**患者血流动力学（尤其血压、心率），预防上机时出现低血压

2. **打开换药包，**倒入醋酸氯己定

3. **连输液器：**NS 500mL 连接输液器和三通，排气，关闭三通输液器端并打开输液器水止，备用

4. 把血透管外包裹的纱布拆除

5. **备盐水：**洗手，戴无菌手套，注射器抽取 2 支 10mL 生理盐水

6. **取肝素帽：**血透管下垫治疗巾，非接触式取下动静脉端肝素帽（即使用纱布包裹肝素帽取下，无菌手套不直接接触肝素帽）

7. **消毒：**用氯己定纱布摩擦式消毒端口15s，待干

8. **冲管：**从动静脉端各抽 10mL 血液并丢弃（动静脉端口抽取血液应无阻碍感，10mL 血液 3s 内抽完方能满足机器运转流速要求），使用 10mLNS 冲管并夹闭

连接患者：

9. **连接动脉端：**夹闭 Y 形管上下 4 个夹子，将动脉管连接在事先备用的三通上，将三通与动脉端口（红色）连接，打开夹子

10. **连接静脉端：**打开废液秤，夹闭废液袋上夹子，分离废液袋上蓝色端口，与血透管静脉端（蓝色）连接，打开夹子

11. **连接废液袋：**将 Y 形管上废液袋管路分离，连接黄色废液袋，打开夹子，关闭废液秤

12. **运行：**确保所有管路夹子打开，调节初始血流速 100mL/min，点击"运行"

13. **评估**患者血流动力是否稳定

14. **调节血流速：**如稳定，5min 内将血流速调节到目标值（遵医嘱）

15. **输入参数：**当患者血流速达到目标值且生命体征平稳，按医嘱输入各项速率（置换液、前后稀释比、PBP、脱水量、抗凝）

16. **调节排气室：**长按上（下）箭头把液面调在合适范围（见机器界面图示）

注意：

1. 成人型号为 M100，注意查看有效期

2. 滤器属贵重耗材，条码需注明日期、时间，贴于检验报告黏附单上

3. 第一次预充后不可以点击"预充测试"，否则无法进行"重新预充"，预充后的机器如果预测半小时内无法连接患者，则二次预充先不做，等要连接患者前再进行第二次预充

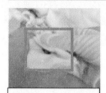 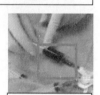

| 摩擦式消毒接口 | 抽回血无阻碍感，且 3s 内抽出 10mL |

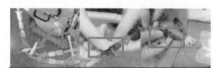

| Y 型管上下 4 个夹子均夹闭 | 红色端连接三通 | 三通连接动脉端，并打开夹子 |

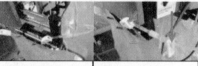

| 打开废液秤，把 Y 型管的黄色管道连接 | 关闭废液秤，打开夹子 |

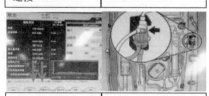

| 点击"流速设定"设置各速率；点击"抗凝方式设定"设置抗凝参数 | 注意将排气室液面调至合适高度 |

17. **连接加温器**：从距离静脉端蓝色鲁尔接头 3cm 处开始包裹加温管道（确保完全包裹回输管道以达最佳加温效果），打开加温器，根据患者体温调节加温器温度，如果患者体温正常，可设置 38℃~39℃；如果发热可调节 37℃或暂时不打开加温器；如体温不升可最高调至 43℃，注意：如果血流速 < 100mL/min，加温器温度不可高于 37℃

18. **固定**：使用系带将管路妥善固定，预留患者活动的缓冲空间，翻身时注意专人扶管，预防意外脱出

更换液袋：

1. 机器提示更换或点击"更换液袋"

2. 拉开对应秤，夹闭管上夹子

3. 断开，连接新液袋，打开夹子并将秤归位，点击"继续"

4. 旧袋按医疗垃圾处理

①开机键
②channel1
③channel2

点击"select"到"channel1"，点击"OK"，进入 channel1 温度设置

使用"+""-"调节到目标温度，点击"OK"确定

点击"end"完成设置

使用系带将管路固定在床栏

观察记录：

1. 观察患者心率、血压、尿量，防止低血压，观察是否有出血征象

2. 在《血液净化记录单》记录患者信息和上机时的各个参数

3. 上机后 4~6h 抽血检查生化水平和凝血四项，根据结果遵嘱调整

1. 如患者病情平稳则每 2h 记录一次。参数调整随时记录，调整参数需要医生在记录单上注明并签名

2. 准确记录各班使用耗材

下机：

1. **用物准备**：换药包、治疗巾、醋酸氯己定、无菌手套、100mL 生理盐水、20mL 注射器 ×2、肝素帽 ×2、纱布、胶布

2. **操作步骤**

（1）**解释**：向病人解释目的及流程

（2）**卧位**：取患者舒适卧位，最好采取仰卧位便于观察患者血流动力学状态

（3）打开换药包，倒入氯己定

（4）**铺巾**：在血透管下方铺治疗巾

（5）**停止**：点击屏幕"停止"

（6）**夹闭动脉端**：将输液器冲管管路与滤器管路连通

（7）点击"**结束治疗**"，根据屏幕指

1. 全程注意无菌原则，尤其是断开动静脉导管接触端口时

2. 封管盐水配置：3.6mLNS+0.4mL 肝素，动静脉端口各 2mL

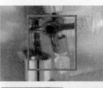

回血夹闭红色动脉端，把输液器端三通打开，输液器上的水止要保持全开

用纱布分别包裹两条管道

再用纱布将两条管道一起包裹

注意夹子始终保持在纱布外，便于观察

示进行回血（如管道中有血凝块则不可回输，直接断开连接）

（8）**洗手，戴无菌手套**

（9）**消毒：** 醋酸氯己定消毒动静脉端并待干

（10）**断开动脉端：** 将三通与血透管动脉端断开，20mL 注射器抽取动脉端残留血液，并使用 10mLNS 脉冲式冲管，夹闭

（11）**断开静脉端，** 20mL 注射器抽取静脉端残留血液，并使用 10mLNS 脉冲式冲管，夹闭

（12）**封管：** 使用肝素盐水分别封动静脉管，夹闭，拧上肝素帽

（13）**包裹固定：** 先分别用纱布包裹两条管道，再用纱布将两条管道一起包裹，最后使用胶布将管道固定在皮肤上，穿刺处按深静脉导管换药方法换药，渗出者使用伤口敷料，2d 一换，干洁则使用透明敷贴，7d 更换，若不使用，则 7 天重新进行一次冲封管，注意夹子要始终暴露在纱布外，防止意外打开未及时发现处理而造成堵管

（14）**记录：** 点击屏幕"历史记录"，选择时间周期，按要求填写数据（如超滤量）

（15）**关机：** 使用伽马湿巾擦拭机器，放回器械间，将滤器丢黄色垃圾袋，废液倒污物室

（16）**洗手，记录**

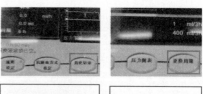

点击"历史记录"　　点击"更换周期"

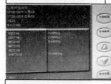

点击"开始时间"通过 ↑↓ 键调到目标时间→再次点击"开始时间"，结束时间操作同前，得出相应数据

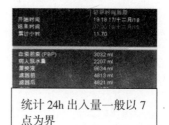

统计 24h 出入量一般以 7 点为界

（三）要点说明

1. 肝素抗凝

（1）根据上述指引预充管道。

（2）途径：在开始 CRRT 前应选择一种抗凝途径，大多数患者选择默认途径，除非患者存在中度到高度出血风险。

（3）在开始抗凝前必须与 ICU 医生讨论肝素用法（如果患者近期经历手术还应该与相关外科医生讨论）。讨论后才可以开始抗凝，有医嘱方可执行。

（4）注意：任何确诊或可疑肝素诱导血小板减少症患者均不可使用肝素，属于禁忌证。

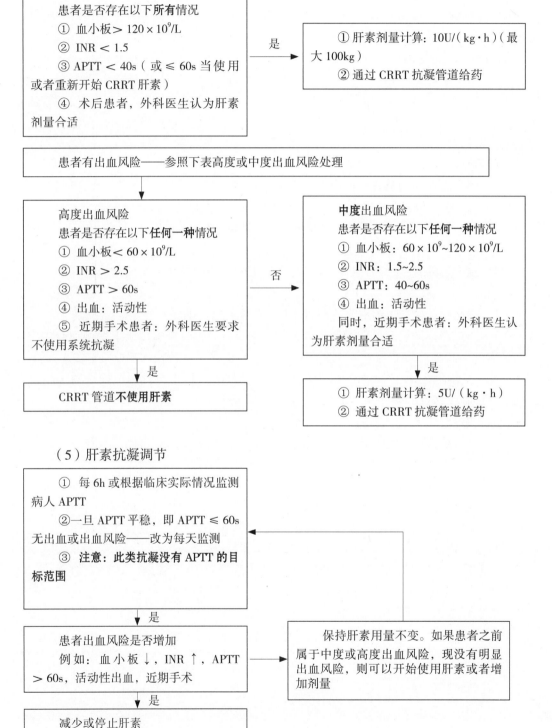

默认（无明显出血风险）

患者是否存在以下**所有**情况

① 血小板 > 120×10^9/L

② INR < 1.5

③ APTT < 40s（或 ≤ 60s 当使用或者重新开始 CRRT 肝素）

④ 术后患者，外科医生认为肝素剂量合适

是 →

① 肝素剂量计算：10U/（kg·h）（最大 100kg）

② 通过 CRRT 抗凝管道给药

患者有出血风险——参照下表高度或中度出血风险处理

高度出血风险

患者是否存在以下**任何一种**情况

① 血小板 < 60×10^9/L

② INR > 2.5

③ APTT > 60s

④ 出血：活动性

⑤ 近期手术患者：外科医生要求不使用系统抗凝

否 →

中度出血风险

患者是否存在以下**任何一种**情况

① 血小板：$60 \times 10^9 \sim 120 \times 10^9$/L

② INR：1.5~2.5

③ APTT：40~60s

④ 出血：活动性

同时，近期手术患者：外科医生认为肝素剂量合适

是 ↓

CRRT 管道**不使用肝素**

是 ↓

① 肝素剂量计算：5U/（kg·h）

② 通过 CRRT 抗凝管道给药

（5）肝素抗凝调节

① 每 6h 或根据临床实际情况监测病人 APTT

② 一旦 APTT 平稳，即 APTT ≤ 60s 无出血或出血风险——改为每天监测

③ **注意：此类抗凝没有 APTT 的目标范围**

是 ↓

患者出血风险是否增加

例如：血小板↓，INR↑，APTT > 60s，活动性出血，近期手术

→ 保持肝素用量不变。如果患者之前属于中度或高度出血风险，现没有明显出血风险，则可以开始使用肝素或者增加剂量

是 ↓

减少或停止肝素

2. 管道护理

（1）观察穿刺处有无出血、发红、感染迹象。

（2）观察管道连接是否紧密。血透管使用透明敷料粘贴，每周更换，伤口敷料每 2d 更换，若潮湿污染则随时更换。

（3）做好二次固定（同 CVC）。

（4）如果穿刺在股静脉，每班要观察下肢皮肤颜色、皮温、运动感觉和足背动脉搏动。

（5）观察管道是否通畅：上机前回抽血液 10mL 必须在 3s 内抽完；如果发现管道回抽不畅甚至无回血，请勿上机同时报告医生，可通过调整管道位置判断是否恢复通畅，必要时重新置管。

3. 机器管理

（1）确保患者成功留置血透管后再进行预充。

（2）机器摆放位置：周围无杂物、管道不牵拉且预留足够空间、秤上液袋不可触碰床或者其他物品（碰到会影响机器重量计算系统，对液量计算造成干扰）。

（3）注意把脚刹放下，以固定机器。

（4）预充后的管路必须在 30min 内连接到患者，超过时间重新预充。

4. 回血

（1）确保泵曲柄在机器后妥善放置，以备紧急时手动回血。

（2）当机器在一段时间内跨膜压（TMP）明显升高，且排除由于患者躁动或体位等原因，应考虑回血更换滤器（一过性的 TMP 升高可能是与红色输入端位置有关）。

（3）当滤器使用超过 72h 或者血液交换超过 780L，机器会提示更换滤器（超过以上期限，厂家不保证滤膜和压力瓣膜的完整性）。

5. 患者管理

（1）监测患者出入量，评估病人液体平衡，根据医嘱出入量目标调节脱水量。

（2）当穿刺部位为股静脉时，如果没有管道位置问题，尽量抬高患者床头 30°。

（3）确保所有管道妥善固定。

（4）根据抗凝流程定时监测患者凝血功能。

（5）上机前监测患者体温，根据体温选择加热温度。上机过程应注意观察病人是否体温过低（如皮肤冰冷、肢端凉、患者主诉寒冷等）。

6. 电解质和酸碱平衡管理：大多数 CRRT 指南建议上机后前 24h 每 4~6h 监测一次电解质和血气，当患者液体配方改变时也要相应监测。当患者电解质酸碱平稳且液体配方未改变时，可遵医嘱减少监测频率。

（四）注意事项

【报警及处理】

报警事项	可能原因	处理
预充自检未通过	排气室监控管路与回输压力传感器连接有泄漏	重新连接紧密，按"重新测试"
输入压力升高	输入压（动脉压）负值变小或上升到正值	检查导管、滤器管路的连接处有否松动或脱开，确保各处连接紧密
输入压力负值过大	1. 导管位置偏移、动脉血路管扭折 2. 患者咳嗽、体位改变 3. 血流速过快 4. 导管或血路管凝血	1. 调整导管位置，避免打折 2. 一过性，一般可自行恢复 3. 调整与导管相匹配的血流速度 4. 必要时更换导管或耗材
输入压力极端负值	1. 患者翻身或移动、下肢屈曲；咳嗽或吸痰引血流不畅 2. 导管动脉端侧孔与血管壁相贴 3. 导管动脉端或滤器管路动脉泵前段血栓形成	1. 翻身后或解除刺激后，点击屏幕"继续"可恢复，必要时放低床头或把血透侧的下肢约束 2. 调整管道位置，旋转动静脉端管道或三通打开输液器端进行 NS 冲管，必要时动静脉端互换 3. 更换滤器
无法检测回输压力	1. 血流速过低 2. 排气室监测管路与回输压力监测端口连接松动泄漏 3. 回输压力监测保护帽进水 4. 回输管路与导管分离	1. 调高血流速度 2. 旋紧接口 3. 按"停止"键，取下排气室监测管路，用两把血管钳对向夹住排气室的下段管路，卸下连接静脉压力端口的保护帽，用空针筒往保护帽里注入空气排除水分，重新连接排气室监测管路与回输压力监测端口，松开血管钳，按"继续"键开始治疗 4. 旋紧接口
过度体液增加或丢失	秤上悬挂的液袋晃动，或者连接液袋的导管夹闭或扭折	更换液袋的时候尽量保持液袋平稳；正常运转时尽量不要触碰或晃动液袋
管路有气泡	1. 预冲时静脉壶液面过低，导致空气进入管路 2. 使用过程中未观察静脉壶液面，调整液面高度	1. 按"释放管路夹"，出现调节排气室后，按下该键，然后按"↑"把回输压力调整到负值以下，之后再次按"释放管路夹"，听到管路夹释放后，按"继续"键开始治疗 2. 如碰到大量气泡，可在系统工具里选择"调节排气室"，把静脉壶液面调节上去；或者先把血泵停止，然后把静脉壶保护帽的地方断开，用 20mL 的针筒抽空气，进行排气

意外断电、停电	1. 血滤机出现特有的蜂鸣声 2. 各种显示消失，血泵停转	1. 若插头意外脱落，则立刻重新接上，开机，选择"同一患者"，点击"继续治疗" 2. 若未能及时恢复电源，应手动回血：动脉端三通打开输液器端，水止全开→用机器后的手摇手工转动血泵回血，注意力高度集中，防止空气进入患者体内→如静脉端不通，将静脉端从病人端分离，直接插入动脉壶前端的插口，打开盐水，转动血泵回血 3. 及时查找原因，询问并通报有关情况
滤器破膜	输入压（动脉压）负值变小或上升到正值	1. 停止血滤，为了避免血液污染，不应回血，直接断开连接，记录已完成的脱水量及时间 2. 按照血液血滤常规重新使用新的血滤管路及血滤器开始血滤治疗 3. 保留旧血滤器，并认真分析破膜的原因 4. 预防措施 （1）超滤率不要过高，监测跨膜压不超过400mmHg （2）选用经国家食品药品监督管理局批准的滤器进行血滤治疗
血压低	1. 导管位置偏移、动脉血路管扭折 2. 患者咳嗽、体位改变 3. 血流速过高 4. 导管或血路管凝血	1. 适当降低血流速，减慢超滤速度 2. 若血压下降过快，应暂停超滤 3. 立即报告医生，必要时经静脉给予升压药物 4. 治疗前血压是评估的重点，若血压偏低，请示上级医生后方可上机
滤器凝血	1. 病人翻身或移动、下肢屈曲；咳嗽或吸痰引血不畅 2. 导管动脉端侧孔与血管壁相贴 3. 导管动脉端或滤器管路动脉泵前段血栓形成	1. 严密观察各压力值变化 2. 根据凝血结果调整抗凝剂的剂量 3. 加强血滤过程中的监测，尤其是在实施无肝素血滤时，早期发现凝血的征象并及时处理 4. 进行无肝素血滤时，管路预冲先使用肝素盐水预充保留20min后使用NS二次预充，根据凝血指标每30~60min使用100~200mLNS冲洗管路和滤器

吴晓珩　欧寿六

第六章　常见照护技术

第一节　翻身

一、危重患者翻身技术

【目的】

1. 协助卧床患者更换体位，使患者舒适、安全。

2. 使身体各部分肌肉轮换承受身体的重量，减少局部长期受压导致压疮发生的机会。

3. 减少并发症，如坠积性肺炎、关节畸形、深静脉血栓等。

4. 便于病情的观察，提供更好的治疗和护理。

【操作者资质】培训合格的护士。

（一）操作流程

操作流程	要点说明
评估： 1. 患者病情、耐受能力、生命体征、体重 2. 患者的心理状态、肢体活动能力、沟通理解及合作能力、需求 3. 评估皮肤状况，决定是否需要更换头枕部、背部或骶尾部敷料 4. 评估肺部情况，决定是否需要进行叩背 5. 评估床单位清洁度，根据需要决定是否需要更换床单、被套 6. 根据以上情况评估操作者人员数量	评估内容具体事项繁多，翻身操作的重点请详细阅读相关链接之评估注意事项，针对不同情况做好备物和人员安排，再进行后续操作 **为患者翻身前需提前做好告知和沟通：**告知翻身的目的、方法及可能带来的不适和配合方法，询问主诉要求，尽量按患者意愿，结合病情进行翻身操作

准备：

用物准备：

1.**无菌物品**：选择性配备以下物品：治疗巾、纱布、碘附、大（小）棉签、NS100mL，双氧水、换药包、大（小）棉垫、胶布、各类皮肤敷料

2.**非无菌物品**

（1）胶手套、自备一次性隔尿垫、浴巾、软枕、各类翻身枕和防压垫、水枕等

（2）需要卧床更换床单者：备各类所需的床单位用物

（3）特殊感染接触隔离或传染病患者必须配备一次性 PE 围裙、隔离衣及其他相应防护措施

3.**药物**：需背部换药、上药等情况时，按医嘱使用各类皮肤乳膏、敷料等药物

无菌物品的选择性配备：

1.受压部位有皮肤破损等表浅的暴露性未处理伤口时：治疗巾或纱布、碘附、大（小）棉签、NS100mL、遵医嘱备药

2.需翻身伤口换药者：碘附、大（小）棉签、换药包、大（小）棉垫、胶布，以及按换药者要求准备的用物

3.更换皮肤敷料者：各类敷料、大（小）棉签，具体备物及操作请参看《压疮护理工作指引》

患者准备：

1.患者身下已垫翻身单或浴巾

2.痰液多者先吸痰

3.躁动患者予以镇痛、镇静后，RASS 评分保持在 −2~0 分，不影响操作安全时方可执行

4.引流袋中引流液过多时先倾倒干净

5.检查并确保各管道的妥善固定，并夹闭

6.胸带、腹带、骨盆带固定者：翻身前检查并确定各种固定带的有效固定、舒适、松紧适宜

操作者准备：

1.根据评估结果备好操作人员，安排各人员职责和配合规则；近侧指患者翻身卧位的方向，如患者需要左侧卧位，近侧即为左侧；背侧指患者翻身卧位的背面，如患者需要左侧卧位，背侧即为右侧

2.洗手、戴口罩、帽子、橡胶手套，必要时穿一次性 PE 围裙或隔离衣等

注意事项：

1.确保安全，严防坠床，一人操作时不可拆卸床栏，其他情况请在确保操作安全的前提下取下床栏

2.翻身操作必须在患者的病情耐受的前提下进行

3.移动时，注意保护和控制受伤局部不得伸屈、旋转，严禁拖拉，保护局部皮肤

4.颅脑术后患者：翻身时头部不能翻转过剧，以免发生脑疝，去骨瓣术后采取健侧卧位或平卧位，去骨瓣部位严禁受压

5.有胸腔闭式引流瓶者：根据管道长度，选择瓶身挂床边、专人握瓶或瓶身夹于患者双大腿之间

6.石膏固定的患者：整理肢体，避免受压，必要时石膏与皮肤接触部位垫棉垫

实施：

1.**摇床**：拉床帘，取下固定在床的引流管、约束带等，摇低床头和尾，尽量至平卧位

2.**摆体位和翻身**：根据参与翻身操作的人员数量，采用对应的方法为患者摆好体位、翻身（一人法、两人法、三人法、轴线翻身法）

3.**其他操作**：需要翻身伤口换药、更换皮肤敷料、进行背部叩击、卧床更换床单者，请在此步骤完成，具体方法请参看相应指引，或遵医嘱

4.**腰背**：垫枕，使侧卧角度大于 20°

5.**四肢**：置于功能位，腘窝下、肘腕部、足跟均垫软枕或防压垫等，足底顶硬物或穿家属自备的防足下垂鞋

6.**头**：随身体侧身而旋转，始终保证与身体同一正中线，头下垫软枕或防压垫或水枕

7.**管道和约束**：妥善放置和固定管道，检查确定其固定性，重新开放引流，做好约束

8.**摇床**

（1）普通患者：床头抬高 30°，床尾抬高 15°

（2）需要轴线翻身的患者：斜坡卧位，头高脚低位，头高位 15°

（3）躁动患者：在确保安全的前提下，酌情减少床头和床尾抬高的角度

具体翻身方法：

一人翻身法：

1.**站位**：操作者于患者背侧，帮助患者移去身下枕头，取平卧位

2.**移动患者**：协助指导患者自行挪动身体，移向床单位中线操作者侧床旁

3.**体位**：双腿屈曲，指导患者一手抓握对侧床栏

翻身：操作者发口令，两人同时用力：

7.使用胸带、腹带、骨盆带固定的患者：翻身期间不得放松固定，翻身后整理固定带，确保各种固定带的有效固定、舒适、松紧适宜

8.注意保暖，保护隐私

9.尽量扩大躯体与病床接触面及支撑面，增加患者卧位稳定性，避免压疮

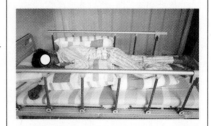

10.无论何种卧姿，均应遵循人体生理功能特点，维持功能位或有利于康复的姿势

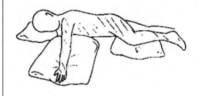

11.操作中应密切观察患者反应，出现以下任一情况，必须立即停止操作，并告知医生做出相应处理：任一生命体征急剧变化、神志改变、任一管道脱出、牵引松脱、躁动、患者自述不能耐受者

患者双腿用力蹬床面，手抓床栏辅助；操作者协助轻推患者翻至对侧，并垫枕

两人翻身法：

1. **站位：** A 位于患者近侧，B 位于患者背侧

2. **体位：** 帮助患者移去身下枕头，平卧位、两臂交叉放于胸前，双腿屈曲

3. **移动患者：** 两人分别抓住靠近患者肩、腰、臀处的翻身单，将患者整体移向床单位中线偏 B 侧床旁

翻身： A 发出口令，B 托患者的肩、臀，轻推患者；A 抓住患者的肩、臀处的翻身单，拉患者；二人合力将患者转至面向 A 的侧卧位

三人翻身法：

1. **站位**

（1）A 于患者近侧头胸部

（2）体重过重者、躁动患者暂经镇痛镇静后，B 于患者近侧腰部；四肢骨折、下肢骨折有牵引、有重要管道者，B 保护骨折肢体、维持牵引、保护管道，协助翻身

（3）C 于患者背侧

2. **体位：** 帮助患者移去身下枕头，平卧位、两臂交叉放于胸前，双腿屈曲（下肢骨折者无须屈腿）

3. **移动患者：** 三人分别抓住靠近患者肩、腰、臀处的翻身单，将患者整体移向床单位中线偏 B 侧床旁

翻身：

（1）有重要管道者，由扶管者 B 发口令，其余情况均由 A 发出口令

（2）A 抓住患者肩、臀处的翻身单，拉患者

（3）C 托患者的肩、臀，轻推患者

（4）B 协助，三人合力将患者转至面向 A 的侧卧位

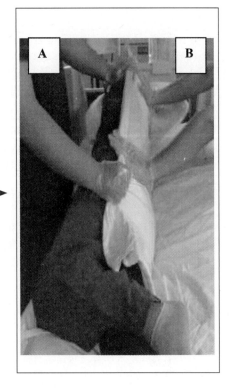

四人翻身法参照轴线翻身法：

1. 站位： A 于患者近侧头胸部，B 于患者近侧腰部，C 保护和维持颈托、牵引、腰椎、骨盆、下肢，D 于患者背侧

2. 体位： 帮助患者移去身下枕头，平卧位、两臂交叉放于胸前，双腿屈曲（下肢骨折者无须屈腿）

3. 移动患者： 按以上站位，各操作者分别抓住靠近患者肩、腰、臀处的翻身单，将患者整体移向床单位中线偏 D 侧床旁

4. 各人职责： 按以上站位

（1）A 将双手分别置于肩部、臀部

（2）B 将双手分别置于腰部、膝部

（3）颈椎损伤、颈托、牵引者：C 在床头，用双手固定患者头颈部，扶住颈托或沿纵轴向上略加牵引，使头、颈随躯干一起缓慢移动

（4）腰椎、骨盆骨折者：于患者背侧 D 旁边护腰

（5）下肢牵引者：C 在床尾，用双手固定维持，略加牵引，使骨折肢体与翻身侧身于同一水平

（6）D 于患者背侧合力轻推患者，垫枕

5. 翻身： 在 C 的口令下，三人使头、颈、肩、腰、髋、下肢保持在同一水平线上，共同合力将患者翻转至侧卧位

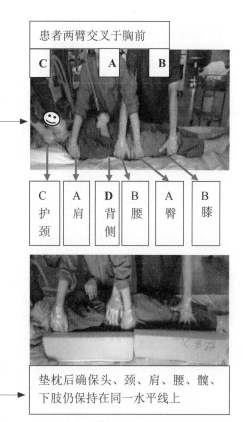

患者两臂交叉于胸前

| C | A | B |

| C 护颈 | A 肩 | D 背侧 | B 腰 | A 臀 | B 膝 |

垫枕后确保头、颈、肩、腰、髋、下肢仍保持在同一水平线上

处置、观察与记录：

1. 处置

（1）整理床单位

（2）镇静镇痛药物：操作过程中加大使用过镇静药物的患者，务必重新调节镇静药物使用剂量，使 RASS 评分保持在 -2~0 分

2. 观察： 患者舒适度、翻身后的生命体征、神志的变化、引流管引流情况、伤口

3. 记录： 生命体征、翻身期间操作处理情况，操作中突发情况的处理、翻身的时间、体位

注意事项：

1. 翻转患者时，应注意使头向后伸，保持脊椎平直，以维持脊柱的正确生理弯度，避免由于躯干扭曲，加重脊柱骨折、脊髓损伤和关节脱位

2. 翻身角度不可超过 60°，避免由于脊柱负重增大而引起关节突骨折

3. 颈椎损伤者：勿扭曲或旋转患者头部，以免加重神经损伤引起呼吸机麻痹而死亡

4. 牵引者：翻身时不放松牵引，注意牵引器不要碰撞床铺或栏杆而使牵引滑脱

第六章　常见照护技术

（二）相关链接

1. 评估注意事项

1. 翻身适应证

（1）普通患者每 2h 翻身一次

（2）背部、骶尾部皮肤娇嫩者，增加翻身频率

2. 翻身相对禁忌证

（1）血流动力学不稳定者

（2）腰椎穿刺后 6~8h 内需平躺

（3）全身大面积烧伤卧悬浮床者不需要翻身

（4）对翻身不能耐受者：翻身后可能造成患者不适或生命体征不平稳者，酌情暂停翻身

（5）患者拒绝翻身：予健康教育，根据其皮肤情况和病情决定是否继续予以翻身

（6）躁动不配合者：必须在药物镇静、镇痛后，患者安静不妨碍操作安全的前提下进行

3. 操作者人员数量及方法：根据患者的沟通理解及合作能力、病情、体重、皮肤情况、肺部情况及咳痰能力等，选择参加操作者人员数量

（1）常规翻身操作均为 2 人配合完成

（2）清醒患者先询问主诉要求，尽量按患者意愿，结合病情进行翻身操作

（3）需要翻身伤口换药、更换皮肤敷料、进行背部叩击、卧床更换床单者，酌情增加操作人员 1~2 人

（4）特殊感染接触隔离或传染病患者：在保证操作安全前提下，尽量减少操作人员数量

（5）一人操作：清醒能配合翻身及抓握床栏，且全身无重要管道者：由一人协助翻身、保护即可

（6）至少需 3 人以上配合完成的情况

①体重过重者

②躁动患者暂经镇痛、镇静后

③四肢骨折

④下肢骨折有牵引

⑤全身有任一重要管道需单独扶管者

（7）至少 4 人以上配合完成的情况：颈椎骨折上颈托或牵引、颅骨牵引、腰椎骨折、骨盆骨折、不稳定性骨折未进行支架固定者等需要轴线翻身者；其中不稳定性骨折未进行支架固定者酌情减少翻身频次

2.异常情况及处理

异常状况	发生原因	预防	处理
异常躁动	评估不全，镇静镇痛不足	操作前全面评估，提前做好镇痛、镇静	控制躁动肢体，遵嘱加强镇痛、镇静，背部垫枕或放平患者于舒适体位，做好约束，待患者安静后，再重新评估操作
管道牵拉或脱出	患者异常躁动	操作前全面评估，提前做好镇痛、镇静	1. 立即停止翻身操作，扶住管道，通知医生 2. 轻柔地置患者于平卧位，躁动患者立即遵嘱加强镇痛、镇静 3. 根据管道的重要性、脱出的长度等，立即做好再插管准备或遵嘱处理 4. 当事人上报不良事件
	管道固定不妥	操作前检查并确定各管道的固定性	
	翻身时人员配合不当	操作前安排好各操作人员职责及配合	
	管道较短或动作过猛致牵拉	操作前夹闭管道，妥善放置引流管道，注意动作轻柔	
	扶管者操作不当	握管道时以小鱼际或腕部贴紧管道旁边皮肤为支撑点，向心方向握紧管道，严禁无支撑点悬空扶管	
骨折肢体脱位	翻身放松牵引导致肢体脱位	翻身期间不得放松牵引	立即置患肢于术后功能位，报告医生，安置患者侧卧或平卧后，重新协助固定骨折肢体，必要时全程专人扶住患肢于功能位
	保护患肢者方法不当或多人协助不当	保护患肢者始终保护患肢于术后功能位，多人协助时分工明确	
生命体征急剧变化	存在翻身禁忌证，评估不到位	全面评估患者是否适合翻身后再执行操作	立即停止翻身操作，轻柔地置患者于平卧位，通知医生，遵医嘱进行抢救处理
	翻身动作粗暴造成患者剧烈疼痛、不适	翻身时动作轻柔	
	颈椎损伤患者：扭曲或旋转了患者头部	严禁扭曲或旋转患者头部，务必翻身时保证头、颈、肩、腰、髋、下肢保持在同一水平线上	

坠床	单人操作卸下了床栏	单人操作时，严禁卸下床栏	1. 立即通知医生抢救，按患者坠床应急预案处理 2. 上报不良事件
	患者体重过重而患者侧身后操作者无法托住患者体重	操作前全面评估，是否增加人员	
	患者异常躁动	操作前提前做好镇痛、镇静	
牵引松脱	注意牵引器碰撞床铺或栏杆而使牵引滑脱	操作中动作轻柔，注意牵引器勿碰撞旁物	立即置患肢于术后功能位，报告医生，安置患者侧卧或平卧后，重新协助牵引，必要时全程专人扶住患肢于功能位
	放松牵引致牵引滑脱	翻身期间不得放松牵引	

3. 人体力学运用原则

类型	应用原则
扩大支撑面	护士在站立操作中，根据实际需要可以采取两脚向前后或左右分开的姿势，以扩大支撑面；在给患者摆放体位时，也应尽量扩大支撑面，以确保体位的稳定和舒适，如侧卧位时两下肢前后分开
降低重心	护士在站立或操作时，应尽量使重心接近支撑面，例如取放置于低处的物品时，应两脚分开，同时屈膝曲髋下蹲，这样比弯腰去取省力，而且还可减少对腰背部的损伤
减少重力线的改变	护士在提、端物品时应尽量将物体靠近身体，移动患者时，应尽量接近患者，这样可保证护士与物品或患者重力的合力线落在支撑面内，更加稳定
利用杠杆作用	在提物时使物体靠近躯干，同时将肘部尽可能地贴近躯干，这样就减少了物体的力矩，从而可用较小的力来提取重物，增加了操作的有效性；将物品举高时也可利用杠杆作用，或用拖拉代替举高，这样只要克服摩擦力就可以了
使用大肌肉群	护士进行护理操作时，在能使用整只手时，绝不能只用手指；在能使用手臂力量时，绝不能只用手腕部的力量；在能使用躯干部和下肢肌肉的力量时，绝不能只使用上肢的力量；如提取重物时，两脚前后分开使用腿部的肌肉群，而不只是使用背部的肌肉群，可以避免背部或腰部的损伤
操作平稳、有节律并听取患者的建议	物体一旦移动后，根据惯性原则，容易继续保持移动状态，此时用平稳、有节律的移动比快速、急拉的方式做功小。听取患者的建议，是因为患者知道哪种情况舒适、安全，更能保护自己免于受到伤害，同时也增加患者的自我控制感，增强其恢复健康的信心

4. 患者卧床时常见的几种压力源

如图 6–1。

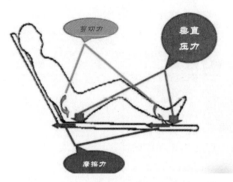

图 6–1　患者卧床时常见的压力源

二、轴线翻身技术

【目的】

1. 协助患者更换体位，使患者舒适、安全。

2. 使身体各部分肌肉轮换承受身体的重量，减少局部长期受压导致压疮发生的机会。

3. 减少并发症的发生，如坠积性肺炎、关节畸形、深静脉血栓等。

4. 便于病情的观察，提供更好的治疗和护理。

【操作者资质】取得护士执业证书的专业技术人员。

（一）操作流程

<table>
<tr><td>操作流程</td><td>要点说明</td></tr>
<tr>
<td>

评估：

  1. 患者病情、耐受能力、生命体征、体重

  2. 患者的心理状态、肢体活动能力、沟通理解及合作能力、需求

  3. 评估皮肤状况，决定是否需要更换头枕部、背部或骶尾部敷料

  4. 评估肺部情况，决定是否需要进行背部叩击

  5. 评估床单位清洁度，根据需要决定是否需要更换床单、被套

  6. 根据以上情况评估操作者人员数量
</td>
<td>

为患者翻身前需提前做好告知和沟通： 告知翻身的目的、方法及可能带来的不适和配合方法，询问主诉要求，尽量按患者意愿，结合病情进行翻身操作
</td>
</tr>
</table>

用物准备：

    1. 无菌物品：选择性配备以下物品：治疗巾、纱布、碘附、大（小）棉签、0.9%NS100mL，双氧水、换药包、大（小）棉垫、胶布、各类皮肤敷料

    2. 非无菌物品

    （1）胶手套、自备一次性隔尿垫、浴巾、软枕、各类翻身枕和防压垫、水枕等

    （2）需要卧床更换床单者：备各类所需的床单位用物

    （3）特殊感染接触隔离或传染病患者必须配备一次性 PE 围裙、隔离衣及其他相应防护措施

    3. 药物：需背部换药、上药等情况时，按医嘱使用各类皮肤乳膏、敷料等药物

无菌物品的选择性配备：

    1. 受压部位有皮肤破损等表浅的暴露性未处理伤口时：治疗巾或纱布、碘附、大（小）棉签、NS100mL、遵医嘱备药

    2. 需翻身伤口换药者：碘附、大（小）棉签、换药包、大（小）棉垫、胶布，以及按换药者要求准备的用物

    3. 更换皮肤敷料者：各类敷料、大（小）棉签，具体备物及操作请参看压疮护理工作指引

患者准备：

    1. 患者身下已垫翻身单或浴巾

    2. 痰液多者先吸痰

    3. 躁动患者予以镇痛镇静后，RASS 评分保持在 −2~0 分，不影响操作安全时方可执行

    4. 引流袋中引流液过多时先倾倒干净

    5. 检查并确保各管道的妥善固定，并暂时夹闭

    6. 胸带、腹带、骨盆带固定者：翻身前检查并确定各种固定带的有效固定、舒适、松紧适度

注意事项：

    1. 确保安全，严防坠床

    2. 翻身操作必须在患者的病情能耐受的前提下进行

    3. 移动时，注意保护和控制受伤局部不得伸屈、旋转，严禁拖拉，保护局部皮肤

    4. 颅脑术后患者：翻身时头不能翻转过剧，以免发生脑疝，去骨瓣术后者只能采取健侧卧位或平卧位，去骨瓣部位严禁受压

    5. 有胸腔闭式引流瓶者：根据管道长度，选择引流瓶位置：瓶身挂床边、专人握瓶或瓶身夹于患者双大腿之间

    6. 石膏固定的患者：整理肢体，避免皮肤受压，必要时石膏与皮肤接触部位垫棉垫

    7. 胸带、腹带、骨盆带固定的患者：翻身期间不得放松固定，翻身后整理固定带，确保各种固定带的有效固定、舒适、松紧适度

    8. 注意保暖，保护隐私

    9. 尽量扩大躯体与病床接触面及支撑面，增加患者卧位稳定性，避免压疮

操作者准备：

1. 根据评估结果备好操作人员，安排各人员职责和配合规则。近侧：指患者翻身卧位的方向，如患者需要左侧卧位，近侧即为左侧；背侧：指患者翻身卧位的背面，如患者需要左侧卧位，背侧即为右侧

2. 洗手，戴口罩、帽子、橡胶手套，必要时穿一次性 PE 围裙或隔离衣等

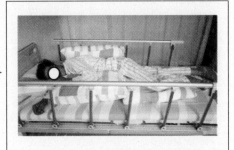

人员分工：

A 站于患者近侧头胸部，B 站于患者近侧腰部，C 保护和维持颈托、牵引、腰椎、骨盆、下肢，D 于患者背侧，听从 C 的口令翻身，以上人员安排若仍无法完成翻身操作，如需拍背排痰、换药，请酌情增加操作人员人数

10. 无论何种卧姿，均应遵循人体生理功能特点，维持功能位或有利于康复姿势

11. 操作中应密切观察患者反应，出现以下任一情况，必须立即停止操作，立即告知医生做出相应处理：任一生命体征急剧变化、神志改变、任一管道脱出、牵引松脱、躁动及患者自述不能耐受者

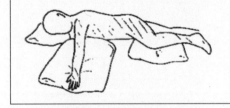

实施：

1. **站位**：A 站于患者近侧头胸部，B 站于患者近侧腰部，C 保护和维持颈托、牵引、腰椎、骨盆、下肢，D 站于患者背侧

2. **体位**：帮助患者移去身下枕头，平卧位，两臂交叉放于胸前，双腿屈曲（下肢骨折者无须屈腿）

3. **移动患者**：按以上站位，各操作者分别抓住靠近患者肩、腰、臀处的翻身单，将患者整体移向床单位中线偏 D 侧床旁

注意事项：

1. 翻身前先扣紧胸、腰围带

2. 将患者双臂置于胸前

3. 有胸椎、肋骨骨折者忌叩背

4. 全过程护士 A、B 必须同步进行，并采用"滚轴式"翻身法，严禁扭曲、旋转胸、腰部

5. 双膝间垫软枕，置双足于护足架上维持功能位（背伸 90°），并用水垫保护双足跟

第六章 常见照护技术

4. 各人职责

（1）A 将双手分别置于患者肩部、臀部

（2）B 将双手分别置于患者腰部、膝部

（3）C 颈椎损伤、颈托、牵引者：C 在床头，用双手固定患者头颈部，扶住颈托或沿纵轴向上略加牵引，使头、颈随躯干一起缓慢移动

①腰椎、骨盆骨折者：于患者背侧 D 旁边护腰

②下肢牵引者：C 在床尾，用双手固定维持，略加牵引，使骨折肢体与翻身侧身于同一水平

（4）D 于患者背侧合力轻推患者，垫枕

5. 翻身： 在 C 的口令下，三人使头、颈、肩、腰、髋、下肢保持在同一水平线上，共同合力将患者翻转至侧卧位

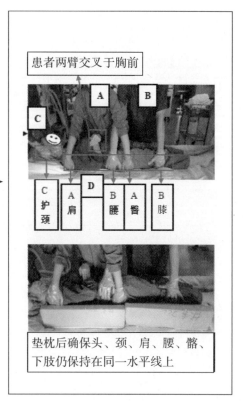

患者两臂交叉于胸前

| C 护颈 | A 肩 | D | B 腰 | A 臀 | B 膝 |

垫枕后确保头、颈、肩、腰、髂、下肢仍保持在同一水平线上

处置、观察与记录：

1. 处置

（1）整理床单位：上床栏保护，盖好盖被或被单

（2）整理安置各种引流管（袋）高度并妥善固定

（3）与患者沟通，告知翻身完成

2. 观察： 患者舒适度、翻身后的生命体征、神志的变化、引流管引流情况、伤口情况等，必要时做好口头或书面交班

3. 记录： 洗手，在翻身卡上记录患者翻身时间、翻身体位、全身皮肤情况

周秀红　管玉梅

第二节 压疮预防技术

【目的】

1. 恰当地评估患者可能引发压疮的危险因素，以便消除或者改善。

2. 根据评估结果准确判断患者是否存在发生压疮的危险及其危险程度，便于采取有针对性的预防措施，提高预防护埋的有效性。

【操作者资质】培训合格的护士。

（一）操作流程

操作流程

要点说明

评估：

1. 核对患者身份

2. 患者年龄、病情、意识、合作程度，评估患者或家属对压疮知识的知晓程度

3. 操作者：符合资质要求，衣帽整洁，洗手

4. 环境：符合安全隐私

告知：

告知实施压疮评估技术的原因、方法、可能出现的不适、操作过程中的配合

准备：

1. 确定压疮危险评估量表

2. 手套、热水试管、手电筒

1. **确定评估时机**

（1）新入院、转科患者：接诊护士当班内完成

（2）手术患者：术前 1d 由手术室护士根据术式、麻醉方式、手术时间等进行评估；术后回室当班内完成

（3）重大病情变化：2h 内

2. **压疮高风险人群**

（1）瘫痪、意识障碍、神经麻痹、营养不良、贫血、痴呆、病情危重、坐轮椅、强迫体位等患者

（2）局部皮肤循环不良、脱水、水肿、大小便失禁、出汗等导致皮肤长时间处于潮湿、不洁状态的患者

压疮评估操作流程：

操作前：

1. 核对床号、姓名、手腕带

2. 放置物品到床旁

实施：

一问：

（1）询问其原发病持续时间及治疗效果

（2）询问日常饮食结构、每日饮食量、每日二便排泄情况

二视：

（1）观察患者意识、瞳孔变化及对疼痛刺激的反应

（2）观察患者半卧位或坐轮椅时有无下滑现象

（3）观察二便控制情况

三查：

（1）检查患者皮肤温度觉、痛觉及弹性、潮湿度

（2）检查患者肢体在平面上的移动能力和空间范围的活动能力

四论：分析讨论患者的主要问题及其评分量表计分项的计分值

五判：判断压疮发生的风险程度

整理、记录：

1. 整理床单位，置患者于舒适体位

2. 整理用物，一次性物品均丢弃于感染性污物桶

3. 及时记录评分结果

4. 做好交接班，并逐级上报

注意事项：

1. 确定评估部位

（1）受压部位

（2）皮肤薄弱处

（3）医疗器械或设备与皮肤接触处

2. 确定评估内容

（1）病情、神志、营养、活动能力、移动能力、自理能力、排泄情况、局部皮肤情况

（2）合作程度、家属配合情况等

3. 评估技巧：采用询问、观察、检查进行评估

4. 分析压疮发生的危险因素

（1）外因：压力、摩擦力、剪切力、潮湿

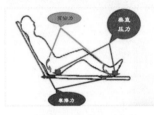

（2）内因：年老、营养不良、疾病状态、活动受限等，或综合作用因素

5. 判断压疮风险程度（以 Braden 量表为例）

（1）轻度危险：15~16 分

（2）中度危险：13~14 分

（3）高度危险：10~12 分

（4）极度危险：9 分以下

6. 正确做好文书记录及交接上报

（1）新入院患者在首次护理记录上体现，如评估有压疮风险者启用 Braden 压疮风险护理单，并告知压疮风险并签署压疮相关风险知情同意书，床边挂"防压疮"警示标识，科内实施三级管理制度，落实防压措施

（2）高度危险患者，填写难免压疮申报表；院内发生或院外带入压疮者，填写患者压疮或皮损情况报告表，科内组织高级责任护士或护士长查房，请专科护士会诊，并逐级上报

（3）落实动态评估：根据不同的危险程度决定评估频率，高度危险或已经发生压疮患者至少每 72h 评估 1 次；轻中度风险患者入院后第 1 个月内每周评估 1 次，1 个月后每月评估 1 次；若患者病情发生变化时随时评估

压疮预防操作流程：

评估：

1. 核对床号、姓名、手腕带

2. 根据患者病情及压疮风险程度选择合适的减压装置：防压疮床垫、交替性减压气垫床、医用喷气气垫床、高密度海绵床垫、局部减压敷料、局部减压垫、手术体位垫、波浪水枕等

实施：

1. 压疮轻度风险（15~16分）：每2~4h翻身、酌情活动、酌情使用减压装置、Braden评分每月一次、对患者和家属进行压疮风险和预防措施的告知、报告给科室伤口专业护士

2. 压疮中度风险（13~14分）：每2h翻身、根据病情制定活动计划、使用气垫床、Braden评分每周一次、对患者和家属进行压疮风险和预防措施的告知、报告给科室护士长和主管医生

3. 压疮高度风险（12分）：每1~2h翻身、根据病情与医生共同制定活动计划、使用气垫床+敷料减压、Braden评分每3d一次、对患者和家属进行压疮风险和预防措施的告知并签名、逐级报告护理部

整理、记录：

1. 置患者于舒适体位，整理床单位

2. 整理用物，一次性物品均丢弃于感染性污物桶

3. 及时记录压疮预防措施

4. 做好交接班，并逐级上报

注意事项：

1. 注意卧床期间容易发生压疮的部位：不同比例图

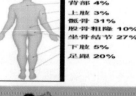

背部 4%
上肢 3%
骶骨 31%
股骨粗隆 10%
坐骨结节 27%
下肢 5%
足跟 20%

2. 缓解或移除压力源：适时变换体位

（1）每1~2h翻身：正确翻身

（2）30° 侧卧：避免直接压迫股骨粗隆，背部垫软枕

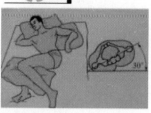

（3）患者坐在椅子或轮椅上时协助每隔15min抬高身体

（4）病情危重不易翻身的患者，应每2h用约10cm厚的软枕垫于肩胛、腰骶、足跟

（5）建立翻身记录卡：体位＋时间以提醒翻身

3. 缓解或移除压力源：体表支持物

（1）体表支持物：各种特殊的床垫、充气垫或果酸垫

（2）保护骨隆突：各种有减压作用的泡沫敷料

（3）各种坐垫：坐轮椅使用减压垫，每15 min抬空身体

4. 避免出现剪切力

（1）保持尽可能低的抬高床头角度

（2）除非治疗需要，床头抬高 <30°

（3）半卧位或坐位时间每次在 30min 内

5. 减轻皮肤摩擦

（1）正确翻身和移动患者：不要将病人在床单上拖拉

（2）保持床单位清洁，使用床单或中单或大浴巾翻身

（3）干燥皮肤可使用润滑剂

（4）抬空足跟，使用踝和足跟保护垫

（5）保护性敷料的使用：3M 透明敷贴 / 水胶体敷料

6. 皮肤保护膜

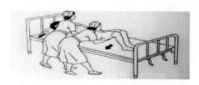

（二）相关链接

1. 压疮分期

分期	分期标准描述	进一步说明	示例图
可疑深部组织损伤	由于潜在的软组织受压力和（或）剪切力损伤，局部区域的皮肤改变为紫色或暗紫色或有血疱形成；与邻近的组织相比，这些受损区域的软组织可能有疼痛、硬结、浓稠状、软绵样、发热或冰凉	在深肤色人种中，可疑深部组织损伤可能难以察觉，进一步发展可能有薄水疱在深色的伤口床，伤口可能会演变成为被薄痂覆盖，即使有最佳的治疗，创面也可能迅速发展至多层组织暴露	
Ⅰ期压疮	皮肤完整伴有局部无法消退的红色，一般在骨突位置，深肤色的皮肤可能不会有明显的发白；但其颜色可能与周边皮肤不同	与邻近组织相比，该部位可能出现疼痛、坚硬、柔软、较暖或较凉，在深肤色可能难以察觉。此期可能表明患者正处于压疮高风险或风险的征兆	
Ⅱ期压疮	部分皮层丧失，疮面直达真皮，表现为一开放性表浅溃疡，伴有红色或粉红色的伤口床，但无腐肉。也可能表现为一个完整或开放（破溃）的浆液性水疱	表现为有光泽或干燥的表浅溃疡而无腐肉或瘀伤，此期应与皮肤撕裂、粘贴用品撕裂、会阴部皮炎、浸渍或表皮脱落相鉴别，瘀伤表示存在可疑深部组织损伤	
Ⅲ期压疮	全皮层缺损，皮下脂肪可能呈现，但骨骼、肌腱或肌肉未见外露，腐肉可能存在，但不会遮挡组织缺损的深度，潜行和窦道也可能存在	压疮深度因解剖位置不同而各异，鼻梁、耳部、枕部及足踝部因缺乏皮下组织，Ⅲ期压疮可能较表浅，有显著脂肪的区域可以形成非常深的Ⅲ期压疮，但骨骼、肌腱均不可见或直接触及	

IV期压疮	全皮层缺损伴有骨骼、肌腱或肌肉外露,腐肉或焦痂可能存在于伤口床的某些部分,通常有潜行和窦道出现	IV期压疮深度因解剖位置不同而各异,鼻梁、耳部、枕部及足踝因没有皮下组织,溃疡可能较浅表,IV期压疮可延伸到肌肉和(或)支撑组织(如:筋膜、肌腱或关节囊)而可能导致骨髓炎的发生,骨、肌腱可见外露或直接触及	
不可分期	全皮层缺损,而溃疡的基底被腐肉(黄色、棕褐色、灰色、绿色或棕色)和(或)焦痂(棕褐色、棕色或黑色)所覆盖	直至腐肉和(或)焦痂能够充分去除,才能准确分期,在足跟处稳定(干燥、黏附稳固,完好而无发红或波动)的焦痂可作为"人体的自然(生物)覆盖物",不应被去除	

2. 各种新型伤口敷料选择与应用

敷料名称	优点	使用范围	注意事项
水凝胶敷料	1. 可填充腔隙 2. 保持伤口湿润 3. 促进肉芽组织形成和坏死组织的分解 4. 容易清除 5. 有柔和性,能减轻局部疼痛 6. 有少量到中量的吸收能力	1. 部分皮层或全皮层伤口 2. 有黄色腐肉或黑色坏死的伤口 3. 少到中量渗液的伤口 4. 浅层烧伤和电疗引起的损伤	1. 不能防菌 2. 可浸软伤口周围皮肤 3. 可以很快变干 4. 需要外敷料 5. 不主张用于渗液多的伤口和感染伤口
银离子敷料	1. 持续释放银离子 2. 广谱抗菌	大部分伤口可用	1. 不用于正做放射治疗、X线、超声波、透热疗法及磁共振者 2. 不可以与氧化剂共用,需要外敷料 3. 有些银离子和不同的吸收渗液的敷料结合

海绵敷料	1. 无黏性，不会创伤脆弱组织 2. 保温 3. 吸收少到中量渗液 4. 可整块取出 5. 可剪裁（除定型外） 6. 保护伤口，避免污染 7. 气体和水蒸气可自由通过 8. 支持肉芽组织形成和坏死组织的分解 9. 促进湿润愈合的伤口环境 10. 使过长肉芽变平	1. 有少到中量渗液的伤口 2. 肉芽增生伤口 3. 上皮形成伤口 4. 引流管周围吸收渗液 5. 肉芽过长的伤口	不用于焦痂的伤口
高渗盐敷料	1. 吸收渗液、细菌和坏死组织 2. 降低水肿，促进愈合 3. 可以顺应伤口轮廓 4. 可以剪裁，整块取出	1. 渗液很多的伤口 2. 黄色腐肉的清创 3. 化脓或恶臭的感染伤口	美盐是含高盐分产品，因此在使用过程中一定不可接触到伤口周围正常的皮肤，以免造成对皮肤的损害
水胶体敷料	1. 保持湿润的伤口愈合环境 2. 促进肉芽组织形成和坏死组织的分解 3. 吸收少到中量的渗液 4. 不需要外敷料 5. 防水、细菌、保温 6. 可以在压力下使用 7 取出敷料时不损伤肉芽	1. 表浅和部分皮层损伤的伤口 2 Ⅱ～Ⅲ期压疮 3. 小到中量渗液的伤口 4. 黄色腐肉和黑色坏死的伤口 5. 也作为外敷料使用	1. 吸收伤口水分形成的胶容易与感染混淆 2. 容易撕伤周围脆弱的皮肤 3. 边沿容易卷曲 4. 不用于感染伤口和骨头筋腱暴露的伤口 5. 不用于深部潜行和渗液多的伤口
聚丙烯酸酯聚合物	1. 连续清洁伤口 12h 或 24h 2. 保湿，促进肉芽组织形成和坏死组织的分解 3. 整块取出，不损伤伤口 4. 吸收渗液，吸附微生物和坏死组织	1. 难愈合的慢性伤口 2. 感染伤口 3. 二度烧伤和小面积三度烧伤创面	1. 需要外敷料固定 2. 需要林格氏液激活 3. 敷料有规格，不能裁剪使用

亲水性纤维	1. 高吸收性 2. 吸收渗液是自身重量的 25 倍 3. 形成的凝胶可以紧密地附着在各种形状的创面上，避免无效腔的形成，减少细菌的生长，防止伤口粘连 4. 保持伤口湿润 5. 促进肉芽组织形成和坏死组织的分解 6. 垂直吸收 7. 防止伤口周围皮肤浸渍 8. 可以整块取出	1. 少量到大量渗液的伤口 2. 裂开伤口 3. 感染伤口 4. 部分皮层烧伤的伤口 5. 窦道	1. 需要外敷料 2. 不主张用于干黑色焦痂伤口
藻盐酸敷料	1. 促进血液凝固 2. 高吸收性，形成凝胶 3. 促进肉芽组织形成和坏死组织的分解 4. 促成湿性愈合环境 5. 顺应伤口床 6. 无创性取出敷料 7. 可以生物降解	1. 表浅到全皮层损伤的伤口 2. 有中到大量渗液的伤口 3. 黄色腐肉、坏死伤口 4. 腔隙和窦道 5. 感染伤口 6. 出血伤口 7. 肿瘤伤口	1. 需要外敷料固定 2. 不适合干的伤口和有焦痂的伤口 3. 少量渗液时伤口用密封敷料保湿和固定 4. 对感染的伤口不能加盖密封敷料
胶原蛋白敷料	1. 吸收渗液 2. 取出敷料时不创伤伤口 3. 顺应伤口轮廓 4. 可以剪裁 5. 有止血作用 6. 可生物降解	中到大量渗液的肉芽伤口	1. 需要外敷料 2. 不主张用于感染伤口

3. 各种特殊部位皮肤保护策略

部位	保护装置	示例图
骶尾部	泡沫敷料	

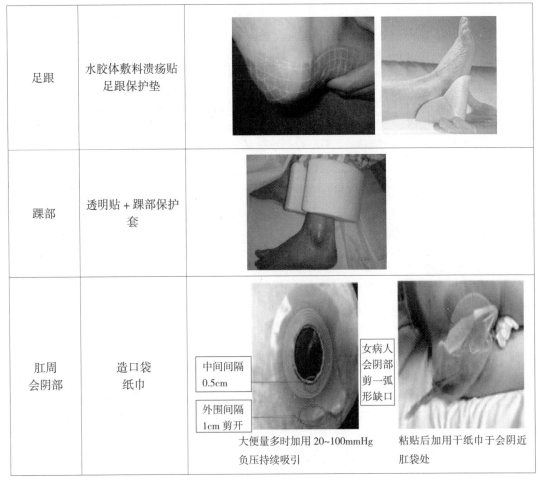

足跟	水胶体敷料溃疡贴 足跟保护垫	
踝部	透明贴 + 踝部保护套	
肛周会阴部	造口袋 纸巾	中间间隔0.5cm 外围间隔1cm剪开 大便量多时加用 20~100mmHg 负压持续吸引 · 女病人会阴部剪一弧形缺口 粘贴后加用干纸巾于会阴近肛袋处

周秀红 管玉梅

第三节 保护性约束技术

【目的】

1. 控制患者危险行为的发生（如自杀、自伤、极度兴奋、冲动、有明显攻击行为），避免患者伤害他人或自伤。

2. 意识障碍、躁动患者防止坠床及意外拔管的发生。

3. 对治疗护理不合作的患者，保证治疗护理得以顺利进行。

【操作者资质】培训合格的护士。

（一）操作流程

操作流程	要点说明

评估：
1. 病情、年龄、意识、活动能力、心理状态
2. 约束部位皮肤和四肢循环状况
3. 约束用具及约束方法

→

1. **小儿约束：** 可用小棉垫＋绷带
2. **活动能力：** GCS评分中运动评分1~2分者无须约束；四肢骨折患者无法活动肢体无须约束
3. **意识：** 患者清醒配合无须约束，加强沟通和巡视；深昏迷患者无须约束

用物准备：
根据具体情况选择合适的约束用具，主要有：手腕部约束带、脚踝部约束带、手套式约束带、肩部约束带、小毛巾（衬垫，保护作用）等

→

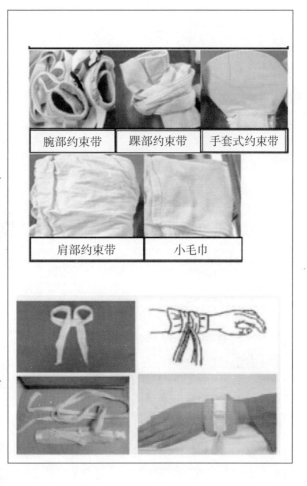

腕部约束带　踝部约束带　手套式约束带

肩部约束带　小毛巾

告知：
1. 告知家属保护性约束的原因、必要性、方法及约束可能产生的不良后果
2. 签订约束患者知情同意书，取得患者及家属的配合

第六章　常见照护技术

实施步骤：

1. **调：** 调整床体位置如抬高床头等

2. **摆：** 将肢体摆放于功能位（肢体下方垫软枕），套约束带于手腕部或脚踝部

3. **绑：** 将手腕约束带魔术贴贴上，约束带绑结；脚踝约束带交叉穿过打结

4. **固定：** GCS 运动反应评分 3 分者可将约束带打活结系于床栏，≥ 4 分者必须系于床垫下面的床板边缘，此评分包括镇静及术后麻醉未醒者

5. **查：** 检查患者肢体活动范围、约束松紧度及约束部位皮肤情况，按需调整

观察、记录与处理：

1. 约束期间每 30min 到 1h 巡视一次，每 2h 松解一次，检查约束部位皮肤及血运情况：皮肤颜色、温度、动脉搏动、毛细血管充盈时间、水肿等，遇约束部位皮肤苍白、紫绀、麻木、刺痛、冰冷时应立即松解约束，必要时进行局部按摩、使用保护性敷料等措施

2. 记录与交接班：详细交接班，记录约束开始和放松的时间，约束原因、部位、时间、局部皮肤情况等

3. 结头隐蔽：任何约束带固定于床的结头都要隐蔽，以患者看不到摸不到为宜

4. 维持约束：任何操作需解开约束时必须将约束带握在操作护士手上维持约束；操作后须先将床摇至合适高度后再重新固定约束带；人工气道患者翻身时须专人负责管道

注意事项：

1. 约束带松紧度以肢体活动时不易脱出、不影响血液循环、能伸入一指为准，极度消瘦或血液循环障碍者，用小毛巾包裹于约束部位保护

2. 约束带打结处和约束带末端系带要隐蔽，以患者看不到摸不到为宜，以防解开套结发生意外

3. 手腕约束带不能系于头侧床栏，以防意外拔除气管插管

4. 任何操作需解开约束时必须将约束带握在操作者手上维持约束

5. 操作后将床摇至合适高度重新固定约束带

6. 人工气道患者翻身时须专人负责固定管道

7. 手腕部约束

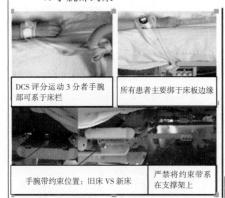

DCS 评分运动 3 分者手腕部可系于床栏 | 所有患者主要绑于床板边缘

手腕带约束位置：旧床 VS 新床 | 严禁将约束带系在支撑架上

脚踝部约束

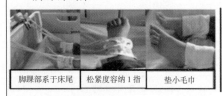

脚踝部系于床尾 | 松紧度容纳 1 指 | 垫小毛巾

肩部约束

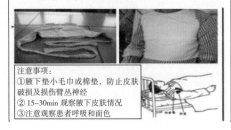

注意事项：
①腋下垫小毛巾或棉垫，防止皮肤破损及损伤臂丛神经
②15~30min 观察腋下皮肤情况
③注意观察患者呼吸和面色

5. 解除约束：约束带只能作为保证患者安全、保证治疗的方法，使用时间不宜过长，病情稳定后或者治疗结束，应解除约束

6. 消毒清洗：患者出院或转出时，若约束带无明显污渍时，则放入床单位消毒机内用臭氧消毒；若约束带污染或潮湿则及时应送供应室清洗消毒

（二）相关链接

【常见并发症及预防处理】

名称	原因	预防与处理
患者躁动不合作	患者意识不清导致不合作	适度增加镇痛镇静药物的使用，维持 RASS 评分 –2~0 分。同时做好对家属的解释工作：包括使用镇静、镇痛药物和采用约束的必要性
	患者无法理解对其实施约束行为导致不合作	做好患者的沟通解释工作，在病情允许、保证安全的前提下，适度放松约束，同时务必确保患者及各管道的安全
约束部位发红、水疱	约束过紧	在保证有效约束的前提下适度调节约束的松紧度或部位，可于约束部位垫棉垫以减少勒压感
	患者躁动致约束部位勒伤	适度增加镇痛、镇静药物的使用，维持 RASS 评分 –2~0 分，必要时使用水胶体敷料、泡沫敷料等予以保护、修护，报告高级责任护士，请造口师会诊
	患者皮肤脆弱敏感	约束部位垫棉垫，预防性使用泡沫敷料等予以皮肤保护
骶尾部压疮	约束时间长，局部受压过久	一般为Ⅰ期压疮，加强翻身，在不影响约束效果和病情的情况下勤变换病人体位，防止局部受压过久
臂丛神经麻痹	约束带过紧导致肢体无活动余地	约束松紧度适宜，确保肢体有一定活动空间但又不至于活动度大导致约束失效
	约束时间过长	定时巡视，观察约束部位皮肤、运动、感觉状况。定时松开约束，促进局部血液循环
	约束肢体未摆放功能位	约束时确保将双上肢摆放于功能位
约束失效（包括被患者自行解除）	约束方法不当	1. 任何时候确保约束的有效性 2. 约束带打结处和约束带末端系带隐蔽，以患者看不到、摸不到为宜 3. 手腕约束带不能系于头侧床栏，以防意外拔除气管插管 4. 手套式约束务必选择合适手掌大小的手套约束套，以防手掌过小容易在约束套中翻转而致约束失效

周秀红 戴雯 黄燕

第四节 安全转运

【目的】为患者进行各种身体检查或治疗或转科治疗。
【操作者资质】培训合格的护士及护理辅助人员。

（一）操作流程

操作流程	要点说明

评估：
1. 了解转运目的、时间、目的地
2. 核对患者信息：床号、姓名、性别、住院号
3. 评估患者病情、年龄、体重、意识、肌力与肌张力、生活自理能力，有无引流管及夹板固定等情况
4. 评估转运所需人员资质、人数
5. 评估选择恰当的转运工具
6. 评估转运所需物品

告知：
告知患者或家属转运的目的、方法、可能出现的不适或并发症或病情变化，取得理解与配合

外送护理员护送患者转运准备：
1. **操作者：**洗手
2. **环境：**撤除各用电设备导线，停机或待机，移开床旁椅，转移病床上易导致患者损伤和易破坏的物品，注意患者的保暖和保护患者隐私
3. **用物：**根据病情准备检查必要的转运工具，转科需携带住院病历及全部输液卡、治疗护理执行单；送手术需携带病历、影像学 X 线片及其他医嘱要求携带的物品和药品

要点说明：

外出检查根据患者情况确定转运医护送人员资质，所需转运条件：

1. 病情稳定，转运风险小，生活能自理，可步行转运者由外送护理员护送步行至目的地

2. 病情稳定，意识清醒，转运风险小，但有跌倒风险患者由外送护理员使用轮椅转运

3. 病情稳定，意识不清，转运风险小，患者由外送护理员使用车床或平车转运

4. 病情稳定，意识不清，转运有风险的患者，由护士使用车床或平车护送转运

5. 病重患者由护士或医生护士共同护送，使用车床或平车转运，具体参照危重患者转运风险评估表

转科、手术患者必须由责任护士护送转运

转运患者管道护理原则：确保通畅，妥善固定，标记在位，防止感染
1. 由外送员护送的患者管道处理：转运前由护士对输液管路封管，夹闭尿管、伤口引流管、胃管，妥善固定并与外送护理员进行管道交接，防止意外脱管
2. 由护士护送的患者管道处理
（1）持续输液，保持输液通畅

4. 患者：由护士测量生命体征；协助患者大小便或更换尿不湿；检查并妥善处理各引流管道；不能自行咳痰患者先吸痰；停止输液；骨折患者戴好颈托、胸托、腰带或其他外固定工具

护士护送患者转运准备：

1. **操作者：** 洗手

2. **环境：** 撤除各用电设备导线，停机或待机，移开床旁椅，转移病床上易导致患者损伤和易破坏的物品，注意患者的保暖和保护患者隐私

3. **转运工具：** 车床或平车

4. **用物**

（1）仪器：外出心电或脉搏氧监护仪、外出微量泵、输液泵

（2）氧气袋

（3）外出急救箱

（4）简易呼吸机

（5）药品

（6）检查申请单，转科需携带住院病历及输液、治疗、护理执行单；送手术需携带病历及影像片及其他医嘱要求携带的物品和药品

5. **患者**

（1）多项检查时集中合理安排各项检查时间，减少外出转运次数，尽量使用病床转运，减少搬运次数

（2）清理呼吸道，人工气道患者或无力自主咳痰排痰患者转运前先吸痰，保持气道通畅，使用氧气袋持续给氧。指脉搏氧或心电监护仪持续监测患者脉率和血氧饱和度

（3）妥善处理各引流管道，保持输液通路通畅，持续给药

6. **体位**

（1）无禁忌证患者床头抬高 15°~30°，床尾抬高 5°~10°，中立位

（2）尿管、胸腔闭式引流管、伤口引流管搬运时夹闭，运送途中持续开放，保持引流高度适宜

（3）胃管：回抽胃液正常后用纯化水 20~30mL 冲管后封闭管口，胃肠减压者持续开放减压

（4）人工气道：吸痰后保持气道通畅，持续接氧气袋吸氧，必要时使用简易呼吸机

病情危重患者转运准备：

1. **外出急救箱内含：** 呼吸球囊及氧气连接管，面罩（大、小号各1），手动负压吸引器，吸痰管（10号、12号、14号各2），手动或电动血压计，听诊器，剪刀，喉镜套件，气管插管（4.5号、7.5号、8号各1），注射器（5mL、20mL各1），砂轮，止血带，留置针，无菌手套 1 对

2. 简易呼吸机及其他外出用电设备必须有富足的电量，氧气袋及简易呼吸机需有至少可供 30min 的足够的氧量

3. **常用药品**

（1）肾上腺素，其他抗心律失常急救药，以备转运中心脏搏动骤停或出现心律失常

（2）毒麻药品：镇静药、镇痛药、麻醉药等，根据患者特殊情况携带

（3）静脉滴注药品带足

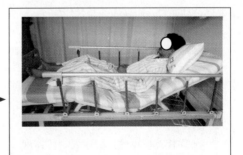

第六章 常见照护技术

（2）有窒息、误吸风险患者头偏向一侧

（3）生命体征不稳定患者必须转运时取去枕平卧位，头偏向一侧

（4）骨折患者戴颈托、胸带、腰带等外固定用物，取合适体位

（5）躁动患者：有效约束

7. 通知工作人员准备电梯，通知转运目的地人员做好准备，减少转运时间

8. 启用危重患者转运评估交接记录单

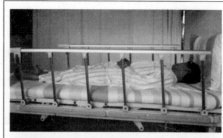

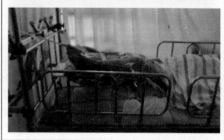

运送：

1. 观察病情

2. 防范意外

3. 保持舒适

4. 保持各种管道的固定，通畅

运送注意事项：

1. 运送过程医护人员需全程陪伴患者，站于患者头侧，密切观察病情，发生呼吸及心跳停止、窒息、呕吐等情况立即就地抢救

2. 上好护栏，不合作或躁动患者使用约束带，保持车速均匀，缓慢，上下坡时，患者头部应位于高位，注意保暖和保护患者隐私

3. 脉氧仪或其他监护设备屏幕面向护士，便于观察监护参数

4. 运送过程中各管道悬挂高度适宜，固定安放妥当，保持引流状态的管道应注意引流高度是否合适，防止因夹管时间长引起病情变化

轮椅搬运法操作流程：

目的：

1. 护送不能行走但能坐起的患者入院、出院、检查、治疗或室外活动

2. 帮助患者活动，促进血液循环及体力恢复

评估：

1. 患者：体重、意识状态、病情及躯体活动能力、病损部位及合作程度

2. 资源：轮椅各部件的性能是否良好

3. 环境：气温情况

目标、评价标准：

1. 搬运安全顺利，患者主动配合

2. 患者坐于轮椅上舒适，无疲劳、无不适感

3. 操作方法正确，动作轻稳，体现对患者的关心

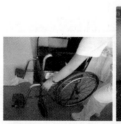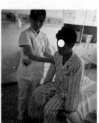

①检查轮椅，拉上手刹　　②协助病人床边坐 1 分钟

用物准备：

1. 护士：穿戴整洁，洗手

2. 患者：理解搬运的目的、方法，愿意合作

3. 用物：轮椅，根据季节备毛毯、别针

实施：

1. 推轮椅至床旁，核对床号及姓名并解释

2. 将椅背与床尾平齐，面向床头，翻起踏板，闸制动

3. 需用毛毯保暖时，将毛毯展开直铺在轮椅上，使毛毯上端高过患者颈部15cm

4. 协助患者坐于床缘，穿上外衣、裤子、鞋，护士站立于轮椅靠背后，扶住把手

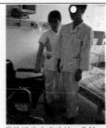
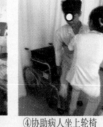

③协助病人床边站1分钟　④协助病人坐上轮椅

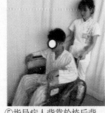
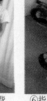

⑤指导病人背靠轮椅后背，手置于扶手上　⑥指导病人将双脚踩在踏板上

5. 协助患者坐于轮椅中，翻下脚踏板，脱鞋后让患者双脚踏在踏板上

6. 患者手扶轮椅扶手，尽量向后靠

7. 用毛毯包裹好患者，防止着凉

8. 整理床单时，铺成暂空床

9. 下轮椅时，将轮椅推至床尾，将闸制动，翻起踏板

10. 协助患者穿鞋、站立、慢慢坐回床缘，脱去鞋和外衣，取舒适体位，盖好被子

11. 整理床单位，观察病情，将轮椅放回原处

平车搬运法操作流程：

目的：护送不能起床的患者入院、检查或手术等

评估：

1. 患者

（1）全身情况：目前病情、治疗情况、体重、意识状态、躯体活动能力等

（2）局部情况：病损部位与活动程度

（3）心理情况：目前心理状态，对搬运的顾虑等

（4）健康知识：对疾病及搬运法的认识

2. 资源：平车性能是否良好

3. 环境：气温情况

目标、评价标准：

1. 患者安全、舒适。病情无变化，

注意事项：

1. 搬运时，动作轻柔，协调一致，尽量使患者的身体靠近搬运者

2. 2~3人搬运法适合体重较轻，无骨折患者平车搬运

3. 搬运前后，应当固定好各种导管，防止脱落，除静脉用药可妥善安放持续输注外，其他管道均需夹闭后妥善摆放于患者胸、腹前，防止意外脱管

4. 骨折患者，应先在车上垫木板，并固定好骨折部位

5. 推车时，护士站在患者头侧，便于观察病情，注意患者的面色、呼吸及脉搏的变化

6. 平车上下坡时，车速适宜，患者头部应在高处一端，进出门时，不可用

第六章　常见照护技术

无损伤等并发症

2. 患者的持续性治疗不受影响

3. 护士动作轻稳、手的位置正确，符合节力原则

用物准备：

1. 护士：穿戴整洁，洗手

2. 患者：理解运送目的、愿意合作

3. 用物：平车、毛毯或长方形浴巾或床单，如为骨折患者应准备木板垫于车上；如是颈、腰椎骨折或病情严重的患者，应备有帆布中单

实施：

1. 推车至床旁、核对床号和姓名、解释

2. 安置患者身上的导管

3. 搬运

挪动法：

1. 移开床旁桌椅，揭开盖被，嘱患者自行移至床边

2. 将平车推至床旁，将闸制动或护士在平车旁抵住平车向床靠拢

3. 协助患者按上半身、臀部、下肢的顺序向平车移动，卧于平车中间

一人搬运法：

1. 将床旁椅移至对侧床尾，揭开盖被

2. 推平车至床尾，使平车头端与床尾成钝角，闸制动

3. 搬运者一手自患者腋下伸至肩部外侧，一手伸至患者股下，嘱患者双手交叉于搬运者颈部

4. 搬运者托起患者轻放在平车上

二人搬运法：

1. 同一人搬运法移床旁椅、揭开盖被、放妥平车

2. 搬运者甲、乙二人站在床边，将患者双手置于腹上，协助其移动至床缘

3. 甲一手臂托住患者头、颈、肩部，一手臂托住腰部；乙一手臂托住患者臀部，一手臂托住患者腘窝处，二人同时

车撞门，以免引起不适

7. 冬季注意保暖

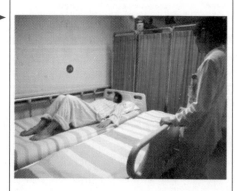

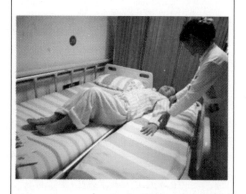

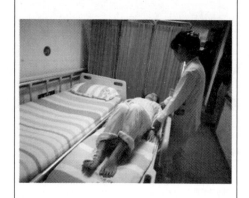

托起，使患者身体向护士方向倾斜

4.同时移步走向平车，轻放于平车上

三人搬运法：

1.同一个人搬运法移床旁椅、揭盖被、放妥平车

2.搬运者甲、乙、丙三人站在床边，将患者双手置腹上，协助患者移到床缘

3.甲一手臂托住患者头、颈、肩部，另一手臂置胸、背部，乙一手臂托住患者腰部，另一手臂置臀下，丙一手臂托住患者膝部，另一手臂置小腿处

4.中间一人喊口令，三人同时托起患者使其身体向护士倾斜，同时移步向平车，轻松放于平车上

四人搬运法：

1.移开床旁桌椅，揭开盖被，在患者腰、臀下铺帆布中单

2.将平车推至床旁紧靠床缘，将闸制动

搬运者甲站于床头双手托住患者头、颈、肩部；乙站在床尾双手托住患者的两小腿，丙、丁分别站在床及平车的两侧，双手紧紧抓住帆布单的四角

3.由一人喊口令，四人同时用力抬起，将患者抬至平车中间轻轻放下

4.根据病情需要安置卧位及各导管，根据气温用毛毯或棉被包裹患者

5.整理床单位，铺成暂空床

6.松闸、运送患者至指定地点

整理，记录：

1.外出检查或治疗回室后记录患者外出时间和回室时间、生命体征

2.送手术患者填写手术术前交接单

3.专科患者书写专科护理记录

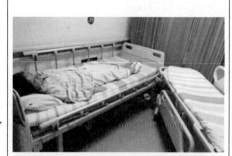

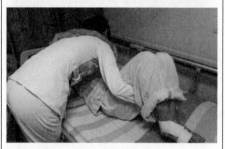

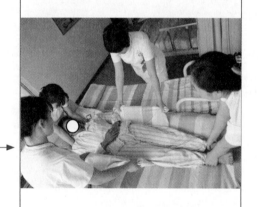

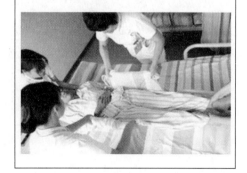

（二）相关链接

1. 过床器的使用

医用过床器是将患者从手术台、推车、病床、CT台换床、移位、护理的最佳工具，能使患者平稳、安全地过床，并减轻其被搬运时所产生的痛苦。既避免在搬运病人过程中造成不必要的损伤，又提高了护理质量，彻底解决了因此而造成的纠纷及风险，极大地降低了护理工作人员的劳动强度

工作原理：通过过床板与过床板外套之间的摩擦滑动而使过床板外套循环滚动，从而使躺在过床器的病人轻松转移到另外一张床上（或其他设备）

使用方法：

1. 首先，把推车的高度升降到和病床、手术台一样的高度（之间落差不能超过15cm），推车紧靠病床，在手术台两侧各站一人

2. 患者从床上过床到推车上时，病床一侧的人两手各扶持病人的肩部和臀部，轻将病人侧搬超过30°，另一侧的人将过床易滑入病人身体下方1/3或1/4处，病床一侧的人托住病人肩部和臀部向上45°用力慢慢往下推，另一侧的人也要托住病人的肩部和臀部，防止滑得太快而发生意外。当病人完全过床到推车上时，推车一侧的人员要侧搬病人，另一人将过床器取出，实现安全、平稳、省力地过床

3. 如果床和推车之间有落差（不能超过15 cm），过床时可利用病人身体下方的中床单，操作和之前的步骤大致一样。侧搬病人时，拿起中床单的两角，放入过床器。过床时，两人同时拉起中床单的四角，一侧向前推，另一侧轻拉。当病人完全过床到推车上时，和之前的操作一样，取出过床器

注意事项：

1. 护理人员要求熟练掌握操作过床易的使用方法，才能发挥过床器的功效

2. 床和推车之间不能有缝隙，其距离不能超过15 cm

3. 过床时要把推车的四轮锁住，以免过床时推车移位

4. 操作时不能用太大力向前或大力提中床单，以免发生意外

清洁保养：可以用湿布清洗，尽量不要用硬刷在灰色材质上使用，外罩可以用60℃的水清洗，并可以用任何一种常用的消毒方法进行消毒

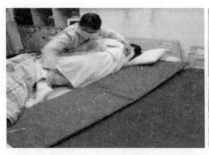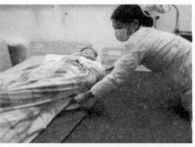

2. 外科常见导管固定方法

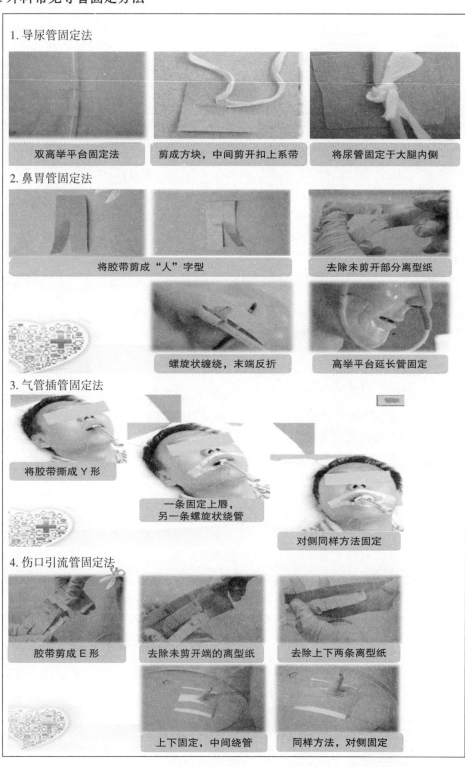

1. 导尿管固定法

| 双高举平台固定法 | 剪成方块，中间剪开扣上系带 | 将尿管固定于大腿内侧 |

2. 鼻胃管固定法

| 将胶带剪成"人"字型 | 去除未剪开部分离型纸 |

| 螺旋状缠绕，末端反折 | 高举平台延长管固定 |

3. 气管插管固定法

| 将胶带撕成Y形 | 一条固定上唇，另一条螺旋状绕管 | 对侧同样方法固定 |

4. 伤口引流管固定法

| 胶带剪成E形 | 去除未剪开端的离型纸 | 去除上下两条离型纸 |

| 上下固定，中间绕管 | 同样方法，对侧固定 |

李银优 周秀红

第七章　院内感染预防

第一节　ICU 消毒隔离技术

一、医院感染的概念

医院感染指住院患者在医院内获得的感染，包括在住院期间发生的感染和在医院内获得出院后发生的感染，但不包括入院前已经开始或者入院时已处于潜伏期的感染。

医院感染的诊断标准：①无明确潜伏期的感染，入院 48h 后发生的感染；②有明确潜伏期的感染，住院日超过平均潜伏期后发生的感染；③本次感染直接与上次住院有关；④在原有感染基础上出现其他部位新的感染（慢性感染的迁徙病灶除外），或在已知病原体基础上又分离出新的病原体的感染；⑤新生儿在分娩过程中和产后获得的感染；⑥由于诊疗操作激活的潜在性感染，如结核杆菌、疱疹病毒等感染；⑦医务人员在医院工作期间获得的感染。

二、危重症患者感染的分类

（一）按照感染源分类

1. 内源性感染：又称自身感染，是指感染的病原体来自患者本身，是患者体内正常菌群或条件致病菌，当机体抵抗力下降及防御机制受损时发病。

2. 外源性感染：又称交叉感染，是指感染源来自其他患者或者带菌者，或来自医院内的医疗仪器设备、医疗用品、血制品或医院环境等。

（二）按病原微生物分类

1. 革兰氏阳性菌：是引起医院感染的常见病原菌之一，其中最常见的是葡萄球菌、肠球菌与链球菌。创伤和手术部位感染多见于此种类型。由于新型及广谱抗生素的广泛应用，革兰氏阳性菌对抗生素的耐药性在不断发生变化。

2. 革兰氏阴性菌：是引发危重症患者泌尿系统感染的主要细菌，病原菌主要为直肠与尿道的常驻菌，包括大肠杆菌、绿脓杆菌及变形杆菌等。另外，呼吸系统感染中还可见克雷伯肺炎杆菌、流行性感冒（流感）嗜血杆菌等。

3. 真菌：最常见的为念珠菌感染，此外，还有少数曲霉菌感染等。

4. 其他：见于支原体感染、衣原体感染及病毒感染等。

（三）按感染部位分类

1. 呼吸道感染：常与气管插管、气管切开、机械通气及误吸等有关。

2. 泌尿道感染：常与留置导尿密切相关。

3. 血液感染：主要见于局部感染后经血液全身扩散及中心静脉置管等引起。

4. 消化道感染：常与消化道损伤、菌群失调、黏膜水肿、缺血性坏死等引起消化道黏膜保护机制降低有关。

5. 其他部位感染：颅内感染、伤口感染等。

三、消毒技术原则

清洁、消毒、灭菌是预防和控制医院感染的关键措施之一。清洁指通过除去尘埃和一切污垢以去除和减少微生物数量的过程。适用于医院地面、墙壁、医疗护理用品等物体表面的处理，也是物品消毒灭菌前的必要步骤。常用的清洁方法包括水洗、清洁剂去污、机械去污、超声清洗等。

消毒指用物理、化学或生物的方法清除或杀灭环境中和媒介上除芽孢以外的所有病原微生物的过程。灭菌指用物理或化学方法杀灭或者消除传播媒介上的一切微生物，包括致病微生物和非致病微生物，也包括细菌芽孢和真菌孢子。

其中，消毒的原则如下：

1. 应使用经卫生行政部门批准的消毒药品和器械，并按照此标准的使用范围、方法和时间正确使用。

2. 应在病区设置清洗消毒间，根据分区分类的要求配备清洗池；有条件的应配备便器消毒机、床单位臭氧消毒器，保证消毒效果。

3. 医务人员的手消毒。在外科手术前进行外科手消毒；在其他各种诊疗活动、无菌技术操作前后实施洗手或者卫生手消毒。

4. 被朊病毒、气性坏疽及突发不明原因的传染病病原体污染的诊疗器械、器具和物品，应按照《医疗机构消毒技术规范》（WS/T367-2012）有关规定执行。

5. 根据物品的性质、污染程度、污染物种类等选择恰当的消毒方法。需要消毒的物品优选简单、环保的热力消毒技术。

6. 环境与物品表面，一般情况下先清洁，再消毒；当受到患者血液、体液等污染时，先去除污染物，再清洁和消毒。诊疗用品尽量采用集中清洗消毒方式由消毒供应中心集中处理。

7. 需要重复使用的物品在消毒前应充分清洗干净，在彻底清洁的基础上进行消毒。

8. 消毒后的诊疗物品独立、密封包装，有清晰的物品名称、消毒时间等标识，放于洁净、干燥环境中备用。

9. 使用后的医疗仪器设备、环境要清洁消毒。被患者血液、体液、分泌物、排泄物等污染的医疗仪器、设备表面，应及时使用醇类或含氯消毒剂擦拭消毒，确保在下一个患者使用之前保持清洁。

10. 治疗室、配餐室、病室、厕所等场所的拖洗工具应分别放置，标记明确，悬挂晾干、定期消毒。

11. 加强消毒剂的配制、使用及管理，有严格的配制、使用操作指引及书面记录。严格执行消毒效果监测。

四、标准预防

标准预防基于认定患者的血液、体液、分泌物、排泄物（不包括汗液）、非完整的皮肤和黏液均可能带有可被传播的感染源或感染因子的原则，是针对医院所有患者和医务人员采取的一组预防感染的措施。标准预防技术包括手卫生，根据预期可能的暴露选用手套、隔离衣裤、口罩、护目镜或防护面罩以及安全注射；也包括穿戴合适的防护用品处理患者环境中污染的物品与医疗器械。

标准预防的重点步骤包括：

1. 标准预防针对所有为患者实施诊断、治疗、护理等操作的全过程。不论患者是否确诊或可疑感染传染病，都要采取标准预防。

2. 医务人员进行有可能接触患者体液、血液的诊疗和护理操作时必须戴手套。当医务人员手部皮肤发生破损，进行有可能接触患者体液、血液的诊疗和护理操作时必须戴手套。戴手套操作过程中，要避免已经污染的手套触摸清洁区域或物品。操作完毕，脱去手套后应立即洗手，必要时进行手消毒。

3. 在诊疗和护理操作过程中，有可能发生血液、体液飞溅到医务人员的面部时，医务人员应当戴具有防渗透性的口罩、防护眼镜或防护面罩；有可能发生血液、体液大面积飞溅或者可能污染医务人员身体时，应当戴具有防渗透性的隔离衣或者围裙。

4. 医务人员在进行侵袭性诊疗、护理操作过程中，应特别注意防止针头、缝合针、刀片等锐器刺伤或者划伤。

5. 使用后的锐器应当直接放入耐刺、防渗漏的锐器盒，或者利用针头处理设备进行安全处理，也可使用具有安全性能的注射器、输液器等医用锐器，防止刺伤。

6. 禁止将使用后的一次性针头重新套上针头套，禁止使用手直接接触使用后的针头、缝合针、刀片等锐器。

7. 立即清洁污染的环境。

8. 保证废弃物的正确处理。运输废弃物的人必须戴厚质乳胶清洁手套，处理体液废弃物必须戴防护眼镜。

五、隔离技术

隔离（isolation）技术是指传染患者采取污染源隔离，切断传播途径，对易感人群采取保护与隔离的一项技术。

【不同传播途径的隔离要求】

1. 接触传播的隔离与预防。经接触传播疾病如肠道感染、多重耐药菌感染、皮肤感染等的患者，在标准预防的基础上，还应采用接触传播的隔离与预防：

（1）患者的隔离：①限制患者的活动范围；②减少转运，如需转运时，应采取有效的措施，减少对其他患者、医务人员和环境的污染。

（2）医务人员的防护：①接触患者的血液、体液、分泌物、排泄物等物质时，应戴手套，离开隔离病室前、接触污染物品后应摘除手套，洗手和（或）手消毒，手上有伤口时应带双层手套；②进入隔离病室，从事可能污染工作服的操作时，应穿隔离衣；离开病室前，脱下隔离衣，按要求悬挂，每日更换清洗与消毒；或使用一次性隔离衣，用后按医疗废物管理要求进行处置。接触甲类传染病应按要求穿脱防护服，离开病室前，脱去防护服，防护服按医疗废物管理要求进行处置。

2.空气传播的隔离要求。接触经空气传播的疾病，如肺结核、水痘等，在标准预防的基础上，还应采用空气传播的隔离与预防。

（1）患者的隔离：①无条件收治时，应尽快转送至有条件收治的呼吸道传染病的医疗机构进行收治，并注意转运过程中医护人员的防护；②当患者病情允许时，应戴外科口罩，定期更换，并限制其活动范围；③严格进行空气消毒。

（2）医务人员的防护：①严格按照区域流程，在不同区域穿戴不同的防护用品，离开时按要求摘脱，并正确处理使用后的物品；②进入确诊或可疑传染病患者房间时，应戴帽子、医用防护口罩；进行可能产生喷溅的诊疗操作时，应戴防护目镜或防护面罩、穿防护服，接触患者的血液、体液、分泌物、排泄物等物质时，应戴手套；③防护用品使用的具体要求应遵循医务人员防护用品的使用规定。

3.飞沫传播的隔离要求。接触经飞沫传播的疾病如百日咳、白喉、流行性感冒、病毒性腮腺炎、流行性脑脊髓膜炎等，在标准预防的基础上，还应采用飞沫传播的隔离与预防：

（1）患者的隔离：①遵循以上隔离原则的要求对患者进行隔离与预防；②应减少转运，当需要转运时，医务人员应注意防护；③当患者病情允许时，应戴外科口罩，定期更换，并限制其活动范围；④患者之间，患者与探视者之间相隔距离在1m以上，探视者应戴外科口罩；⑤加强通风或进行空气消毒。

（2）医务人员的防护：①严格按照区域流程，在不同区域穿戴不同的防护用品，离开时按要求摘脱，并正确处理使用后的物品；②与患者近距离（1m以内）接触，应戴帽子、医用防护口罩；进行可能产生喷溅的诊疗操作时，应戴防护目镜或防护面罩，穿防护服，接触患者的血液、体液、分泌物、排泄物等物质时，应戴手套；③防护用品使用的具体要求应遵循医务人员防护用品的使用规定。

4.经血液传播疾病的隔离要求。正确使用接触传播隔离技术，防止病原体经血液传播进入体内，降低医院感染发生率。

（1）经血液传播疾病的隔离技术常用于治疗、护理确诊的乙肝、丙肝、梅毒及 HIV 等疾病的患者或其病毒感染者。医务人员在标准预防的基础上，还应采取接触传播隔离技术。

（2）相对独立的病区收治患者。病情复杂、严重，有机会感染的患者，不合作，有血或分泌物、排泄物污染的患者应安排单间。

（3）医务人员接触患者的血液、体液、分泌物、排泄物等物质时，必须戴手套。护士在进行可能被患者的血液、体液污染工作服的护理时，应穿隔离衣和隔离裤。护理患者之后及护理另一个患者之前必须洗手。

（4）医务人员进行各种穿刺术、侵入性检查及治疗术时，戴双层手套。对不合作的患者或污染危险性较大的操作应由技术熟练的二人配合，操作尽量集中、严格规范，避免误伤自己。使用后的利器立即直接放入锐器盒内。

（5）被血液污染的物品表面立即用消毒液浸泡或抹拭消毒。

（6）血液标本放入密闭容器中送检。容器外不得污染，并有特殊标记，专送检测。

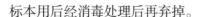

标本用后经消毒处理后再弃掉。

（7）严格执行针刺伤防护技术，一旦发生职业暴露，按照职业暴露紧急处理与报告制度及时处理。

5.其他传播途径疾病的隔离要求，应根据疾病特性，采取相应的隔离与防护措施。

六、特殊疾病的隔离要求

常见多重耐药菌（Multi and Drug Resistant Organisms，MDRO）包括耐甲氧西林金黄色葡萄球菌（MRSA）、耐万古霉素肠球菌（VRE）、产超广谱 β–内酰胺酶（ESBLs）的细菌（最常见的是大肠埃希菌与肺炎克雷伯菌）、耐碳青霉烯类药物鲍曼不动杆菌（CR–AB）、多重耐药或泛耐药铜绿假单胞菌（MDR/PDR–PA）、耐碳青霉烯类抗菌药物肠杆菌科细菌（CRE）等。

应按照接触传播的隔离技术与预防采取有效的隔离措施，常见多重耐药感染患者的隔离要求见表 7-1。

表 7-1　常见多耐药感染者的隔离要求

菌种	耐甲氧西林或苯唑西林金黄色葡萄球菌	耐万古霉素金黄色葡萄球菌	其他多重耐药菌
患者安置	单间或同种病原同室隔离	单间隔离	单间或同种病原同室隔离
人员限制	限制，减少人员出入	严格限制，医护人员相对固定，专人诊疗护理	限制，减少人员出入
手卫生	遵循医务人员手卫生规范	严格遵循医务人员手卫生规范	遵循医务人员手卫生规范
眼、口、鼻防护隔离衣	近距离操作如吸痰、插管等戴防护镜可能污染工作服时穿隔离衣	近距离操作如吸痰、插管等戴防护镜应穿一次性隔离衣	近距离操作如吸痰、插管等戴防护镜可能污染工作服时穿隔离衣
仪器设备	用后应清洁、消毒和（或）灭菌	专用，用后应清洗与灭菌	用后应清洁、消毒和（或）灭菌
物体表面	每日定期擦拭消毒，擦拭用抹布用后消毒	每日定期擦拭消毒，抹布专用，擦拭用抹布用后消毒	每日定期擦拭消毒，擦拭用抹布用后消毒
终末消毒	床单位消毒	终末消毒	床单位消毒
标本运送	密闭容器运送	密闭容器运送	密闭容器运送
生活物品	无特殊处理	清洁、消毒后，方可带出	无特殊处理
医疗废物	防渗漏密闭容器运送，利器放入锐器盒	双层医疗废物袋，防渗漏密闭容器运送，利器放入锐器盒	防渗漏密闭容器运送，利器放入锐器盒
解除隔离	临床症状好转或痊愈	临床症状好转或痊愈，连续两次培养阴性	临床症状好转或痊愈

急性传染性非典型肺炎（Acute Infection Atypical Pneumonia，AIAP）、人感染高致病性禽流感（Highly Pathogenic Avian Influenza，HPAI）的隔离要求：

（1）将患者安置于有效通风的隔离病房或者隔离区域内，必要时置于负压病房隔离。

（2）严格限制探视者，如需探视，探视者应正确穿戴个人防护用品，并遵守手卫生规定。

（3）限制患者活动范围，离开隔离病房或者隔离区域时，应戴外科口罩。

（4）应减少转运，当需要转运时，医务人员应注意防护。

（5）医务人员应经过专门的培训，掌握正确的防护技术，方可进入隔离病区工作。

（6）应严格按防护规定着装。不同区域应穿不同服装，且服装颜色应有区别或有明显标志。

（7）医务人员穿戴防护用品应遵循的程序：①清洁区进入潜在污染区：洗手→戴帽子→戴医用防护口罩→穿工作衣裤→换工作鞋→进入潜在污染区，手部皮肤破损的戴乳胶手套；②潜在污染区进入污染区：穿隔离衣或者防护服→戴护目镜或防护面罩→戴手套→穿鞋套→进入污染区；③为患者进行吸痰、气管切开、气管插管等操作时，可能被患者的分泌物及血液等喷溅的诊疗护理工作前，应戴防护面罩或全面型呼吸防护器。

（8）医务人员脱防护用品应遵循的程序：①医务人员离开污染区进入潜在污染区前：摘手套、消毒双手→摘护目镜或防护面罩→脱隔离衣或者防护服→脱鞋套→洗手和（或）手消毒→进入潜在污染区，洗手或手消毒。用后物品分别放置于专用污物容器内；②潜在污染区进入清洁区前：洗手和（或）手消毒→脱工作服→摘医用防护口罩→摘帽子→洗手和（或）手消毒，进入清洁区。③离开清洁区：沐浴、更衣→离开清洁区。

（9）注意事项：①医用防护口罩的效能持续6~8h，遇污染或潮湿，应及时更换；②离开隔离区前应对佩戴的眼镜进行消毒；③医务人员接触多个同类传染病患者时，防护服可连续应用；④接触疑似患者，每个患者之间应更换防护服；⑤防护服被患者血液、体液、污物污染时，应及时更换；⑥戴医用防护口罩或全面型呼吸防护器应进行面部密合性实验（图7-1，7-2，7-3，7-4，7-5）。

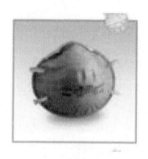

图7-1 医用防护口罩

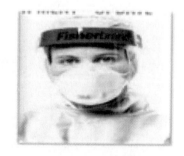

图7-2 防护面屏

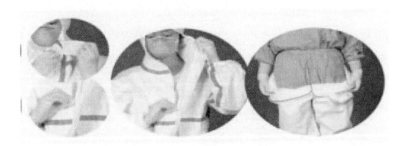

图 7-3 医用一次性防护服

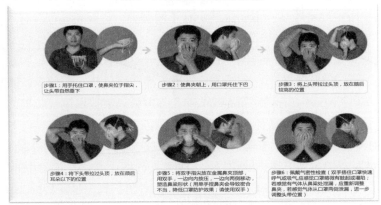

图 7-4 口罩佩戴方法

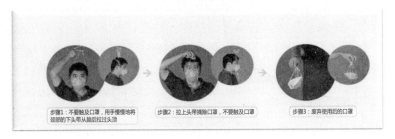

图 7-5 口罩摘除方法

陈敬芳　苗琪琪

第二节　呼吸机相关性肺炎的预防

呼吸机相关性肺炎 (Ventilator Associated Pneumonia，VAP) 是指原无肺部感染的患者，在气管插管或气管切开并行机械通气治疗 48 h 后，或在人工气道拔管 48 h 内发生肺部感染。目前 VAP 在国内外的发病率、病死率均较高，导致 ICU 留治时间与机械通气时间延长，住院费用增加。国外文献报道，在 ICU 内 VAP 的发生率为 5%～68%。

（一）VAP 分类

根据 VAP 发病时间，可将 VAP 分为早发 VAP 和晚发 VAP。

1. 早发 VAP 发生在机械通气 ≤ 4 d，主要由对大部分抗生素敏感的病原菌（如对甲氧西林敏感的金黄色葡萄球菌、肺炎链球菌等）引起。

2. 晚发 VAP 发生在机械通气 ≥ 5 d，主要由多重耐药菌或泛耐药菌（如铜绿假单胞菌、鲍曼不动杆菌、甲氧西林耐药的金黄色葡萄球菌引起。

（二）诊断

VAP 的诊断主要依据临床表现、影像学改变和病原学诊断。

1. 胸部 X 线影像可见新发生的或进展性的浸润阴影是 VAP 的常见表现。

2. 如同时满足下述至少 2 项可考虑诊断 VAP：（1）体温 >38℃，或 <36℃；（2）外周血白细胞计数 >10 × 10⁹/L 或 <4 × 10⁹/L；（3）气管支气管内出现脓性分泌物。需除外肺水肿、急性呼吸窘迫综合征、肺结核、肺栓塞等疾病。

（三）VAP 发生的主要危险因素

1. 内源性因素

（1）免疫力下降的影响：VAP 的发生与患者基础疾病密切相关，如老年、糖尿病、肿瘤、使用免疫抑制剂等患者均可导致机体免疫力下降，容易被细菌感染发生 VAP 的风险增加。

（2）口咽部分泌物及胃内定植菌返流或误吸：机械通气患者口腔插管或鼻腔插管使呼吸道正常的防御机制受到破坏，一定数量的口咽部定植菌成为致病菌易进入下呼吸道导致 VAP 的发生。

（3）不合适的体位：患者持续仰卧位使细菌吸入、下呼吸道细菌定植的危险性增加，同时长时间气管插管使上部食管括约肌群受压，食道功能受到一定的影响，使胃食管返流增加，造成误吸后诱发 VAP。

（4）H_2 受体阻滞剂的影响：为预防应激性溃疡发生，危重患者常使用 H_2 受体阻滞剂，导致了胃液 pH 值的明显升高，增加了胃腔细菌的定植。

（5）不合理应用抗生素：随着广谱抗生素的滥用，在患者呼吸道、胃肠道定植的耐药菌通过侵入性插管、胃食管返流感染等进入下呼吸道引发感染。

2. 外源性因素

（1）细菌生物被膜在气管导管的形成：吸附于气管导管内表面并能分泌纤维蛋白、黏多糖、脂蛋白等形成的多糖蛋白黏液样复合物为细菌生物被膜。其中的脱落碎片和突出于腔内的丛生细菌团易受气体及流体力学作用，通过气溶胶粒子或医疗操作（吸痰、注水、给药）而被逐入下呼吸道，成为 VAP 的重要持续性病原菌来源之一，尤其是反复发作的难治性 VAP。

（2）呼吸机管路与湿化液污染的影响：呼吸机湿化形成的冷凝水存在严重污染的危险，患者经管道误吸后通过呼吸道防御屏障抵达终末支气管，从而诱发 VAP。

（3）医护人员手卫生落实不到位：病原菌容易在吸痰、操作气管回路或气管插管过

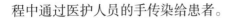

程中通过医护人员的手传染给患者。

（四）VAP 预防护理措施

1. 加强口腔护理：根据口腔的 pH 值、细菌培养的结果，选择合适的漱口液、有效的口腔护理方法、合适的频次，能避免口咽部定植菌进入呼吸道。

2. 重视气道湿化：应避免在吸痰前用生理盐水或任何溶液经气管插管注入肺部进行气道湿化，这样会把气管插管内壁的生物膜（包括口腔分泌物及细菌）冲进肺部，增加发生 VAP 的风险。因此吸痰前的生理盐水或任何溶液灌注不应作为吸痰前湿化的常规措施，应使用湿化器进行气道湿化。

3. 正确有效的吸痰：为机械通气患者进行正确有效的吸痰，避免不当的操作引起呼吸道黏膜损伤、低氧、VAP 等并发症的发生。在临床工作中应根据指征按需适时吸痰，即肺部听诊闻及痰鸣音、呼吸机显示气道压力升高、患者咳嗽或者呼吸窘迫、脉搏血氧饱和度突然下降时、肺部物理治疗或雾化治疗后即予吸痰。

4. 定时监测气囊压力：把气囊压力维持在 25~30cmH$_2$O(1cmH$_2$O=0.098kPa)，既可有效封闭呼吸道，减少误吸的风险，又可预防呼吸道黏膜缺血性损伤等并发症，有效减少 VAP 的发生。不提倡气囊定期放气、充气。

5. 呼吸机管路的管理：长期使用呼吸机的患者每周更换一次即可，但如遇污染应及时更换。呼吸机管道中的冷凝水是细菌良好的培养基，应定时排空收集瓶，将集水瓶放置在环路最底部，并及时倾倒呼吸机管路中的冷凝水，尤其在分离管道、变换患者体位时勿使冷凝水倒流入呼吸道。

6. 严格执行手卫生措施：保持手部卫生是最基本及最有效防止交叉感染的措施。最有效的方法是洗手，但如果手部没有明显污渍，可以用手部消毒液进行擦手。

7. 防止误吸

（1）监测胃残留，患者经鼻胃管鼻饲时，应每 4h 监测胃残留量，避免胃残留量过多。虽然暂时没有研究证明监测胃部残留量能直接减少 VAP 的发生，但这个措施可以防止因为胃部过度膨胀所产生的呕吐和误吸。

（2）患者应处于 30°~45° 半坐卧位，能有效预防胃内容物的返流及误吸，有效减少 VAP 的发生。

8. 每日唤醒：对一些心肺系统功能稳定的患者，可以每天试行早上暂停镇静药及试行脱机，这样做的优点是尽早停止使用呼吸机，减少罹患 VAP 的风险。

9. 声门下分泌物吸引：上气道分泌物可聚集于气管导管球囊上方，造成局部细菌繁殖，分泌物可顺气道进入肺部，导致肺部感染。因此采用声门下分泌物吸引可有效预防肺部感染。持续吸引和间断吸引声门下分泌物均可明显降低 VAP 的发病率；二者各有利弊，但目前暂无研究比较持续和间断声门下吸引对 VAP 发病率的影响。

陈敬芳　苗琪琪

第三节 中心静脉导管相关性血流感染的预防

导管相关性血流感染（Catheter Related Bloodstream Infection，CRBSI）指带有血管内导管或者拔除血管内导管48h内患者出现的菌血症，并伴有发热（>38℃）、寒战或低血压等感染表现，除血管内导管外没有查出其他明确的感染源。随着血管内导管的广泛应用，CRBSI已成为医院血液感染的最常见原因。感染的病原微生物主要源自定植于导管内的细菌或经导管输入被污染的液体。

（一）感染途径

1.导管外途径：见于导管穿刺部位局部的病原微生物经导管与皮肤间隙入侵，并定植于导管尖端，是CRBSI最常见的感染途径。

2.导管内途径：主要见于导管连接处污染的病原微生物经导管腔内移行至导管尖端，并在局部定植。

（二）临床表现

CRBSI症状常不典型，缺少特异性。不同程度的发热及脓毒症为最常见的表现形式。此外，少数患者可出现静脉炎、心内膜炎或迁徙性脓肿。

（三）诊断

1.拔除导管后的诊断：取导管尖端5cm进行病原菌培养，如果定植菌与血培养为同一菌株可诊断CRBSI。

2.保留导管时的诊断 常可用以下方法协助诊断。

（1）阳性时间差法：使用抗生素前同一时间分别经导管与经皮肤抽血并进行病原菌培养，如果经导管及经皮肤采出的血标本病原菌培养均为阳性，且经导管采集出的血标本呈现阳性时间较早于经皮肤采出的血标本2h以上，可诊断CRBSI。

（2）定量法：使用抗生素前同一时间分别经导管与经皮肤抽血并进行病原菌培养，如果经导管采集出的血标本菌落计数是经皮肤采出的血标本菌落计数的3倍以上，可诊断CRBSI。如果经导管采血多次病原菌培养为同一种病原微生物，且定量计数≥102cfu/mL，也提示发生CRBSI。

（四）感染的控制

1.导管的保留与拔除 对于危重症患者导管是不可替代的，因此，导管一旦插入不应盲目拔除。

（1）需要保留导管的情况：①患者仅有发热症状；②不能证实患者有持续的血液感染；③使用隧道型导管；④静脉通道依赖型导管，如果定植菌种类明确，且非金黄色葡萄球菌、铜绿假单胞菌与真菌，联合应用抗生素病情平稳或好转时。

（2）需要拔除导管的情况：①穿刺部位局部皮肤有明显的感染征象；②能够证实导

管接口处病原菌定植；③病情严重，有不可解释的脓毒症表现；④患者有瓣膜心脏病或粒细胞缺乏时，如导管远端培养出金黄色葡萄球菌或白色念珠菌时。

2. 抗生素的应用

（1）抗生素的选择：应根据实验室病原菌培养及药物敏感实验的结果选用抗生素。在病原菌培养结果报告前也可根据对 CRBSI 致病菌的预测经验性地使用抗生素，待病原菌培养结果报告后进行调整。

（2）局部应用抗生素：应用抗生素封管技术向导管内灌注高浓度的抗生素溶液，提高抗生素在定植部位的浓度，能够有效杀灭定植于导管内腔的病原微生物，但抗生素封管对于腔外感染无效。

（3）全身应用抗生素：保留血管内导管时应尽可能从导管输注抗生素，可以提高定植部位的抗生素浓度。

（五）预防

1. 导管的选择：可选用抗菌材料导管，此种导管表面附有抗菌药物或导管材料中加入了抗菌药物，但抗菌药物长时间放置也会失效。需长时间放置导管的患者，最好选择隧道型导管或 PICC 导管。

2. 导管放置途径：置管时应优先选择锁骨下静脉，其次是颈内静脉，尽可能不选股静脉，以避免革兰氏阴性杆菌与真菌感染。

3. 置管过程中无菌技术：置管过程中严格的消毒与无菌操作是减少穿刺部位病原菌经导管皮肤间隙入侵的最有效手段。

4. 导管穿刺部位皮肤保护：使用无菌透明、透气性好的贴膜或无菌纱布覆盖导管穿刺点均可有效预防感染。使用透明贴膜的优点是便于观察穿刺点局部情况；而使用无菌纱布适于导管穿刺点有渗血情况。对于长期使用无皮下隧道静脉导管的患者及免疫功能低下的患者，应定期使用碘附消毒穿刺部位或使用碘附纱布进行保护，以减少金黄色葡萄球菌感染的概率。

5. 导管连接部位保护：反复进行导管连接部位的操作会增加感染的机会。据报道，密闭的导管连接系统能减少导管腔内病原菌的定植。为减少感染应选用含有抗菌药物的保护帽，同时，在连接导管前应做好局部消毒。

陈敬芳 苗琪琪

第四节　导尿管相关性尿路感染预防

导尿管相关性尿路感染（Catheter and Associated Urinary Tract Infection，CA-UTI）指患者留置导尿管后或拔出导尿管48h内发生的泌尿系统感染，其发生率仅次于肺内感染，是医院感染中最常见的感染类型之一，致病菌绝大多数为革兰氏阴性杆菌，其中以大肠杆菌最为常见。

（一）感染途径

CA-UTI 主要为逆行感染，细菌侵入主要通过以下途径：

1. 导尿时带入细菌：导尿时无菌操作不严格，可将细菌带入膀胱内。

2. 细菌逆行侵入：细菌可经导尿管与尿道黏膜间的空隙逆行进入膀胱，是 CA-UTI 最常见的感染方式。此外，细菌还可经导尿管与集尿袋的连接处或经集尿袋的放尿口侵入。

（二）临床表现

绝大多数患者没有明显的临床症状，少数人会表现出尿道刺激症状，即尿频、尿急与尿痛，膀胱区可有不适，尿道口周围可出现红肿或有少量炎性分泌物。个别患者还可有腰痛、低热（一般不超过 38℃），一般无明显的全身感染症状。尿液检查时有白细胞尿，甚至血尿与脓尿。

（三）诊断

1. 有症状的尿路感染：患者出现尿频、尿急、尿痛等尿路刺激症状，或者有下腹触痛、肾区叩痛，伴或不伴有发热，尿检白细胞结果：男性 ≥ 5 个 / 高倍视野，女性 ≥ 10 个 / 高倍视野。

同时符合以下条件之一：

（1）清洁中段尿或者导尿留取尿液培养革兰氏阳性菌菌落数 ≥ 104 cfu/mL，革兰氏阴性杆菌菌落数 ≥ 105 cfu/mL。

（2）耻骨联合上膀胱穿刺留取尿液培养的细菌菌落数 ≥ 103 cfu/mL。

（3）新鲜尿标本经离心后应用显微镜检查，每 30 个视野中有半数视野见到细菌。

（4）经手术、病理学或影像学检查，有尿路感染证据。

2. 无症状性菌尿 如果患者没有临床症状，但 1 周内有内镜检查或导尿管置入，尿液培养革兰氏阳性球菌菌落数 ≥ 104 cfu/mL，革兰氏阴性杆菌菌落数 ≥ 105 cfu/mL，应当诊断为无症状性菌尿症。

（四）感染的控制

多数的 CA-UTI 患者是无临床症状的，不需要特殊的抗生素治疗，拔管后常可恢复，但 CA-UTI 常使这些患者成为医院感染中最大的耐药菌来源。一部分患者由于持续 CA-UTI 而发展成前列腺炎、膀胱炎、肾盂肾炎，甚至感染进一步扩散而引发菌血症等，对于有症状的 CA-UTI 应积极治疗，防止感染进一步扩散。

（五）预防

1. 严格掌握留置导尿的适应证：留置导尿前应评估必要性，避免不必要的留置导尿，并应尽可能缩短导尿管的留置时间。

2. 选择适宜的导尿管：应根据患者的年龄、性别、尿道等情况选择适宜型号、材质的导尿管，严格执行无菌导尿技术，防止发生交叉感染，减少导尿过程中的机械性损伤。

3. 导尿后护理：

（1）尿管应妥善固定，防止尿管发生滑动和牵引尿道，避免打折和弯曲，始终保持集尿袋的高度低于膀胱水平，活动或搬运时应夹闭尿管，避免尿液逆流。及时清空尿袋中的尿液，清空过程中遵循无菌操作原则，避免集尿袋的放尿口被污染。

（2）维持通畅的无菌性密闭引流，避免不必要的膀胱冲洗。一般情况下不要分离导尿管与集尿袋的连接管，必须分离时应消毒尿管与连接管口，再按无菌技术连接集尿系统。

（3）保持患者尿道口清洁，留置导尿期间应每日清洁或消毒尿道口 2 次。

长期留置导尿的患者，不宜频繁更换导尿管。如尿管阻塞、脱出，发生尿路感染及留置导尿装置的无菌性和密闭性被破坏时应立即更换。

陈敬芳　苗琪琪

第八章　新生儿重症护理技术

第一节　新生儿评估技术

一、新生儿疼痛评估

美国儿科学会及美国疼痛协会提出"疼痛是一种不舒适的主观感受，它不仅仅是一种简单的感觉，更是一种感受、情感、认知和行为的综合反应过程"。因新生儿没有语言表达能力，因此，2001年又增加了无交流能力却不能否定一个个体有疼痛体验和需要适当缓解疼痛的可能性。

新生儿疼痛的临床征象不典型，其对疼痛的反应与对害怕、应激的反应难以区分；新生儿也不能准确地描述疼痛的性质和程度，他们经历疼痛时仍然得不到足够的镇痛治疗，因此疼痛的评估和干预被认为是新生儿治疗的重要组成部分。

（一）新生儿疼痛的机制

有理论指出，人的伤害性感受器早在受精7周时就出现在口周黏膜和皮肤上，20周时已分布于全身皮肤，胎儿在23周时已经可以感受到疼痛，在孕24周前感受疼痛的皮质就完全形成了。大量研究也证实，无论是足月儿还是早产儿，出生后即具有感受疼痛的能力，能对有害刺激进行传递、感知、回应甚至记忆。

新生儿感受疼痛的方式和成人一样，当伤害因素作用于组织释放致痛物质（组胺等），再由致痛物质作用于痛觉感受器（位于皮肤及组织内的游离神经末梢），产生痛觉冲动经神经传导到脊髓，再由丘脑投射到大脑皮层产生疼痛感。

（二）疼痛对新生儿的影响

疼痛刺激不仅给新生儿带来一些短期的影响，如心率增快、血氧饱和度下降、血压及颅内压的波动等，反复的、持续的疼痛刺激还可能影响其远期的神经发育、行为及社会情感，如儿童期出现注意力不集中、学习困难等功能障碍。

早产儿出生时各生理指标并没有达到正常新生儿的水平，频繁的疼痛刺激使早产儿对刺激的反应更为敏感。反复的疼痛刺激会增加早产儿的精神紧张度及机体能量消耗，不利于其生长发育。胎儿和新生儿期处于个体发育时期，尤其是中枢神经系统尚未发育成熟，如果暴露在大量疼痛相关的压力下，将影响大脑微观结构和压力荷尔蒙的水平，最终可能影响其认知和行为神经的发育。

另有研究显示，超早产儿住院期间经历大量的疼痛刺激还可能改变其学龄期的下丘脑 - 垂体 - 肾上腺轴的功能。

（三）新生儿常见致痛性操作及疼痛程度

见表 8-1。

表 8-1　新生儿常见致痛性操作及疼痛程度

疼痛程度	操作项目
轻微疼痛	足跟采血，鼻咽插管，脐动脉置管，插胃管
中等疼痛	气管插管，气管内吸引，经外周动静脉穿刺，肌内注射
剧烈疼痛	胸腔导管穿刺，外周动静脉切开，腰椎穿刺，眼底检查
尚不清楚	胸腔导管留置，鼻咽吸引，胸腔导管移除，取出静脉套管

（四）新生儿疼痛的评估

对成年人和年长儿，自述是评定疼痛的金标准，然而新生儿不会自述，疼痛的表达只能通过间接方式（比如行为改变），除了通过行为改变来了解新生儿疼痛外，还可通过生理指标的改变判断疼痛。

目前新生儿疼痛评估方法可分为以下两种。一维性：多指仅以行为指标为基础的评估方法。多维性：指采用生理和行为等多项指标进行综合性评估。

1. 一维性疼痛评估法

（1）新生儿面部编码系统 (Neonatal Facial Coding System，NFCS)：以 10 项面部指标来评估，包括皱眉、挤眼、鼻唇沟加深、张口、嘴垂直伸展、嘴水平伸展、舌呈杯状、下颌颤动、嘴呈"O"形、伸舌（只用于评估早产儿）。出现一项记 1 分，不出现记 0 分。早产儿和足月儿均可应用。

（2）婴儿躯体编码系统 (Infant Body Coding System，IBCS)：通过手、足、上臂、腿、头和躯干的运动评分，评估婴儿粗大动作的活跃性，与 NFCS 联合应用。

（3）婴儿和儿童手术后疼痛评分 (Children and Infants Postoperative Pain Scale，CHIPPS)：主要由哭声、面部表情、躯干姿势、下肢姿势、躁动不安 5 个行为指标构成，适用于 0~6 岁儿童术后疼痛评估。每个指标从 0~10 分计分，0 分表示没有痛苦，10 分表示非常痛苦。

（4）临床评分系统 (Clinical Scoring System，CSS)：由睡眠、面部表情、吸吮、反应性、身体扭动、肌张力、脚趾及手指的活动、抚慰度 8 项指标构成，每项 0~4 分不等，最多 20 分。

2. 多维性评估方法

（1）新生儿疼痛评分表 (Neonatal Infant Pain Scale，NIPS)：包括面部表情、哭闹、上肢运动、下肢运动和觉醒状态 5 项行为指标，呼吸形式 1 项生理指标，每项评分为 0、1 和 2 分。>4 分证明有持续的疼痛，适用于早产儿和足月儿。具有可靠、有效、一致性好、不干扰患儿的特点；其局限性是使用肌松剂、接受麻醉（镇静）治疗的患儿和病情严重以至于反应太弱可能获得与真实情况不符的低评分（见表 8-2）。

表 8-2　新生儿疼痛评分表（NIPS)

项目	0分	1分	2分
面部表情	安静面容，表情自然	面肌收紧（包括眉、额和鼻唇沟），表情痛苦	
哭闹	不哭	间歇性轻声呻吟	持续性大声尖叫
上肢运动	自然或放松	肌紧张，腿伸直，僵硬和（或）快速屈伸	
下肢运动	自然或放松	肌紧张，腿伸直，僵硬和（或）快速屈伸	
觉醒状态	睡眠或觉醒	警觉、烦躁，摆动身体	
呼吸形式	自如	呼吸不规则，加快，屏气	

（2）CRIES 量表：此量表限于对术后疼痛的评估。由美国 Missouri 大学制定，以 5 项指标首字母命名，即哭闹、$SpO_2 > 95\%$ 所需的氧浓度、生命体征（心率和血压）上升、面部表情、睡眠障碍。各项分值为 0~2 分，总分为 10 分，>3 分则应镇痛治疗，4~6 分为中度疼痛，7~10 分为重度疼痛，此量表对于足月儿及胎龄大于 32 周的早产儿术后的疼痛评估较为有效（见表 8-3）。

表 8-3　CRIES 量表

项目	0分	1分	2分
哭闹	无（非高调哭）	高调哭但可安抚	高调哭且不可安抚
$SpO_2 > 95\%$ 所需的氧浓度	无	< 30%	> 30%
生命体征	心率和平均血压 <术前值	心率或平均血压增高但幅度<术前值的 20%	心率或平均血压增高但幅度>术前值的 20%
面部表情	无痛苦表情	痛苦表情	痛苦表情伴有呻吟
睡眠障碍	无	频繁觉醒	不能入睡

（3）早产儿疼痛评分简表(Preterm Infant Pain Profile，PIPP)：由加拿大 Toronto 和 McGill 大学制定，由 3 个面部表情（皱眉、挤眼、鼻唇沟）、2 项生理指标（心率和 SpO_2）、2 项相关指标（行为状态、孕周），共 7 项指标组成，评分值为 0~3 分。早产儿总分为 21 分，足月儿总分 18 分。≤ 6 分为极微或没有疼痛，7~12 分为中度疼痛，>12 分为重度疼痛，≥ 7 分则应镇痛治疗（见表 8-4）。

表 8-4　早产儿疼痛评分量表（PIPP）

项目	0 分	1 分	2 分	3 分
胎龄	≥ 36 周	32~35+6 周	28~31+6 周	< 28 周
行为状态	活动或觉醒，双眼睁开，有面部活动	安静或觉醒，双眼睁开，无面部活动	安静或睡眠，双眼闭合，有面部活动	安静或睡眠，双眼闭合，无面部活动
心率最大值	增加0~4 次 /min	增加5~14 次 /min	增加15~24 次 /min	增加≥25 次 /min
血氧饱和度最低值	下降 0~2.4%	下降 2.5%~4.9%	下降 5%~7.4%	下降≥ 7.5%
皱眉动作	无（≤观察时间的 9%）	最小值（观察时间的10%~39%）	中值（观察时间的 40%~69%）	最大值（≥观察时间的70%）
挤眼动作	无（≤观察时间的 9%）	最小值（观察时间的10%~39%）	中值（观察时间的 40%~69%）	最大值（≥观察时间的70%）
鼻唇沟加深	无（≤观察时间的 9%）	最小值（观察时间的10%~39%）	中值（观察时间的 40%~69%）	最大值（≥观察时间的70%）

（4）新生儿疼痛与不适量表 （Neonatal Pain and Discomfort Scale，NPADS)：适用于评估早产儿持续性疼痛。

（5）通气新生儿疼痛评估量表(Distress Scale for Ventilated Newborn Infants，DSVNI)用于评估机械通气的新生儿对疼痛的多种行为和生理反应。>4 分证明有持续的疼痛，范围 0~7 分。

（6）舒适评分量表(comfort scale)：包括 6 项行为指标（觉醒度、激惹或安静、呼吸类型、活动、肌张力、面部表情）、2 项生理指标（心率和平均动脉压），共 8 项指标组成。主要用于评估术后、机械通气的新生儿。若用于评估非机械通气的新生儿时，用哭代替呼吸类型进行评价。

（7）疼痛评分量表(PAIN)：通过观察面部表情、啼哭、呼吸类型、肢体动作、觉醒状态、需氧、生命体征改变评估疼痛，可用于 28 周以下的早产儿。

3. 常用新生儿疼痛评估工具概览（见表8-5）。

表8-5 常用新生儿疼痛评估工具概览

工具	观察项目	适用范围	评价
PIPP	心率、氧饱和度、面部表情、结合胎龄	常规操作、术后（轻微疼痛）	可靠、有效、临床实用
NIPS	面部表情、哭声，呼吸节律，上下肢活动	常规操作，可用于新生儿、早产儿及小婴儿	可靠、有效、一致性好、不干扰患儿
NFCS	面部活动	常规操作	可靠、有效、临床实用，对麻醉患儿有较高敏感性
N-PASS	哭声、兴奋度、行为状态，面部表情，肌张力，生命体征	术后、常规操作、机械通气	可靠、有效，但不易区分疼痛和兴奋
CRIES量表	哭声、面部表情、觉醒度、需氧程度、生命体征	术后，足月儿及胎龄大于32周的早产儿	可靠、有效
疼痛评分量表（PAIN）	面部表情、啼哭、呼吸类型、肢体动作、觉醒状态、需氧、生命体征改变	可用于28周以下的早产儿	可靠、有效
舒适评分量表	觉醒度、安静度、呼吸类型、活动、肌张力、面部表情、心率和平均动脉压	术后、危重监护、机械通气的新生儿	可靠、有效、临床实用

（五）新生儿疼痛的干预

新生儿疼痛干预的措施主要有两种：药物性干预方法和非药物性干预方法。

1. 药物性干预方法

（1）阿片类药物：对NICU新生儿疼痛处理的调查发现阿片类是常见的镇痛剂，如吗啡和芬太尼，应用范围很广，可以持续静脉点滴或间断给药。但应注意阿片类药物易导致新生儿，尤其是早产儿呼吸抑制和呼吸暂停，可用纳洛酮拮抗，同时应用时要注意肠蠕动、有无低血压、心动过速、惊厥等。新生儿也可出现对阿片类药物的依赖，减量应当缓慢。

（2）非甾体抗炎药：最常用的是对乙酰氨基酚，适合治疗中度的疼痛，可口服、静脉或直肠给药，目前认为新生儿短期用药既有效又安全，不必担心肝脏的毒性作用。

（3）其他：如苯二氮䓬类中的地西泮、劳拉西泮、咪达唑仑等，虽然本身并没有镇痛作用，但是与阿片类药物联用能显著增强其效果，并减少两者的用量。

2. 非药物性干预方法

国内外有关急性、轻中度致痛性操作疼痛管理的研究结果显示：口服甜味剂、母乳喂养、非营养性吸吮、袋鼠式护理、襁褓包裹等非药物性干预法均有一定的镇痛效果。

（1）口服甜味剂：口服甜味剂（蔗糖或葡萄糖等）的镇痛机理可能在于味觉感知甜味后，改变了内源性阿片受体调节通路产生镇痛疗效，此外，喂糖水时增加吸吮动作，也能起到一定的安抚作用。意大利《新生儿操作性疼痛治疗指南》中甜味剂缓解足跟及静脉穿刺所致疼痛的推荐等级为 A 级，并对早产儿推荐使用较低浓度和剂量的甜味剂，蔗糖浓度为 12%~24%，0.2~0.3mL/次；葡萄糖浓度为 10%~33%，1~2mL/次。甜味剂，特别是葡萄糖取材方便，不增加医务人员的工作量，但口服甜味剂不能用于有消化道畸形、胃肠道不耐受或需要禁食的早产儿，而且国外一项研究中报道，多次重复应用甜味剂有可能影响胎龄小于 31 周的早产儿远期的注意力、动作等神经行为发育。因此，口服甜味剂适用于胎龄较大的早产儿，而胎龄小、吞咽功能差、病情危重、有坏死性小肠结肠炎征象的早产儿不宜使用。

（2）母乳喂养：母乳喂养也被认为是一种缓解疼痛的措施。有研究发现，在行静脉穿刺前 2min 和穿刺中给予母乳喂养，其疼痛评分明显低于未行母乳喂养和口服无菌水的新生儿。

（3）袋鼠式护理：将新生儿放于母亲或父亲胸前，通过温和的皮肤接触性刺激，刺激触觉、前庭和运动感觉系统调节行为状态，减少应激行为。近年来，有许多研究证实它能减轻新生儿疼痛。

（4）非营养性吸吮：非营养性吸吮（NNS）是让新生儿吸吮安慰奶嘴达到缓解疼痛的干预方法，其可能的机制是通过刺激口腔触觉受体提高疼痛阈值，促进 5- 羟色胺的释放而产生镇痛效果，并且吸吮对新生儿是一种有效感受信息的方式，能分散其注意力，从而缓解疼痛。NNS 无不良反应，操作简便，特别适用于一些需限制奶量或禁食的新生儿，但 NNS 需在婴儿的吸吮频率达 30 次/min 时才可发挥镇痛作用，所以 NNS 适合有一定吸吮能力的早产儿。

5. 体位干预

主要为保持屈曲体位和襁褓包裹。在给新生儿实施致痛性操作时，护理人员将两手分别置于新生儿的头部和双脚使其呈屈曲体位，可显著降低各种致痛性操作所产生的疼痛。鸟巢式的体位是包裹襁褓方法之一，可以提高新生儿自我调节能力，减轻疼痛。

二、新生儿皮肤风险评估

（一）新生儿皮肤的特点

足月新生儿皮肤面积 $0.21m^2$，皮肤厚度约 1mm，表皮约占皮肤总厚度的 1/20。足月儿皮肤的重量约为体重的 5%~6%，早产儿皮肤重量为体重的 13%（成年人仅占 3%）。

新生儿表皮角质层很薄，只有 2~3 列角化细胞组成，细胞间连接松弛，容易脱落，形成生理性脱屑。基底膜的发育差，因此表皮与真皮结合不紧，容易分离。由于这些组织结构特点，使新生儿表皮防护功能比成人差，容易损伤，病原微生物很容易侵入，成为全身感染的门户。

（二）新生儿皮肤损伤的危险因素

1. 外在因素

（1）机械性损伤

① 压伤：新生儿在住院过程中，经常需要使用输液管、胃管、留置针、呼吸机导管等各种管道。使用鼻塞持续气道正压通气时，鼻塞可造成对鼻中隔的压伤；静脉留置针、肝素帽对皮肤造成压伤；针头帽、棉棒等异物遗留于新生儿衣被内引起皮肤损伤；常卧于同一姿势或血氧探头、肤温探头固定时间长，局部皮肤受压过久引起皮肤损伤。

② 黏性物撕拉伤：各类胶布、透明敷贴等黏性物广泛地应用于固定气管导管、静脉留置针、氧气鼻导管、胃管、眼罩等，去除这些黏性物是 NICU 中引起患儿皮肤破损的首要因素。心电监护时电极、经皮测氧饱和度粘贴易使患儿皮肤过敏，轻者皮肤发红，重者形成小水疱。一般的纸胶粘贴时间长，特别是辐射床、蓝光箱、保暖箱内的患儿，加热后胶布的黏性增加，另外新生儿真皮和表皮间的连接欠紧密，撕胶布时，动作粗暴可引起皮肤损伤。

③ 勒伤：新生儿的衣物、棉被、小手套等，在使用过程中如果没有仔细检查线头，线头容易缠绕患儿的手指、脚趾，导致皮肤损伤，严重时可因局部血液循环受阻出现坏死；各种线路、导管未捋顺，缠绕患儿肢体，也可导致损伤；患儿的手腕带缠绕过紧，也容易造成皮肤破损。

④ 摩擦伤：主要见于躁动的患儿，尤其是裸体暴露于蓝光箱或暖箱中的患儿。蓝光箱床的底面及四周是硬质的有机玻璃板，暖箱睡垫的周围也是较硬的材质，患儿因哭闹、碰撞、摩擦会引起骨突处皮肤破损；因大腿内侧与一次性尿裤粘贴处摩擦引起皮肤发红，甚至破损；给患儿擦浴时用力过猛，也易引起摩擦伤。

⑤ 刮伤：头皮静脉穿刺、动态脑电图检查时，需剃除局部的毛发，在剃发过程中，极易造成头皮上肉眼所忽视的细微损伤。

⑥ 抓伤：有些新生儿指甲较长，如未佩戴手套，在哭闹时容易自行将脸部抓伤。

（2）药物性损伤：药物性损伤主要表现在输液渗出或外渗后局部皮肤发红、水肿、发白或水疱，严重时出现坏死、溃疡，多发生在输注脂肪乳、脂溶性维生素、多巴胺等高浓度、刺激性强的药物时。

（3）医疗用物：静脉留置针在新生儿科广泛应用，敷贴中的黏胶含有乳胶颗粒，易引起过敏发生；穿刺消毒液复合碘未彻底干燥即粘贴敷贴，更易引起过敏发生；敷贴固定的方法不正确，粘贴敷料时，若将敷料绷紧，先贴于皮肤的一部分，再贴剩余的部分，就会引起敷贴下皮肤张力的改变，在外力的作用下，更易导致张力性损伤。

2. 患儿因素

（1）营养状况：危重新生儿机体处于应激状态，基础代谢率增加，因疾病因素加剧机体分解代谢，使体内蛋白质减少。全身营养障碍，营养摄入不足也可导致新生儿体内蛋白质合成减少、负氮平衡、皮下脂肪减少、肌肉萎缩、体重零增长甚至负增长。营养不良还可导致组织器官功能减退，对调节应激期代谢变化的能力也相应减弱，脂肪菲薄处受压，更易发生血液循环障碍，导致皮肤损伤。

（2）疾病因素

① 意识障碍，自主活动减少或无自主活动，局部长时间受压，导致皮肤组织损伤。

② 患儿全身水肿时，组织间隙过量的液体积聚使组织细胞与毛细血管之间的距离加大，氧及营养物质运输时间延长，水肿液的堆积还可压迫局部毛细血管，致使局部血流量减少，造成细胞营养障碍、循环障碍，容易发生压疮。

③ 手术对患儿也是一个危险因素，手术过程中患儿处于麻醉状态，肌肉松弛，感觉丧失，长时间固定于一个体位，增加了皮肤压疮的风险。

④ 腹泻、光疗后大便次数增多，臀部受大小便的刺激容易引起尿布皮炎。

⑤ 患儿镇静制动时，枕部、骶尾部、耳后等处皮肤脂肪层薄，长期受压导致压疮。

3. 其他因素

（1）潮湿的环境：新生儿因发热、出汗、呕吐等，使皮肤长期处于潮湿的环境中。过度潮湿可引起皮肤软化及抵抗力降低，削弱皮肤角质层的屏障作用，使得上皮组织更容易受到损伤。

（2）医护人员对新生儿皮肤损伤的认识不足，没有意识到一些行为会人为地增加新生儿皮肤损伤的机会，例如有些护士为求固定妥当，增加胶布的使用面积，相应地增加了撕揭胶布的难度。此外，部分护理人员对新生儿皮肤损伤高危因素的判断力差，没有事先预防，导致皮肤损伤的发生。

（三）新生儿皮肤损伤的评估

由于新生儿皮肤结构和生理机能的特殊性，其皮肤损伤不仅限于压伤，临床上发生较多的还包括摩擦伤、黏性物撕拉伤等。对于成人和儿童的压疮风险评估，已有应用较成熟和广泛的评估工具，例如 Norton 压疮风险评估表和 Braden 压疮预测量表，但这些评估工具的条目并不适用于新生儿。

目前国内外使用较多的新生儿皮肤风险评估工具是新生儿皮肤风险评估量表(Neonatal Skin Risk Assessment Scale，NSRAS)（见表 8-6）。该量表是 Huffines 等根据 Braden 压疮预测量表修订的，适用于早产儿及足月儿皮肤状况评估。NSRAS 评估量表包括六个项目：一般身体状况、精神状态、移动、活动、营养和潮湿。每一个项目的描述符合新生儿的特点，评分均为 1~4 分，总分为 6 ~ 24 分。需每日评估，病情变化时随时评估，评估结果 ≥ 13 分为皮肤损伤高风险，这类患儿皮肤随时可能发生受损的风险，需实施预见性皮肤护理。

表 8-6 新生儿皮肤风险评估量表

一般情况	□ 4 分 胎龄 < 28 周	□ 3 分 胎龄 > 28 周 胎龄 < 33 周	□ 2 分 胎龄 > 33 周 胎龄 < 38 周	□ 1 分 胎龄 > 38 周
意识状态	□ 4 分 完全受限 意识减弱或处于镇静状态对疼痛反应迟钝（没有退缩、抓、呻吟、心率升高等）	□ 3 分 严重受限 仅对疼痛刺激有反应（退缩、抓、呻吟、心率升高等）	□ 2 分 轻度受限 昏睡	□ 1 分 不受限 警觉的和活跃的
活动	□ 4 分 完全受限 身体或肢体完全不能移动	□ 3 分 严重受限 身体或肢体位置偶尔轻微的改变，但不能频繁改变	□ 2 分 轻度受限 能频繁地轻微地改变身体或肢体位置	□ 1 分 不受限 能自行频繁地改变位置（如转头）
保暖	□ 4 分 完全受限 在辐射台上使用透明塑料薄膜	□ 3 分 严重受限 在辐射台上不使用透明塑料薄膜	□ 2 分 轻度受限 在暖箱里	□ 1 分 不受限 在婴儿床上
营养	□ 4 分 完全受限 禁食，全静脉营养	□ 3 分 严重受限 部分静脉营养	□ 2 分 轻度受限 全肠道喂养（管饲）	□ 1 分不受限 全肠道喂养（奶瓶或母乳喂养）
潮湿	□ 4 分 完全受限 皮肤一直处于潮湿状态	□ 3 分 严重受限 皮肤时常潮湿，每班至少更换一次床单	□ 2 分 轻度受限 皮肤偶尔潮湿，每天需加换一次床单	□ 1 分 不受限 皮肤通常干燥，床单只需每天更换 1 次

（四）预防措施

1. 加强基础护理

（1）为患儿提供舒适环境，新生儿病房室温控制在 24℃~26℃，相对湿度 55%~65%。

（2）保持床单位清洁平整，各种管道、连接线需捋顺，避免包在尿片内或压在身体下方。

（3）衣服包被选用柔软的棉制品，边缘平整，没有线头、布、丝等。

（4）保持皮肤的清洁干爽，注意观察颈周、耳后、腋下、腹股沟等皮肤皱褶处有无破损、脓点、红疹等。每次排便后及时予温水洗净、擦干、涂护臀霜，预防尿布皮炎。

339

第八章 新生儿重症护理技术

（5）维持患儿于舒适的体位，每 2~4 h 更换体位，防止骨突出部受压过久，引起皮肤压伤。

（6）定时更换氧饱和度探头，探头固定不可过紧。

（7）暴露于蓝光箱或暖箱内的患儿，剪短指甲，戴手套，防止摩擦伤或抓伤。

（8）尽量减少胶布的使用，如果无法避免，可在胶布下加用水胶体敷料保护皮肤。撕胶布时使用蘸有温水或油剂的棉棒湿润局部皮肤再去除胶布。

（9）与患儿皮肤接触的医用材料，尽可能选择低敏、刺激性小的材料。

2. 加强输液管理

（1）合理选择静脉留置的血管，尽量避免头皮静脉穿刺。对刺激性强的药物宜选用较大的静脉血管，必要时行脐静脉或外周中心静脉置管术。

（2）采用无张力贴敷贴法固定留置针，避免张力性损伤。妥善固定肝素帽、输液管、延长管等，防止压伤。

（3）加强巡视，发现异常如穿刺部位血管走向发红、苍白或肿胀应更换输液部位，局部给予多磺酸黏多糖乳膏涂擦或硫酸镁湿敷。

（4）拔针时，去除透明敷贴动作需轻柔，防止损伤皮肤。

3. 加强医护人员的培训

（1）加强业务学习，熟悉新生儿皮肤结构的特点，认识皮肤损伤与感染及败血症的关系，增强医护人员的防范意识。

（2）强化护理人员操作技能训练，提高护士静脉穿刺、中心静脉置管、足跟采血、动脉采血等侵入性操作技术水平，尽量减少因反复穿刺致皮肤损伤的概率。

（3）新上岗护士单独上岗前必须经过系统、专业的培训，考核合格后才能上岗。

三、Apgar 评分

Apgar 评分，即阿氏评分、新生儿评分，是新生儿在出生断脐、擦干羊水、清吸口鼻黏液及触觉刺激后约 1min 对其进行呼吸、心率、肤色、肌张力以及对刺激反应的评分。

（一）评分具体标准

（1）皮肤颜色：评估新生儿肺部血氧交换的情况；全身皮肤呈粉红色为 2 分，手脚末梢呈青紫色为 1 分，全身呈青紫色为 0 分。

（2）心脏搏动速率：评估新生儿心脏跳动的强度和节律性；心搏有力大于 100 次 /min 为 2 分，心搏微弱小于 100 次 /min 为 1 分，听不到心音为 0 分。

（3）呼吸：评估新生儿中枢和肺脏的成熟度；呼吸规律为 2 分，呼吸节律不齐（如浅而不规则或急促费力）为 1 分，没有呼吸为 0 分。

（4）肌张力及运动：评估新生儿中枢反射及肌肉强健度；肌张力正常为 2 分，肌张力异常亢进或低下为 1 分，肌张力松弛为 0 分。

（5）反射：评估新生儿对外界刺激的反应能力；对弹足底或其他刺激大声啼哭为 2 分，低声抽泣或皱眉为 1 分，毫无反应为 0 分。

（二）依据 1 分钟的 Apgar 分值判断窒息的程度

（1）窒息程度。① 无窒息：8~10 分；② 轻度窒息：4~7 分；③ 重度窒息：0~3 分。

（2）不同分值的主要临床特点（见表 8-7）。① 无窒息：9 分肤色微紫；8 分呼吸弱、不规则。② 轻度窒息：7 分出现肌张力改变、呼吸减弱或浅表；6 分对刺激反应较差；5 分各项指标扣 1 分，呼吸不规则，青紫加重，心率 100 次 /min，肌张力减弱乃至消失；4 分出现肤色青紫或苍白，肌张力松弛，心率慢，可呼吸暂停；抢救好转后和出生后 5min 再评，有利于估计疗效和预后。③ 重度窒息：3 分无自主呼吸，肌张力近消失，心率 60 次 /min；1 分仅剩微弱心跳；抢救好转后和出生后 5min 再评，如 5min 评分仍低于 6 分者，新生儿神经系统受损的风险较大。

（3）根据窒息程度给予相应的处理。① 1min Apgar 评分主要反映在宫内情况，是出生即刻状态，其中主要反映即刻的酸碱状态，其次为氧合。8~10 分属正常新生儿，予常规处理 4~7 分为轻度窒息，需要清理呼吸道、人工呼吸、吸氧、用药等措施方能恢复；0~3 分为重度窒息需紧急抢救，用喉镜在直视下行气管内插管，间歇加压给氧，并根据评分值的多少给予分级护理及重点监护；一般评分越低，提示低氧血症及酸中毒越深。② 5min 及以后评分则反映复苏的效果，与预后关系密切；Apgar 评分以呼吸为基础，皮肤颜色最灵敏，心率则最终消失；临床恶化顺序为：皮肤颜色→呼吸→肌张力→反射→心率。复苏有效顺序为：心率→反射→皮肤颜色→呼吸→肌张力；肌张力恢复越快，预后越好。

表 8-7　Apgar 评分表

体征	评分标准			时间				
	0	1	2	1min	5min	10min	15min	20min
肤色	发绀或苍白	四肢青紫	全身红润					
呼吸	无	哭声弱，呼吸浅表	良好，正在哭					
肌张力	松软	有些弯曲	动作灵活					
反射	无反应	表情痛苦	哭，反应灵敏					
心率	无	< 100 次 /min	> 100 次 /min					
总分								
备注：	复苏							
	时间（分）		1	5	10	15	20	
	给氧							
	PPV/NCPAP							
	气管插管							
	胸外按压							
	肾上腺素							

（三）评分可能存在的误差

在 Apgar 评分项的五个项目中，除心率和呼吸是客观指标外，其余 3 项都有主观因素存在。

1.除窒息还有许多其他情况及疾病可导致出现低 Apgar 评分，如：早产低体重儿，先天性呼吸、循环、神经系统疾病，神经颅内疾病，宫内感染、产伤，胎儿失血性休克，水肿胎儿，产程中母亲使用了大量的镇静、镇痛剂或硫酸镁引起胎儿药物中毒等。

2.数心率可通过使用听诊器或触摸脐动脉数数，使用脉搏血氧监测仪可更准确地测定血氧饱和度及心率。

3.新生儿出现呻吟、鼻翼翕动等呼吸窘迫，但呼吸快、有力，应评 2 分；呼吸的评分标准是把呼吸看成没有、微弱或有些、很好，而不涉及呼吸窘迫。

4.婴儿的皮肤颜色可能受外界的因素影响，如房间的照明度、灯泡的种类，婴儿的种族和血红蛋白水平的差异。

对于出生时 1min Apgar 评分为 0~1 分的重度窒息新生儿的复苏仍应有充分信心，同时加强对 5min Apgar 评分仍低于 5 分的患儿的管理。

四、新生儿危重病例评分（NCIS）

【目的】正确评估病情危重程度，指导危重病例转运、抢救、治疗及预后判断。评分包括两部分：（1）新生儿危重病例评分法；（2）新生儿危重病例单项指标。

（一）操作流程

操作流程	要点说明

评分时机选择：
1. 入院后 2h 内第一次评估
2. 病情变化时

1. 病情无加重的隔日评估，直至达到非危重分值
2. 病情加重及时评估
3. 病情危重的每日评估，直至非危重分值时，收集 24h 内数值最低项进行评分

用物准备：
监护仪、体温计、软皮尺、体重秤、皮测仪、抽血用物(动脉和静脉)、插胃管用物

1. 监护仪：含心电波形、血压、血氧饱和度、呼吸监测
2. 体温计：肛温计
3. 抽血用物
（1）动脉血（血气分析）：一次性血气针
（2）静脉血：血常规、血生化、血清胆红素、血乳酸、凝血项目试管、静脉采血针
4. 型号适合的胃管（5、6、8 号）、注射器

实施：
1. 生命体征测量
2. 称体重
3. 监测神志、瞳孔
4. 量腹围
5. 留置胃管
6. 抽动脉及静脉血

1. 置患儿于辐射台或温箱，调节适中的环境温度，测量肛温：肛温表插入 2~3cm
2. 称体重：如病情较重，出生后不久的患儿，可参考出生体重
3. 给予心电监护：正确粘贴电极片，观察血压（收缩压及平均压）、呼吸、血氧饱和度；选择适合患儿大小的袖套；发现心电异常由有经验的医师确定或行心电图检查
4. 抽搐现象及昏迷患儿用 GCS 评分，需由医师确认，观察其抽搐发作性质、持续时间、伴随症状及处理后效果观察
5. 呼吸暂停及时观察、处理，详细记录
6. 测腹围：以剑突与脐连线中点为起点，绕腹部一圈

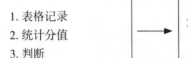

7. 插胃管：观察胃液性质、量
8. 抽血：血气分析、血常规、血生化、血清胆红素、血乳酸、凝血功能
9. 皮测 3~4h 一次
10. 监测床旁血糖
11. 硬肿面积计算

1. 表格记录
2. 统计分值
3. 判断

→

1. 将数据套入新生儿危重病例评分表及新生儿危重病例单项指标
2. 统计出总分值
3. 详细记录特殊情况并加以说明

（二）注意事项

1. 如果患儿病情危重不能测体重，其出生时间较短的，以出生体重代替。

2. 入院即测血糖、血气、血清胆红素，并在 2~6h 监测血气、床旁微量血糖、经皮测胆红素，如有异常，及时抽血复查血清胆红素。

3. 持续心电监护，心电波形异常或听诊心脏杂音，及时行心电图检查。

4. 凝血机制障碍观察，发现异常及时抽血行纤溶功能检测。

5. 新生儿硬肿症分度标准（见表 8-8）。

表 8-8　新生儿硬肿症分度标准

程度	硬肿范围	全身一般情况	体温	休克、肺出血、迷散性血管内凝血（DIC）
轻度	< 30%	稍差	> 34℃	无
中度	30%~50%	较差	30℃~34℃	无、轻
重度	> 50%	极差	< 30℃	有

注：硬肿范围：头颈部 20%；双上肢 18%；前胸及腹部 14%；背及腰骶部 14%；臀部 8%；双下肢 26%。

（三）相关链接

1. 新生儿危重病例的单项指标（见表 8-9）。

表 8-9　新生儿危重病例的单项指标

序号	检查项目	说明	评分日期（d）			
			0	1	3	Out
0	机械通气	需行气管插管、机械辅助呼吸				
1	呼吸暂停	反复呼吸暂停对刺激无反应者				
2	体温	≤ 30℃或 > 40℃				

3	体重	出生体重 ≤ 1500g				
4	神志	昏迷，弹足底 5 次无反应				
5	血胆红素	胆红素血症有换血指征				
6	血糖	< 1.1 mmol/L				
7	心律失常	阵发性室上性心动过速合并心力衰竭，心房扑动和心房颤动、阵发性室性心动过速、心室扑动和心室颤动，房室传导阻滞（Ⅱ～Ⅲ型以上）、心室内传导阻滞（双束支以上）				
8	凝血功能	弥漫性血管内凝血				
9	抽搐	反复抽搐，经处理持续 24h 以上				
10	硬肿	硬肿面积 ≥ 50%				

注：凡具有以上指标的任何一项，可定为危重新生儿。

2. 新生儿危重病例评分（NCIS）（见表 8-10）。

表 8-10　新生儿危重病例评分表

序号	检查项目	评分标准		评分日期（d）			
				0	1	3	Out
0	心率（次/min）	< 80 或 > 180 80~100 或 160~180 其他	4分 6分 10分				
1	血压（SP）（mmHg）	< 40 或 > 100 40~50 或 90~100 其他	4分 6分 10分				
2	呼吸（次/min）	< 20 或 > 100 20~25 或 60~100 其他	4分 6分 10分				
3	PaO_2（mmHg）	< 6.7（50） 6.7~8.7（50~60） 其他	4分 6分 10分				
4	pH	< 7.25 或 > 7.55 7.25~7.3 或 7.50~7.55 其他	4分 6分 10分				

第八章　新生儿重症护理技术

（续表）

5	Na⁺（mmol/L）	< 120 或 > 160 120~130 或 150~160 其他	4 分 6 分 10 分				
6	K⁺（mmol/L）	< 2 或 > 9 2~2.9 或 7.5~9 其他	4 分 6 分 10 分				
7	肌酐（Cr） （Umol/L）	> 132.6（1.5） 88.4~132.6（1.0~1.5） 其他	4 分 6 分 10 分				
8	血尿素氮（BUN） （mmol/L）	> 14.3（40） 7.1~14.3（20~40） 其他	4 分 6 分 10 分				
9	红细胞比容 （HCT）比值	< 20 20~40 其他	4 分 6 分 10 分				
10	胃肠	腹胀或消化道出血（轻中度） 腹胀或消化道出血（重度） 其他	4 分 6 分 10 分				
	总分						

注：①分值＞ 90 分非危重；70~90 分危重；< 70 分极危重；②选 24h 内最异常测值，进行评分；③首次评分，若缺项（≤ 2），可按上述标准折算评分，如缺 2 项，总分值为 80 分，分值：72 分非危重；56~72 分危重；< 56 分极危重（但需加注说明病情、何时填写）；④当某项测值正常，临床考虑短期内变化可能不大，且取标本不变时，可按测值正常对待，进行评分（但需加注说明病情、何时）；⑤不吸氧条件下测 SpO_2。

五、新生儿安全转运评估技术

广义的新生儿转运包括院内转运和院外转运，目前通常指的是院外转运，即将危重新生儿从基层医院妥善地转往三级医院的 NICU 做进一步的监护、诊断及治疗的过程。它不是一个简单的运送过程，而是在转运患儿的同时能对患儿进行急救和监护的转运系统。通常是由接诊单位派受过专门急救技术训练的新生儿科医护人员携带急救监护的医疗设备、药物及新生儿转运温箱等到转诊单位接回患儿。通过这种主动转运，保证患儿转运途中的安全，提高新生儿的救治成功率。

（一）转运指征

《实用新生儿学》中新生儿转运标准包括：

1. 出生体重 <2000g 或胎龄 <34 周的早产儿。

2. 呼吸窘迫需氧疗或机械通气。

3. 循环衰竭。

4. 窒息后有酸中毒、神经系统症状。

5. 外科疾患。

6. 产伤。

7. 先天性心脏病。

8. 其他。

但是由于我国各省市、地区及各级医院的 NICU 的设备、技术力量差异较大，在实际的运行过程中，较难实行全国统一的标准。例如有些文献中报道将新生儿溶血性、出血性疾病及严重感染等也纳入转运标准中。因此各地区可以根据各级医院的实际救治水平制定相应的转运指征。

（二）转运前的准备

1. 转运联络：当班护士接到下级医院通讯联系时，需了解转诊医院的名称、地址、联系方式，患儿的年龄、性别、病史、目前的状态及家长的配合程度，交代大致的转运及今后治疗的费用，同时做好记录，并报告相关医生。在确认患儿需转运时，通知相关人员在规定的时间内携带相应设备出诊。

2. 人员准备：三级医院应对转运小组成员的资格进行审定，每天安排转运人员值班。转运人员的资质要求：

（1）转运医生主要由具备丰富实践经验的新生儿专科医生担任，一般为高年资住院医生或主治医生担任。

（2）转运护士可为专职或由 NICU 护士担任，能够辅助抢救操作，并能熟练使用各种仪器设备。

（3）小组成员不但要有扎实的新生儿疾病理论基础、熟练的心肺复苏技术、对疾病进展的准确判断力，还应具有良好的沟通能力。

3. 转运设备

（1）安排固定的人员定期检查转运设备、氧气、用物、药品，保证设备时刻处于备用状态，所有用物、药品数量充足（符合基数），无菌物品在有效期内。

（2）值班护士接到出诊通知后，根据需要预热转运温箱，再次检查转运车的性能、储备电量、氧气、监护仪、抢救药品和抢救用物等，以保证顺利出诊。

（3）新生儿转运救护车内需配置：① 转运暖箱。转运暖箱蓄电池保持充好电状态，在无外接电源时能继续工作。② 多功能心电监护仪。③ 负压吸引器。可在转运途中吸引气道分泌物和胃内容物等。④ 呼吸复苏器。包括可调节吸气峰压（PIP）、PEEP 及湿化的间歇正压通气（IPPV）、T-piece 及自动充气式复苏囊。⑤（带电池）微量输液泵。⑥ 新生儿喉镜、各种型号新生儿气管插管、复苏囊等。⑦ 药物。各类葡萄糖、生理盐水、注射用水、碳酸氢钠、葡萄糖酸钙、抗生素、地高辛、氨茶碱、多巴胺、多巴酚丁胺、苯巴比妥、安定、呋塞米、肾上腺素、异丙肾上腺素等。⑧ 静脉留置针（22G 及 24G）、透明敷贴、碘附、棉签、吸痰管、微量血糖仪、胶布、各种注射器等。⑨ 移动电话。 随时使用移动电话与中心联系，以取得必要的支援或指挥。

（三）转诊医院的准备

转诊医院应重视危重新生儿的抢救，一旦决定转运，需要做好以下几个方面的转运前准备：尽量稳定危重新生儿的生命体征，如畅通呼吸道或辅助呼吸、保持循环相对稳定、维持体温、稳定血糖、必要的实验室检查，并与家属交流沟通，完备病史信息资料等。高危孕妇分娩应在分娩前做好产前预测，评估新生儿是否需转诊，必要时提前通知接诊医院的新生儿转运中心，在母亲分娩前到达现场，及时参与复苏抢救，则转运效果更好。

（四）转运的评估、观察与处理

1. 转运前患儿的评估与处理：转运小组到达转诊单位后，不宜急于转运，应详细检查患儿，按新生儿危重病例评分法进行评分，分值 > 90 分为非危重， 70~90 分为危重， < 70 分为极危重，评分过低、病情极危重且不稳定的患儿应立即进行处理，待患儿稳定后再转运。可从以下几个方面进行评估与处理。

（1）循环系统：血压是否稳定，有无引起心力衰竭的原因，用药情况，有无缓解，并进行适当处理。

（2）呼吸系统：呼吸功能如何，是否气管插管；如存在缺氧，面部青紫时应调整吸入氧气的浓度（ FiO_2 ）。若已有气管插管，应了解胸廓起伏，双肺呼吸音等情况，有无气胸存在。保持呼吸道通畅，痰多者转运前再一次吸净痰液。

（3）中枢神经系统：患儿是否过度兴奋或抑制，有无颅内出血，有无惊厥，是否应用抗惊厥药及名称、剂量。

（4）消化系统：有无腹胀、呕吐及胃食管返流，必要时留置胃管并抽尽胃内容物。

（5）开通有效静脉通道。

（6）检查并记录各种管道的插管时间、插管深度或长度、管尖定位等，例如气管导管、PICC 导管、脐静脉导管、脐动脉导管等。

（7）出发前向家长交代病情及转运相关风险，签署知情同意书。

2. 转运途中患儿的观察与处理

（1）保持安静，减少颠簸：尽量减少转运过程中声光的刺激，将患儿置于预热好的转运暖箱后，身体用安全带固定，头肩部保持同一水平线。使转运暖箱与救护车的纵轴方向相同，锁定箱轮，以减少途中颠簸对患儿脑部血流的影响。

（2）保暖：置暖箱保暖，超未成熟儿可用塑料薄膜包裹后再放入暖箱。根据体重设定不同温度： < 1000g 为 36℃~35℃ ，1000~1500g 为 35℃~34℃ ，1501~2500g 为 34℃~33℃ ， > 2500g 为 32℃~33℃ 。转运途中尽量减少开关暖箱门的次数，减少箱温的波动。

（3）保持呼吸道通畅：注意患儿体位，予侧卧位，防止呕吐，及时清理呼吸道分泌物。

（4）途中注意保持各种管道通畅，防止脱落及移位。

（5）及时控制惊厥、降低颅内压、纠正酸中毒、低血糖，维持途中患儿的病情平衡。

（6）持续监测生命体征：包括体温、心率、呼吸、SPO$_2$、意识、肌张力及末梢循环等。转运途中的各种便携式监护仪器如车载呼吸机、暖箱、心电监护仪、血压计、输液泵等减轻了医护人员的负担，同时也能更好地监护患儿。但医护人员绝不能掉以轻心，由于路途颠簸，各种仪器设备受干扰严重，尤其是报警设备常出现假报警或不报警等情况，因此即使具备各种先进设备，转运途中医护人员仍应定期查看患儿，检查暖箱内温度、呼吸机参数，手触脉搏评估患儿血压情况，计算液体速度等。转运途中如出现氧饱和度下降和（或）心率减慢，应听诊心率和呼吸音，观察患儿口唇及指端颜色，仔细查找原因并及时处理。

（7）转运途中如遇病情变化需要紧急处置，应暂停转运，就地抢救。① 出现呼吸暂停：即予刺激足底，并给予口咽部吸痰，病症无缓解者，即予气管插管，气管内复苏囊加压给氧，压力 ≤ 25cmH$_2$O，或可采用简易人工呼吸机通气。如气管插管不能在 30s 内插进，心率 < 80 次 /min，伴有全身发绀时，应暂停气管插管，用复苏囊面罩加压给氧 2~3 min，待心率稍稳定后再进行插管。② 若心率 < 60 次 /min：应予胸外心脏按压，频率是 100~120 次 /min，深度是胸廓前后径的 1/3，每按 3 次予加压给氧 1 次（3:1）。若心率 > 80 次 /min，可停止胸外心脏按压，继续加压给氧，直至心率达到 100 次 /min。按压切忌过猛，以免损伤心肝肺及肋骨，按压部位是胸骨下段 1/3 处（两乳头连线中点）。按压手法有双手拇指按压法、双手单指按压法及单手拇指按压法。

3. 转运到达目的地的处理

（1）开通绿色通道：当转运人员即将到达目的地时，应电话通知接诊医院的 NICU 做好接诊准备。到达医院后通过绿色通道迅速送患儿至 NICU。

（2）做好交接：到达 NICU 后，转运小组与当班医护人员进行详细交接，包括原有病史及途中发生的病情变化，采取的急救措施，所用的药物与剂量，以及患儿经抢救处理后的情况。转运人员及时填写登记新生儿转运出车登记本、转运病情简介表和途中观察记录表，作为转运档案和病史用于转运统计评价。

（3）转运物品、药品的处理：出诊护士负责清点物品、药物和器械，并补足基数，补充氧气，对转运车进行清洁、消毒并充电。

朱社宁　陈丽莲　欧阳晓红　陈春姬

第二节　新生儿心肺复苏术

【目的】通过新生儿心肺复苏，大大降低新生儿窒息的死亡率和伤残率。

【操作者资质】培训合格的护士。

（一）操作流程

操作流程	要点说明
用物准备： 1.**医护人员：**着装整齐，指甲不超过指腹 2.**环境：**室温 24℃~28℃ 3.**物品：**喉镜、气管导管、导管芯、胎粪吸引管、复苏囊、面罩、吸氧、负压吸引器，急救药品（肾上腺素、0.9% 氯化钠溶液）、听诊器、温暖大毛巾 2 条和小毛巾、胃管、注射器、胶布、乳胶手套、时钟 1 个、记录单；物品准备齐全，性能完好，用物均在有效期内	1.**人员：**至少有 1 名熟练掌握复苏技术的医护人员能正确掌握正压人工呼吸、气管插管、胸外心脏按压及药物等应用 2.**气管导管：**根据体重选择适合的气管导管型号 3.**复苏球囊：**新生儿的气囊容量为 200~750mL；早产儿选用气囊容量 240mL；面罩大小合适必须覆盖下颌尖、口、鼻 4.**镜片：**1 号用于足月儿、0 号用于早产儿、00 号用于超低出生体重儿 5.**负压吸引：**吸引压力 70~100mmHg 6.**胃管：**心肺复苏时间大于 2min 的，予置入胃管；胃管的选择：早产儿 6 号，足月儿 8 号 7.**毛巾：**接触患儿的毛巾需先预热，毛巾湿后及时更换 8.**肾上腺素：**配置成 1 ：10000 溶液

快速评估四项指标：

1.是否足月
2.是否羊水清
3.是否有哭声或呼吸
4.肌张力是否好

以上任何 1 项为"否"，则进行以下初步复苏

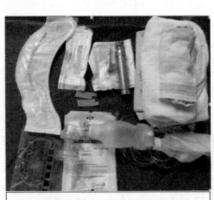

喉镜一套、复苏球囊及面罩、气管导管、胎粪吸引管、胃管、乳胶手套、大毛巾

胶布

保暖：

1. 将患儿置于已预热的辐射台，台温调至32℃~34℃

2. 用温暖的大毛巾覆盖包裹患儿全身

3. 体重<1500g的极低出生体重儿用塑料袋包裹

1. 早产儿室温应提高到26℃

2. <32周的极低出生体重儿，出生后先用塑料薄膜包裹，待体温稳定后再擦干全身

3. 塑料包裹方法：用保鲜膜将患儿颈部以下躯干及四肢包裹，或将患儿颈部以下躯干及四肢装入清洁的透明塑料袋内；期间应避免体温过高

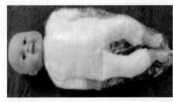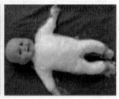

塑料包裹患儿，从脚趾到肩部

开放气道：

1. **体位**：置患儿头轻度后仰伸位（鼻吸气位），放肩垫2~3cm

2. **吸引**：打开吸引器，负压调至60~100mmHg，先吸口腔、再吸鼻腔，（每次吸引时间不超过10s），吸尽分泌物

1. **仰卧位**：肩部垫高2~3cm，头居中、略后伸（鼻吸位），勿过分

2. **清理呼吸道**

（1）肩娩出前用手挤出新生儿口、咽、鼻中的分泌物

（2）娩出后用吸球或吸管（12F或14F）清理分泌物，先吸嘴后吸鼻

（3）过度吸引可能导致喉痉挛和迷走神经性心动过缓，并使自主呼吸出现延迟，应限制吸管的深度和吸引时间（10s）

3. **擦干全身**：擦干并拿走湿毛巾以防止体热丢

3. 擦干：迅速擦干全身，丢弃湿毛巾

4. 接监护：脉搏血氧仪或心电监护仪

5. 判断活力

（1）规则呼吸或哭声响亮

（2）心率 >100 次 /min

（3）肌张力好

其中 1 项不好为无活力

失，重新摆头位以保证气道开放

4. 监测脉搏血氧尽量接在患儿右上肢

5. 出现新生儿无活力，有羊水污染的，先行气管内胎粪吸引：将胎粪吸引管直接连接气管导管，以清除气管内残留的胎粪。吸引时复苏者用右手食指将气管导管固定在新生儿的上腭，左手食指按压胎粪吸引管的手控口使其产生负压，边退气管导管边吸引，3~5s 将气管导管撤出，必要时可重复插管再吸引

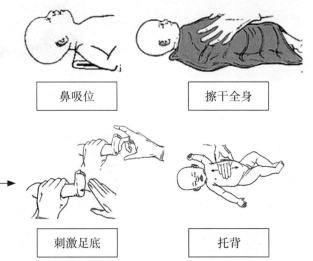

| 鼻吸位 | 擦干全身 |

刺激呼吸：

1. 诱发自主呼吸：轻拍足底或轻弹足跟（2 次），托背（2 次）

2. 重新摆好体位，保持气道开放

| 刺激足底 | 托背 |

正压通气：

1. **指征**：呼吸暂停或喘息样呼吸；心率＜ 100 次 /min

2. **面罩大小**：以遮盖患儿口鼻和下颌的尖端，密闭，不压及两眼和颌下

3. **确认气道开放**：进行正压通气前吸尽口鼻分泌物

1. 使用前检测复苏球囊、减压阀是否打开

2. 在开始正压通气前需确认：选择适当大小的面罩、确认气道通畅、摆正婴儿头部位置、操作者站在婴儿侧面或头侧位置。

3. "C-E" 手法：即拇指、示指和中指环绕下压面罩边缘，同时无名指和小指将下颌抬起以保持气道通畅，口和鼻均应在面罩下，鼻在面罩中央，小心勿挤压眼部，不可压迫患儿喉部（气管），勿过分按压面罩，否则易导致面罩周围血供减少、骸被压向后方、阻塞气管

4. 正确控制气囊给氧的压力：新生儿呼吸容积的潮气量为 6~8mL/kg；首次呼吸所需压力为 30~40cmH_2O，以后 20cmH_2O 维持；用拇、食指按压气囊，压力为 15~20cmH_2O，再加一指按压，压力递增 5cmH_2O，有条件者连接测压仪

4. **摆正体位**：仰卧、鼻吸位，勿过分，以免胃部胀气

5. **面罩放置**

（1）覆盖口鼻和下颌的尖端，先覆盖下颌再覆盖口鼻；

（2）用"C-E"手法固定面罩并保持气道开放；

（3）与呼吸同步加压，密切注意新生儿自主呼吸

6. **常用频率**：40~60次/min

7. **吸呼比**：1：1.5~2

5. 当面罩正压通气时，气体经口咽部进入气管及食管，气体使胃扩张阻碍肺的充分膨胀；持续面罩正压通气超过2min，需经口插入胃管以减轻胃胀气

6. **有效的评价**：胸廓呈浅呼吸状，同步随气体进出而起伏（胸廓不运动则表示：面罩不密闭，气道阻塞，或压力不足）

7. **有效指征**：心率、肤色、肌张力改善

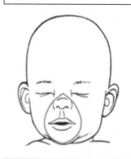

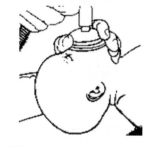

型号正确的面罩覆盖嘴、鼻子和小部分下颌，不覆盖眼

"C-E"手法固定面罩

心脏按压：

1. **指征**：在至少30s有效的正压通气后，心率<60次/min；正压通气的同时进行胸外按压

2. **按压方法**：对胸骨下1/3用力，位置在乳头连线和剑突之间

3. **按压深度**：为前后胸径的1/3，使用拇指法或是双指法，在按压和放松的过程中，拇指或双指不得离开胸部

4. **按压节律**：心肺复苏过程中，胸外按压一定要伴随有正压通气，两个动作须配合好，每3次胸外按压后

1. **按压方法**

（1）**拇指法**：双手握住新生儿躯干，两拇指重叠或并列放在胸骨上，其余手指放在新生儿背部，支持脊柱；拇指第一关节应弯曲，垂直按压在胸骨和脊柱间的心脏；首选此法，不易疲劳，能较好地控制下压深度，并有较好的增强心脏收缩和冠状动脉灌流的效果

（2）**双指法**：用一手的中指和食指或中指和无名指，用指尖按压胸骨，另一手支撑新生儿背部；其优点是不受患儿体型大小及操作者手大小的限制，方便脐部给药

2. **按压的深度**：为前后胸径的1/3，胸外按压的下压时间应稍短于放松时间，以达到最大的心脏输出量；使用拇指法或是双指法在按压和放松的过程中，拇指或双指不得离开胸部

3. **按压节律**："1—2—3—呼吸—1—2—3呼吸—1—2—3呼吸"，一个周期包括3次按压和1次呼吸，历时2s；每分钟呼吸频率30次，按压频率90次，这相当于每分钟有120个"动作"

1 次正压通气，共计 30 次呼吸和 90 次胸外按压

5. 评估

（1）建立协调的胸外按压和正压通气后，至少重新 30s 评估 1 次心率

（2）心率>60 次/min，停止胸外按压，以 40~60 次/min 的速率继续正压通气

（3）心率>100 次/min，停止正压通气

4. 胸外按压时，正压通气的频率实际是 30 次/min，而不是单纯正压通气频率 40~60 次/min

5. 建立协调的胸外按压和正压通气后，至少重新 30 秒评估 1 次心率；心率 > 60 次/min，停止胸外按压，以 40~60 次/min 的速率继续正压通气；心率 > 100 次/min，停止正压通气

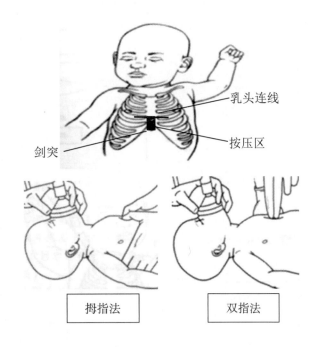

气管插管：

1. 指征

（1）有胎粪的在其他复苏措施前行气管插管

（2）气囊面罩正压通气无效或延长

（3）胸外心脏按压时与正压通气配合

（4）特殊情况：如极早早产儿、经气管给药时、怀疑膈疝时

1. 气管导管的选择（见表 8-11）

2. 喉镜镜片选择

（1）00 号适用于超低出生体重儿

（2）0 号用于早产儿

（3）1 号用于足月儿

（4）检查喉镜的亮灯情况

3. 导管插入的深度：体重 1、2、3kg 的新生儿唇 - 端距离分别为 6~7cm、7~8cm、8~9cm（体重 +5.5kg）（见表 8-12）

4. 导管正确位置的判断

（1）胸廓起伏对称

2. 插管

（1）仰卧鼻吸位

（2）打开喉镜电源，左手持喉镜，在拇指与第2或第3手指间，镜片朝外，用小指靠在新生儿面部提供稳定

（3）喉镜镜片沿着舌面右边滑入，将舌头推至口腔左侧，推进镜片达会厌软骨，轻轻提起镜片，暴露声门，看到声带，吸出分泌物，插入气管导管直到声带线

（4）稳定导管，小心撤出喉镜

（5）导管正确位置判断

（6）固定导管，斜面修剪外露长度

（7）记录气管导管插入长度及外露长度

药物应用：

1. 给药途径

（1）脐静脉，外周静脉

（2）气管导管

（3）骨髓内给药

2. 常用药物

（1）肾上腺素

（2）指征：在足够的正压通气和胸外按压30s后

（2）听诊双肺呼吸音一致，胃部无呼吸音或很小

（3）呼吸时导管内可见雾气

（4）心率和血氧饱和度改善

（5）CO_2检测仪可有效确定有自主循环的新生儿

5. 导管的固定

（1）用 于食指、拇指捏紧气管导管，余指固定在下颌，将气管导管移向一侧嘴角

（2）将剪好的胶布未开叉处紧靠导管侧嘴角，粘贴于面颊部，稍微用力按压胶布使其与皮肤紧密黏合，长的胶带粘于鼻子与唇之间，长度以对侧嘴角过1cm为宜；短胶带沿嘴角固定在导管上，缠绕2~3圈，并捏压胶布与导管粘牢

（3）第二根胶布稍错开，顺贴于第一根胶布下，其长胶带固定于下嘴唇与下颌之间，短胶带缠于导管上，与第一根粘贴位置稍错开

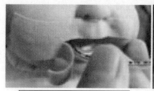
第一根胶布

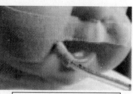
固定于导管上

1. 肾上腺素：静脉用1：10000溶液0.3~1.0mL/kg（0.03~0.1mg/kg），每隔3~5min可重复给药；给药速度要快

2. 扩容

（1）当新生儿对复苏无反应时可以考虑尝试给予扩容；10mL/kg经外周静脉或脐静脉缓慢推入(>10min)

（2）给窒息新生儿和早产儿不恰当的扩容会导致血容量超负荷或发生并发症如颅内出血

（3）扩容有效的指征：心率增加、脉搏有力、

心率仍 <60 次 /min

（3）首选静脉给药，静脉给药不推荐大剂量；在静脉途径未建立前，可气管导管内给药

3. 扩容

（1）指征：对复苏无反应且有低血容量时：面色苍白，脉搏弱，血压下降

（2）扩容剂选择：晶体液推荐 NS 或乳酸林格氏液；全血

苍白改善、血压增加

3. 碳酸氢钠

（1）新生儿复苏时一般不推荐使用碳酸氢钠

（2）使用之前，必须保证肺充分通气，因碳酸氢钠遇到酸性物质后会产生 CO_2，需要足够的通气将二氧化碳排出

（3）静脉推注 5~10min 用完

4. 纳洛酮：应用纳洛酮需两个指征同时出现

（1）正压人工呼吸使心率和肤色恢复正常后，出现严重的呼吸抑制

（2）母亲分娩前 4h 有注射过吗啡类麻醉药史

1. 评估：复苏成功的指征为患儿肤色红润，心率大于 100 次 /min，自主呼吸好，反应及肌张力好，末梢循环正常

2. 整理用物：洗手，记录心肺复苏过程

3. 复苏后护理

（1）继续监护生命体征、温度控制、维持血糖的稳定、准确记录出入量

（2）预防并发症

1. 护理记录：记录抢救过程、病情及生命体征变化、处理措施、效果判断、留置的导管名称及置入长度

2. 长时间或持续复苏后常见并发症

（1）肺动脉高压

（2）肺炎

（3）气胸

（4）暂时性呼吸急促或呼吸暂停

（5）胎粪吸入综合征

（6）肺泡表面活性物质缺乏

（7）惊厥

（8）低血压

（9）急性肾小管坏死

（10）坏死性小肠结肠炎

（11）代谢性酸中毒

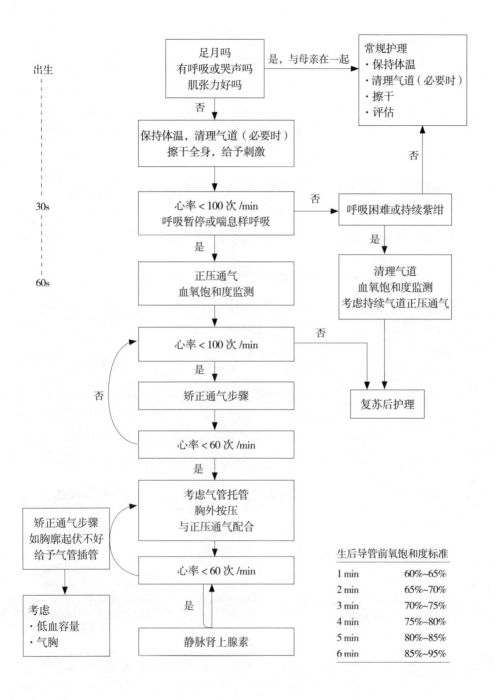

出生

30s

60s

足月吗
有呼吸或哭声吗
肌张力好吗

是，与母亲在一起

常规护理
·保持体温
·清理气道（必要时）
·擦干
·评估

否

保持体温，清理气道（必要时）
擦干全身，给予刺激

心率＜100次/min
呼吸暂停或喘息样呼吸

否

呼吸困难或持续紫绀

否

是

是

正压通气
血氧饱和度监测

清理气道
血氧饱和度监测
考虑持续气道正压通气

心率＜100次/min

否

是

矫正通气步骤

复苏后护理

否

心率＜60次/min

是

矫正通气步骤
如胸廓起伏不好
给予气管插管

考虑气管托管
胸外按压
与正压通气配合

心率＜60次/min

是

考虑
·低血容量
·气胸

静脉肾上腺素

生后导管前氧饱和度标准

1 min	60%~65%
2 min	65%~70%
3 min	70%~75%
4 min	75%~80%
5 min	80%~85%
6 min	85%~95%

第八章 新生儿重症护理技术

（二）相关链接

1.气管导管型号的选择

见表 8-11。

表 8-11　气管导管型号的选择

孕龄	体重	气管插管型号
＜ 28W	＜ 1000g	2.5mm
28~34W	1000~2000 g	3.0mm
34~38W	2000~3000 g	3.5mm
＞ 38W	＞ 3000g	3.5~4.0 mm

2.不同体重气管导管型号和插入深度（唇 - 端距离）的选择

见表 8-12。

表 8-12　不同体重气管导管型号和插入深度

体重 (g)	导管内径（ID）mm	唇 - 端距离 cm
≤ 1000	2.5	6
~2000	3.0	7
~3000	3.5	8
＞ 3000	3.5~4.0	9

3.窒息复苏常用药

见表 8-13。

表 8-13　窒息复苏常用药

药物	给药浓度	用量 / 方法	速度 / 注意
肾上腺素	1 : 10000	0.01~0.03mg/kg(0.1~0.3mL/kg) 静脉注入	0.5~1mL NS 稀释气管内快速注入
扩容剂	NS(推荐)	10mL/kg(外周静脉或脐静脉)	＞5~10min
碳酸氢钠	0.6mmol/mL (5% 溶液)	2mmol/kg，5% 溶液 3.3mL/kg+ 等量 10%GS，脐静脉或外周静脉	仅在有效通气时 (2min 缓慢静脉注射 1mmol/kg·min)

欧阳晓红　陈春姬

第三节　新生儿经外周置入中心静脉导管（PICC）术

【目的】

1.为需要长期静脉高营养的患者提供安全有效的静脉通路。

2.减少静脉穿刺次数，减轻患儿痛苦。

3.减少药物对外周静脉的刺激。

【操作者资质】培训合格的专科护士。

（一）操作流程

操作流程

要点说明

评估：
1. 患儿的病情、凝血功能及血管条件，有无置管禁忌
2. 静脉用药的目的、药物的量、性质、作用及不良反应
3. 家长的心理状态、沟通及合作程度、经济承受能力

禁忌证：
1. 严重感染
2. 患儿身体条件不能承受置管操作，如严重的出血性疾病、免疫抑制者慎用
3. 已知或怀疑患儿对导管过敏
4. 在预定置管部位有静脉炎和静脉血栓形成史
5. 上腔静脉压迫综合征应考虑下肢置管

告知：
1. 置管前告知家长，并签署知情同意书
2. 告知内容：PICC置管的目的、方法及可能的并发症及风险

准备：
1. **用物准备**
（1）新生儿PICC穿刺护理包：无菌治疗巾、无菌洞巾、无菌剪刀、无菌止血带、无菌棉球、无菌弯盘等
（2）PICC导管
（3）消毒物品：碘附Ⅱ型、无菌棉签、无菌纱布等
（4）0.9%的生理盐水、肝素钠注射液
（5）肝素帽、10mL注射器、无菌手套、无菌手术衣、透明敷贴
2. **环境准备**：操作环境干净整洁，减少人员活动
3. **患儿准备**
（1）患儿仰卧在辐射抢救台上或保温箱内，注意保暖
（2）固定四肢并予心电监护
（3）适当的镇痛
4. **操作者准备**：洗手，戴口罩、帽子、无菌手套，穿手术衣

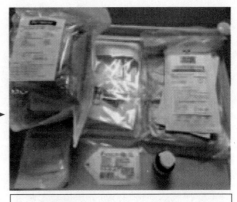

用物准备： 新生儿PICC穿刺护理包、PICC导管、无菌手术衣、无菌手套、无菌纱布、3M敷贴、碘附Ⅱ型等

1. 操作过程中监测体温（T）、血压（BP）、呼吸（R）、脉搏血氧饱和度（SpO$_2$），如果患儿生命体征不稳定，需暂停操作
2. 根据患儿对疼痛的反应，选择合适的镇痛措施，包括非药物性镇痛法（安慰奶嘴、口服糖水等）和药物性镇痛

第八章　新生儿重症护理技术

实施：

1. 送管

（1）助手用无菌镊夹住 PICC 导管尖端，轻轻送入静脉

（2）从上肢置管，管尖送至腋下时需将头转向穿刺侧，下颌靠近胸部，继续送管

（3）送入至预定的长度后抽回血，如果回血不畅，可将导管退至有回血处，调整体位再次送管

（4）将套管退出血管并撕裂

（5）按压穿刺点进行止血

（6）用棉签蘸 0.9% 的生理盐水擦净导管和周围皮肤上的血迹

2. 固定

（1）将导管适当做弧形弯曲，圆盘置于皮肤平整处，避开骨突关节处

（2）穿刺点压不带梗的棉签头或一小块纱布止血

（3）用透明敷贴采取"无张力粘贴法"将穿刺部位包括导管和圆盘全覆盖

（4）新生儿肢体细小，敷贴固定时不要把肢体全包围，过分压迫会影响血液循环，导致回流不畅

（5）贴标识，标识上注明日期、时间及外露导管的长度

（6）移去洞巾及治疗巾

（7）敷贴外的管道用胶布妥善固定避免因牵拉而导致脱管

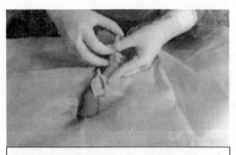

针与皮肤成 15°~20° 进针见回血针芯退出 0.5cm，将套管送入血管内

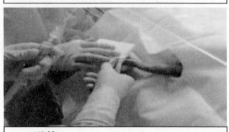

送管：

（1）送管动作需轻柔

（2）送管困难时，可将导管退出 2cm，调整体位后再送

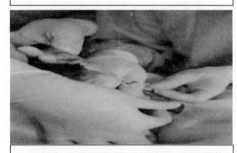

退出和撕裂套管需固定患儿的肢体和 PICC 导管，避免导管脱出

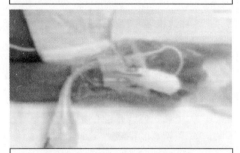

穿刺点压棉签头止血，敷贴固定时不要把肢体全包围

8. **床旁摄片定位:** PICC 摄片定位时，上肢置管处的肢体姿势为内收和屈曲的自然功能位；下肢置管处的肢体姿势为髋关节外旋外展，膝关节屈曲的自然功能位

9. 根据胸片的结果，调整 PICC 导管的插入长度

10. 连接静脉输液

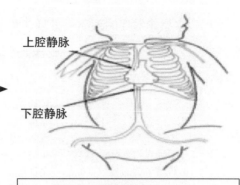

置管后的处置、观察与记录:

1. 患儿取舒适卧位，监测生命体征

2. 整理用物，垃圾分类处理

3. 洗手

4. 记录置管时间、穿刺部位、置管长度、管尖位置、术中情况等

5. 每班需观察和记录患儿的生命体征、有无置管后并发症等

6. 定期更换敷贴，有污染或松脱需及时更换

理想的管尖位置:

（1）上肢置管：理想的导管尖端位置应在上腔静脉与右心房交界处，位于 T5 至 T7 水平；由于新生儿肢体活动度大，也有学者认为导管尖端不应留置于右心房与上腔静脉交界处，因为导管末端有可能异位到右心房导致严重并发症，建议小婴儿导管尖端应在上腔静脉或下腔静脉距离心脏外廓 0.5cm 以上，较大婴儿 1.0cm 以上

（2）下肢置管：理想的导管尖端位置应在横膈水平的下腔静脉中，不进入右心室。可以放置在 T9 至 T12，但导管末端最好不要低于肾静脉（即 L1 至 L2），因为此处大量的血液回流有助于药物稀释

（二）相关链接

操作异常情况及处理:

1. 回血不畅：导管送至预定长度后，如果回血不畅，可能位置不理想，可将导管退至有回血处，调整体位后，再次送管。

2. 血管痉挛：可以按摩或热敷后再送管。

3. 送管困难

（1）出现送管困难时，可暂停片刻再送管。

（2）适当调整体位，送管时动作要轻柔，以减轻对血管内皮的机械性损伤。

（3）一边送管一边向导管内推注 0.9% 氯化钠溶液，必要时辅助热敷，以消除痉挛引起的送管困难。

（4）穿刺时应选择粗、直、弹性好、不易滑动的静脉。

4. 导管拔除困难

（1）出现导管拔出困难时不能强行拔管，如有阻力暂停 1~2 min 后，适当调整患儿体位后，再轻轻拔出。

（2）如为血管痉挛引起，可以按摩或热敷后再拔管。

PICC 常见并发症的预防及处理（见表 8-14）：

表 8-14　PICC 常见并发症的预防及处理

并发症	评估	原因	措施	预防
导管异位或移位	1. 可能没有任何症状 2. 检查外露长度 3. 导管功能的改变，如无法冲管或管道退出 4. 推注泵报堵塞 5. 堵管、静脉炎、心包积液、疼痛等症状	1. 敷贴固定不牢 2. 渗血、渗液、皮肤沾上油剂等 3. 被患儿或医护人员扯出 4. 连接导管的延长装置没有固定在患儿皮肤上 5. 患儿剧烈活动 6. 高频通气 7. 置管太浅 8. 胸腔压力改变，如咳嗽	1. X 线定位 2. 如果可以的话，退出导管重新复位 3. 拔除重新置管 4. 如果进入颈静脉，可抬高床头24h	1. 用透明敷料将导管固定在穿刺处 2. 妥善固定好延长装置 3. 如果有症状时，拍片评估
静脉炎	1. 触痛或输液时疼痛 2. 血管周围水肿或红斑 3. 静脉红线样改变 4. 触之有条索状改变	1. 管道、穿刺针或粗暴的插管损伤血管内皮细胞 2. 输注的化学成分损害血管 3. 固定方法欠佳导致导管反复进出血管 4. 管尖未到达腔静脉	1. 湿热敷或喜疗妥外敷 2. 如果通过处理后，静脉炎仍无法缓解，需拔除导管	1. 在满足治疗需要的前提下，尽可能使用最小号的导管 2. 选择粗直的血管，贵要静脉优于头静脉 3. 插管动作要轻柔 4. 固定好导管，防止移动 5. 导管留置在腔静脉
堵管	1. 输液泵报堵塞 2. 导管回抽无回血，冲管有阻力	1. 导管内回血，导致血栓性堵管 2. 药物结晶堵管	1.5000U/mL 尿激酶溶栓 2. 拔管	1. 保证输液的连续性 2. 输液装置的各个接口需连接紧密，防止松脱导致回血 3. 正压封管 4. 每天接液体前需冲管，检查管道的通畅性 5. 更换液体需注意有无回血 6. 注意药物的配伍禁忌 7. 不要经导管输血及采血化验

并发症	评估	原因	措施	预防
心包积液或填塞	1. 心音低钝或遥远 2. 心动过速或过缓 3. 脉压减小 4. 低血压 5. 脉搏减弱 6. 皮肤苍白 7. 呼吸困难 8. 新出现的呻吟 9. 反应差，需要复苏 10. 诊断的金标准是超声心动图 11. 胸片可见心脏扩大或纵隔增宽	1. 导管进入心脏，损坏心脏内皮细胞 2. 血管壁受损，液体外渗 3. 手臂或头部的活动导致管尖移位	1. 暂时停止从导管输液 2. 从导管回抽渗出液，并分析渗出液的成分 3. 必要时紧急心包穿刺 4. 退管至适当的位置，并拍片确认	1. 每班检查导管的外露长度 2. 固定好外露的管道，敷贴如有松脱，需及时更换 3. 每次拍片都需检查和记录管尖的位置 4. 观察有无心包积液的症状和体征
中心静脉导管相关性血栓	1. 可能没有任何症状 2. 肢体肿胀 3. 疼痛 4. 上腔静脉血栓还会出现上半身水肿、呼吸困难、侧支循环形成、神经功能状态的改变	1. 反复穿刺、反复送管损伤血管壁 2. 导管直径过大，刺激血管 3. 管尖异位 4. 感染：管壁附着细菌，可产生凝固酶，促进血栓形成 5. 输注药物刺激性强，损伤血管壁 6. 患者因素：高凝、制动等	1. 症状明显需拔除导管 2. 症状不明显，可结合患儿情况，选择保留导管，密切观察 3. 抗凝治疗 4. 溶栓治疗 5. 血栓切除术	1. 选择能满足治疗需求的最小管径的导管 2. 尽量选择无导丝、组织相容性好的导管 3. 提高插管技术，减少血管壁的损伤 4. 导管尖端位于上腔静脉或下腔静脉可以降低血栓的风险 5. 避免压迫置管侧肢体，密切观察肢体有无肿胀及颜色的改变
胸膜积液	1. 呼吸困难的症状随积液量的改变而改变 2. 患侧呼吸音减弱	1. 导管频繁刺激血管引起外渗 2. 输入液体刺激性强，导致血管损伤和血栓形成 3. 胸淋巴导管阻塞导致乳糜胸 4. PICC管尖未到达上腔静脉导致血管损伤	1. 暂时停止从导管输液 2. 拍摄胸片 3. 必要时胸腔穿刺抽出积液 4. 拔除导管或退出部分导管 5. 也有文献报道，未拔除导管自行缓解的	1. 导管尖端需位于上腔静脉或下腔静脉 2. 导管尖端尚未到达腔静脉的，慎用高渗及刺激性强的液体 3. 确保导管敷贴的牢固性，防止导管移位

第八章　新生儿重症护理技术

（续表）

并发症	评估	原因	措施	预防
心律失常	心脏节律异常，例如房性早搏、室性早搏等	1. 与导管尖端位置过深刺激上腔静脉神经丛有关 2. 导管进入右心房	1. 拍片确定管尖位 2. 退出导管少许，观察患儿情况	1. 准确测量插管长度，送管动作轻柔 2. 发现心律失常，及时拍片处理
感染	1. 局部感染：穿刺点红、肿、热、痛、脓性分泌物 2. 全身感染：发热或低体温、皮肤苍灰或花纹、反应差、低血压、血培养阳性、导管培养阳性等	1. 皮肤消毒不到位，表皮微生物侵入皮下，导致感染 2. 未执行手卫生措施 3. 置管、换敷贴、更换液体等未严格执行无菌操作技术 4. 输入污染的液体 5. 其他部位的感染经血液播散至导管 6. 患儿免疫力低下	1. 局部分泌物培养 2. 血培养 3. 抗生素治疗 4. 必要时拔管，并做 PICC 管端培养	严格执行导管相关性血流感染的预防控制指南
管道损坏、断裂、渗漏	1. 管道外露部分可见裂口或敷料下有液体、血液渗出 2. 导管移除过程中破裂 3. 拍片发现导管断裂 4. 静脉炎的症状 5. 栓塞的症状：呼吸困难、低血压、心动过速	1. 不恰当的冲管技术，导致管道内压力过高 2. 一些锋利的东西损坏管子（如置管时剪刀、针头等） 3. 拔管时静脉痉挛或血栓引起导管断裂 4. 管道装置上面的胶布、导管扭曲、敷贴松脱导致管道断裂 5. 管道被纤维鞘包裹引起穿刺点的液体外渗	1. 如果在体外完全断裂，抓住外露部分拔除，以防掉入体内 2. 如果没有外露的导管，用手指或止血带在穿刺点的上方压住血管，以免栓塞 3. 由外科医生或心脏介入专家来取出体内的导管 4. 更换、修复或拔除导管 5. 明确导管渗漏的来源 6. 条件允许的话，可缓慢滴入溶栓剂，溶解纤维鞘	1. 根据厂家说明，应用安全范围内的注射器冲管 2. 避免使用 1mL 注射器冲管 3. 不要强行或对抗阻力冲管 4. 拔除导管时要缓慢，防止过度牵拉 5. 避免在导管上方使用尖锐的物品 6. 妥善固定好全部导管，避免扭曲、打折、牵拉导管

朱社宁　陈丽莲

第四节　脐静脉置管术

【目的】建立可用于快速、大量或高浓度液体输入的静脉通路。

【操作者资质】培训合格的专科医生及护士。

（一）操作流程

操作流程	要点说明

评估：
1. 患儿的病情、脐部情况，有无置管禁忌证
2. 家长的心理状态、沟通及合作程度

脐静脉置管禁忌证：
1. 脐炎
2. 坏死性小肠结肠炎
3. 腹膜炎
4. 脐膨出
5. 下肢或臀部有血运障碍

告知：
1. 置管前告知家长，并签署知情同意书
2. 告知内容：脐静脉置管的目的、方法、并发症等

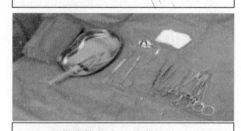

灭菌置管包内：无菌孔巾、弯盘、持针器、剪刀、止血钳、镊子、手术刀、缝合线、纱布等

准备：

1. 用物准备

（1）灭菌置管包：无菌孔巾、弯盘、持针器、剪刀、止血钳、镊子、手术刀、缝合线、纱布等

（2）脐血管导管：根据患儿情况选择脐血管导管的型号

（3）消毒物品：碘附、棉签、纱布

（4）0.9% 的生理盐水、肝素钠注射液

（5）肝素帽、三通管、10mL注射器、无菌手套、无菌手术衣

（6）水胶体敷料、胶布、剪刀等

2. 环境准备：操作环境干净整洁，减少人员活动

3. 操作者准备：洗手，戴口罩、帽子、无菌手套，穿手术衣

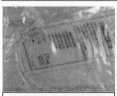

3.5Fr 单腔脐导管	3.5Fr 双腔脐导管

选择脐血管导管：

（1）单腔导管适用于用药较单一的患儿

（2）双腔导管用于需要多组输液的患儿

（3）3.5Fr 管适用于所有新生儿

（4）换血及大容量输液时可使用5Fr 管

4.患儿准备

（1）患儿仰卧在辐射抢救台上，注意保暖

（2）固定四肢并予心电监护

（3）烦躁患儿可予镇静

实施：

1. 携用物至床旁，核对

2. 确定预插管长度

3. 操作者及助手按外科手术要求洗手，戴口罩、帽子，穿无菌衣，戴无菌手套

4. 操作者一只手用碘附纱布包住预留的脐带末端，另一只手用碘附纱布常规消毒脐及周围皮肤，消毒三遍，更换手套

5. 助手在脐带的上下左右各铺1块无菌巾，再铺上洞巾

6. 将脐血管导管与已抽取1U/mL肝素钠生理盐水的注射器相连，将肝素盐水充满插管系统，确保无空气

7. 备好刀片及缝合的针线

8. 在脐根部皮肤上系一无菌小绳（防止出血用）

9. 用刀片或剪刀在距脐根部约1cm处整齐地切断脐带

10. 消毒脐带残端

11. 识别脐静脉：脐静脉壁薄，腔大，通常位于"11"点和"1"点处

12. 插管：助手用止血钳夹住脐带切面边缘固定脐带，操作者持导管前端对准脐静脉，边旋转边缓缓插入，插至脐轮时助手提起脐带与下腹壁成60°左右，导管向患儿头方向插入

13. 导管达到预定长度时，回抽注射器，有血液流出，证明导管已插入脐静脉

操作过程中监测 T、P、R、SpO₂，如果患儿生命体征不稳定，需暂停操作

预插管长度的确定方法：

（1）测量法：测量两侧肩峰 – 脐的距离，计算平均数。根据两侧肩峰 – 脐的平均距离从表8-15中获得插管深度，再加上脐带残端的长度为实际插入长度

（2）计算法：根据出生体重（kg）计算，（体重×3+9）÷2，所得数值加上脐带残端的长度为实际插入长度（单位：cm）

消毒范围：上平剑突，下平耻骨联合，左右平腋中线

铺巾：无菌治疗巾和孔巾覆盖患儿全身

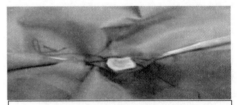

断脐：在脐根部皮肤上系一无菌小绳，打活结，方便随时调节松紧。距脐根部约1cm处整齐地切断脐带

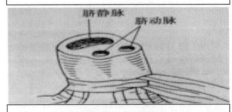

脐静脉壁薄，腔大

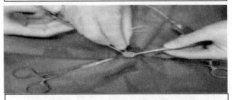

助手固定脐，操作者持脐导管边旋转边插入脐静脉

14. 固定脐导管：将脐切面做荷包缝合，用缝线缠绕脐导管数圈后固定于脐带组织

15. 在脐根部扎紧脐带，打死结，防止脐带出血

16. 床旁 X 线定位：导管达下腔静脉（膈上 0~1cm）

17. 根据胸片的结果，调整脐导管的插入长度

18. 胶布搭桥固定脐导管：胶布下方覆盖水胶体敷料，防止拔管撕胶布时损伤皮肤

19. 连接静脉输液

置管后的处置、观察与记录：

1. 患儿取舒适卧位，监测生命体征

2. 整理用物，垃圾分类处理

3. 洗手

4. 记录置管时间、置管长度、管尖位置、术中情况等

5. 观察患儿的生命体征、有无置管后并发症等

插管过程中需注意：

1. 插管动作需轻柔，遇阻力，不可强行插入，可将导管退出 1~2cm，调整角度和患儿体位后再插入，以免损伤血管壁

2. 插入预期的长度如回血不畅，可将导管退至有回血处后轻轻转动，再次插入

3. 同时放置脐动静脉时，需先插脐动脉，若先插脐静脉会引起脐动脉痉挛，导致插管困难

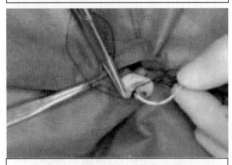

固定： 缝线缠绕脐导管数圈后固定于脐带组织

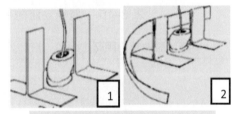

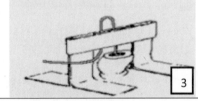

胶布搭桥： 按上图 1、2、3 步，将外露脐血管导管妥善固定，防止意外拔管

（二）相关链接

1. 脐静脉置管适应证

（1）中心静脉压力测定。

（2）新生儿娩出后的药物复苏如：肾上腺素或容量复苏。

（3）换血或部分换血。

（4）超未成熟儿使用 PICC 前的中心静脉输液通路。

（5）连续性肾替代治疗。

2. 静脉置管并发症及预防

（1）感染：严格无菌操作，固定后的导管或脱出的导管不可再向体内插入。

（2）血栓或栓塞：避免空气进入导管；发现输液不畅或堵管时，不可强行冲管，避免血栓脱落。

（3）肝坏死、门静脉血栓和高血压：由输注高渗液体和长时间留置插管引起，避免插管长时间停留在门脉系统。紧急情况下，插管只要进约 3cm 见到血液回流即可。

（4）心律失常：由于插管太深刺激心脏引起。根据拍片结果调整管尖位置。

（5）出血：① 脐带结扎过松导致脐导管使用过程中出血。② 拔除导管时，止血措施不当导致出血。③ 导管通路发生断裂，可以发生出血。④ 除了提高置管及拔管技术预防出血外，护士需加强巡视，及时发现出血情况。

（6）坏死性小肠结肠炎（NEC）：导管误入门脉系统或血栓形成，怀疑脐导管引起的 NEC，需及时拔除导管。

3. 肩峰 – 脐的平均距离与脐静脉插管长度的关系

见表 8–15。

表 8–15　肩峰 – 脐的平均距离与脐静脉插管长度的关系

肩峰 – 脐的平均距离（cm）	脐静脉插管长度（cm）
9	5.7
10	6.5
11	7.2
12	8.0
13	8.5
14	9.5
15	10.0
16	10.5
17	11.5
18	12.5

4.脐血管导管的拔除

（1）常规留置 7d，最好不要超过 14d，以免增加感染的发生率。

（2）拔管步骤：① 洗手，戴好帽子、口罩及无菌手套。② 消毒脐部。③ 在插入点握住导管，轻轻地、连续地往外牵拉。如遇阻力时不可强行扯出，防止导管断裂，可使用生理盐水湿敷脐部 1min 后，再重新尝试拔出导管。④ 导管拔除后，需检查导管长度，确认导管完全撤出。⑤ 无菌纱布覆盖脐部，按压至不出血后方可离开。

朱社宁　陈丽莲

第五节　脐动脉置管术

【目的】持续动态监测动脉血压及便于采血化验。

【操作者资质】培训合格的专科医生及护士。

（一）操作流程

<table>
<tr><td align="center">操作流程</td><td align="center">要点说明</td></tr>
<tr>
<td>

评估：
　1.患儿的病情、脐部情况，有无置管禁忌证
　2.家长的心理状态、沟通及合作程度

</td>
<td>

脐动脉置管禁忌证：
1. 脐炎
2. 坏死性小肠结肠炎
3. 腹膜炎
4. 脐膨出
5. 下肢或臀部有血运障碍

</td>
</tr>
<tr>
<td>

告知：
　1.置管前告知家长，并签署知情同意书
　2.告知内容：脐动脉置管的目的、方法、并发症等

</td>
<td>

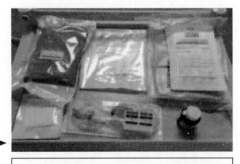

</td>
</tr>
<tr>
<td>

准备：
　1.用物准备
　（1）灭菌置管包：无菌孔巾、弯盘、持针器、剪刀、止血钳、镊子、手术刀、缝合线、纱布等

</td>
<td>

用物准备： 灭菌置管包、脐血管导管、无菌手术衣、无菌手套、无菌纱布、3M 敷贴、压力监测套件、碘附等

</td>
</tr>
</table>

（2）脐血管导管：根据患儿情况选择脐血管导管的型号，体重 < 1500g 建议使用 3.5Fr 导管，体重 ≥ 1500g 建议使用 5Fr 导管

（3）消毒物品：碘附、棉签、纱布

（4）0.9% 的生理盐水、肝素钠注射液

（5）肝素帽、三通管、10mL 注射器、无菌手套、无菌手术衣、压力监测套件

（6）水胶体敷料、胶布、剪刀等

2. **环境准备：**操作环境干净整洁，减少人员活动

3. **操作者准备：**洗手，戴口罩、帽子、无菌手套，穿手术衣

4. **患儿准备**

（1）患儿仰卧在辐射抢救台上，注意保暖

（2）固定四肢并予心电监护

（3）烦躁患儿可予镇静

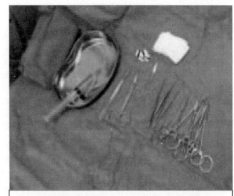

灭菌置管包内：无菌孔巾、弯盘、持针器、剪刀、止血钳、镊子、手术刀、缝合线、纱布等

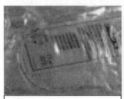

| 3.5Fr 单腔脐导管 | 压力监测套件 |

操作过程中监测 T、P、R、SpO_2，如果患儿生命体征不稳定，需暂停操作

实施：

1. 携用物至床旁，核对

2. 确定置管长度

3. 操作者及助手按外科手术要求洗手，戴口罩帽子，穿无菌衣，戴无菌手套

4. 操作者一只手用碘附纱布包住预留的脐带末端，另一只手用碘附纱布常规消毒脐及周围皮肤，消毒 3 遍，更换手套

5. 助手在脐带的上下左右各铺 1 块无菌巾，再铺上洞巾

6. 将脐血管导管与盛有 1U/ml 肝素钠生理盐水的注射器相连，将肝素盐水

置管长度的确定方法：

（1）测量法：测量两侧肩峰 - 脐的距离，计算平均数。根据两侧肩峰 - 脐的平均距离从表 8-16 中获得插管深度，再加上脐带残端的长度为实际插入长度

（2）计算法：根据出生体重（kg）计算，（体重 ×3+9）÷2，所得数值加上脐带残端的长度为实际插入长度（单位 cm）

消毒范围：上届平剑突，下届平耻骨联合，左右平腋中线

铺巾：无菌治疗巾和洞巾覆盖患儿全身

充满插管系统，确保无空气

    7. 备好刀片及缝合的针线

    8. 在脐根部皮肤上系一无菌小绳（防止出血用）

    9. 用刀片或剪刀在距脐根部约 1cm 处整齐地切断脐带

    10. 消毒脐带残端

    11. 识别脐动脉：脐动脉有 2 条，通常在切面的"4 点钟"和"7 点钟"处，管腔小、壁厚、圆形、白色

    12. 插管：助手用止血钳夹住脐带切面边缘固定脐带，操作者用弯头细镊轻柔地插入脐动脉约 0.5cm，稍微用力扩张管腔后取出，将脐血管导管插入脐动脉，进腹壁后与水平面成 45° 向尾侧旋转推进。助手提起脐带向头侧牵拉以拉直脐动脉，有助于导管插入

    13. 导管达到预定长度时，回抽注射器，有血液流出，证明导管已插入脐动脉

    14. 固定脐导管：将脐切面做荷包缝合，用缝线缠绕脐导管数圈后固定于脐带组织

    15. 在脐根部扎紧脐带，打死结，防止脐带出血

    16. 床旁摄片定位

    （1）高位：膈肌上第 8 至 10 胸椎之间

    （2）低位：第 4 至 5 腰椎水平

    17. 根据胸片的结果，调整脐导管的插入长度

    18. 胶布搭桥固定脐导管：胶布下方覆盖水胶体敷料，防止拔管撕胶布时损伤皮肤

    19. 连接压力监测装置

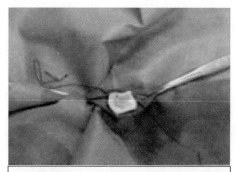

断脐：在脐根部皮肤上系一无菌小绳，打活结，方便随时调节松紧。距脐根部约 1cm 处整齐地切断脐带

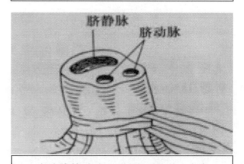

脐动脉管腔小、壁厚、圆形、白色

插管过程中需注意：

    1. 同时放置脐动、静脉时，需先插脐动脉。若先插脐静脉会引起脐动脉痉挛，导致插管困难

    2. 插管动作需轻柔，遇阻力，不可强行插入，可将导管退出 1~2cm，调整角度和患儿体位后再旋转插入，以免损伤血管壁

    3. 插管过程中或插管后出现一侧大腿发白或发紫，考虑股动脉痉挛，应将导管退出一定长度，热敷大腿至颜色恢复正常后再插管。若经上述处理 30min 后无好转，需拔管改另一条脐动脉插管

置管后的处置、观察与记录：

1. 患儿取舒适卧位，监测生命体征

2. 整理用物，垃圾分类处理

3. 洗手

4. 记录置管时间、置管长度、管尖位置、术中情况等

5. 观察患儿的生命体征、有无置管后并发症等

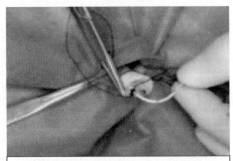

固定： 缝线缠绕脐导管数圈后固定于脐带组织

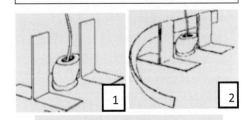

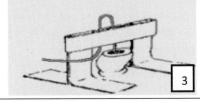

胶布搭桥： 按上图1、2、3步，将外露脐血管导管妥善固定，防止意外拔管

（二）相关知识链接

1. 脐动脉置管适应证

（1）需要经常或持续监测动脉血气者。

（2）持续监测动脉血压者。

（3）同步交换输血。

（4）血管造影。

2. 脐动脉置管并发症及预防

（1）感染：应严格无菌操作以减少感染，固定后的导管或脱出的导管不可再向体内插入。如有问题，应重新置管。

（2）血管意外：可能形成血栓或梗死。置管太靠近肾动脉引起肾动脉狭窄后可导致高血压。

（3）血管穿孔：多由于操作太过用力引起。插管时不要强迫用力插入，如果推进有困难时，应该尝试换用另一根血管。如果血管穿孔，需要手术治疗。

（4）血栓或栓塞：避免空气进入导管；发现抽血不畅或堵管时，不可强行冲管，避免血栓脱落。

（5）出血：① 脐带结扎过松导致脐导管使用过程中出血。② 拔除导管时，止血措施不当导致出血。③ 导管通路发生断裂，可以发生出血。④ 除了提高置管及拔管技术预防出血外，护士需加强巡视，及时发现出血情况。

3. 肩峰 – 脐的平均距离与脐动脉插管长度的关系

见表 8-16。

表 8-16　肩峰 – 脐的平均距离与脐动脉插管长度的关系

肩峰 – 脐的平均距离（cm）	高位脐动脉插管长度（cm）	低位脐动脉插管长度（不推荐）（cm）
9	9.0	5.0
10	10.5	5.5
11	11.5	6.3
12	13.0	7.0
13	14.0	7.8
14	15.0	8.5
15	16.5	9.3
16	17.5	10.0
17	19.0	11.0
18	20.0	12.0

4. 脐血管导管的拔除

（1）常规留置 7d，最好不要超过 14d，以免增加感染的发生率。

（2）拔管步骤：① 洗手，戴好帽子、口罩及无菌手套。② 消毒脐部。③ 在插入点握住导管，轻轻地、连续地往外牵拉。如遇阻力时不可强行扯出，防止导管断裂，可使用生理盐水湿敷脐部 1min 后，再重新尝试拔除导管。④ 导管拔除后，需检查导管长度，确认导管完全撤出。⑤ 无菌纱布覆盖脐部，按压至不出血后方可离开。

朱社宁　陈丽莲

第六节　新生儿全自动同步换血疗法

【目的】

1.换出致敏红细胞和血清中的免疫抗体，阻止继续溶血。

2.换出血中大量胆红素，防止核黄疸发生。

3.纠正溶血导致的贫血，改善携氧，防止心功能不全。

4.置换出血液中的毒素、药物等。

【操作者资质】培训合格的专科护士。

（一）操作流程

操作流程	要点说明
评估： 1.患儿的病情、胎龄及体重 2.黄疸的程度、进展，有无换血指征 3.实验室检查结果：血常规、C反应蛋白、肝功能、肾功能、心肌酶谱、胆红素、凝血功能、电解质、静脉血糖、血气分析等 4.外周动静脉情况 5.家长的心理状态、沟通及合作程度	**适应证：** 1.新生儿溶血症及严重的高胆红素血症 （1）产前诊断基本明确而新生儿出生时脐带血血红蛋白<120g/L，伴水肿、肝脾肿大、心力衰竭者 （2）血清胆红素>342μmol/L（20mg/dl），且主要是未结合胆红素者 （3）凡有早期胆红素脑病症状者，不论血清胆红素浓度高低都应考虑换血，因为核黄疸的发生与否，除与血清胆红素量有关外尚有其他因素 （4）早产儿及前一胎有死胎，或有全身水肿、严重贫血等病史者，此胎往往也严重，应酌情降低换血标准 （5）出生后1周以上，体重较大、情况良好，无核黄疸症状者，即使血清胆红素达427.5μmol/L(25mg/dl)，而其中结合胆红素在85.5μmol/L(5mg/dl)以上，也可先用其他方法治疗
告知： 1.换血前告知家长，并签署知情同意书 2.告知内容：新生儿换血的目的、方法及可能的并发症及风险	2.新生儿严重的败血症 3.新生儿红细胞增多症 4.其他：药物过量急性中毒、DIC等
准备： **1.用物准备** （1）留置针、三通管、敷贴、延长管、输血器、肝素帽、各种型号注射器、血	

标本采集试管、废血收集容器、压力监测套件、无菌治疗巾、无菌手套、无菌手术衣、血糖仪、血糖试纸、加温器等

（2）消毒物品：碘附、棉签

（3）仪器设备：微量注射泵、输液泵、心电监护仪、电极片

（4）药品准备：0.9%生理盐水、肝素钠注射液、10%葡萄糖、50%葡萄糖、10%葡萄糖酸钙、苯巴比妥钠、地塞米松、鱼精蛋白等

（5）急救用物：急救药品、复苏囊、喉镜、气管导管、呼吸机、吸氧装置等

（6）血源准备：根据病因及患儿体重准备血液的类型及量

2. 环境准备：操作环境干净整洁，减少人员活动

3. 操作者准备：洗手、戴口罩、帽子、无菌手套

4. 患儿准备

（1）暂禁食，进行静脉输液

（2）患儿仰卧在辐射抢救台上，铺好尿片，固定四肢，肢体下垫无菌治疗巾

（3）根据患儿情况使用镇静剂或安慰奶嘴安抚

（4）建立双静脉通道及双动脉通道

（5）连接心电监护仪，监测患儿生命体征

1. 微量注射泵、输液泵需定期维护，使用前检查，确保能够正常使用

2. 急救物品处于备用状态

3. 血源准备

（1）新鲜少白细胞的红细胞和血浆按 2：1 的比例准备，应尽量选用新鲜血，库存血不超过 3d

（2）换血量为 150~180mL/kg（约为患儿全血量的 2 倍）

（3）Rh 血型不合应采用 Rh 血型与母亲相同，ABO 血型与患儿相同的血液，ABO 血型不合者可用 O 型的红细胞加 AB 型血浆，高胆红素血症选择与患儿同型血液

4. 建立通畅的换血通路是换血成功的先决条件，最好建立双静脉通道及双动脉通道

（1）双静脉通道（选择粗、直的大血管）：一条静脉通道用于输血，另一条静脉通道用于输液、补钙和使用抢救药品

（2）双动脉通道：一条动脉通道用于排血，另一条动脉通道用于持续监测有创血压

实施：

1. 核对患儿

2. 按输血流程，双人核对血袋

3. 输血装置

（1）取出输血器，关闭调节器，接上血袋

（2）去除输血器的穿刺针头，将输血器与三通管的侧端相连接

（3）三通管的前端接延长管，尾端接 50mL 一次性注射器

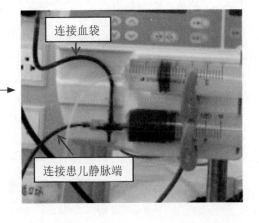

连接血袋

连接患儿静脉端

（4）关闭三通管的注射器端，打开输血器的调节器，待血液排至接近三通管处时，快速打开注射器端，关闭延长管端，使输血器与注射器相通，抽动注射器至所需血量，再加 2.5mL（此为延长管排气所需液量）

（5）关闭输血器端，使注射器与延长管相通，排除注射器及延长管内空气，将注射器安于微量注射泵上

实施：

1. 盐水预冲静脉通道，检查静脉通道是否通畅，延长管与静脉通道相连接，调节微量注射泵的每小时泵入毫升数

2. 同样的方法连接好血浆，血浆和红细胞从同一条静脉留置处输入

3. 排血装置

（1）配置肝素钠盐水冲管液（5U/mL），连接延长管

（2）使用三通管衔接患儿动脉端、排血管及肝素钠盐水冲管液

（3）关闭动脉端，使用肝素钠盐水预冲排血管

（4）将排血管嵌入输液泵，并关闭泵门

（5）排血管的末端连接量杯等可以精确测量废液量的容器

（6）设置肝素钠盐水冲管液的速度：一般是 30mL/h

（7）设置输液泵的速度：一般是输血速度和肝素钠盐水冲管液速度的总和

4. 双人核对血袋、患儿身份、输血装置和排血装置连接是否正确、紧密，输入及输出预设的速度是否正确等

5. 确认无误，开启各个功能键，开始换血

1. 用三通管将血袋、注射器、患儿静脉端衔接，并将注射器固定于微量注射泵上，通过微量注射泵精确控制输血的速度和量

2. 血液要预热，但不要超过 37℃，否则容易引起溶血

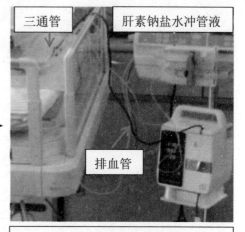

3. 换血装置：三通管衔接患儿动脉端、排血管及肝素钠盐水冲管液

4. 换血前如贫血较重可输 10~15mL/kg 的血量，然后再进行换血

5. 换血速度先慢后快，一般为 2~3mL/（kg·min），争取在 2h 左右完成

6. 进出液量要平衡，一般出和入相差不能大于 10~20mL/kg

7. 换血过程中，如果仪器出现故障，需同时暂停输血和排血，保证出入平衡。

8. 一般每换出 100mL 血，静脉内输入 2mL 葡萄糖酸钙

9. 换血前、后各留一次血标本查肝功能、电解质、血糖、血常规等；每换出 100mL 血留一次标本，测胆红素、血气、血糖、肝功能等

6. 过程中要持续监测患儿呼吸、心率、血氧饱和度、血压，便于及时发现和处理换血过程中出现的严重并发症，如心律失常、呼吸停止、心脏骤停等。注意保暖，防止低体温及休克的发生，注意观察有无输血反应，穿刺处有无红肿、渗出

7. 每 10~15min 记录 1 次：准确记录换血量、输入量、排出量、用药开始及停止时间以及换血过程中患儿出现的不良反应等。参考新生儿全自动换血观察记录表（表 8-17）

8. 换血结束后，抽血复查血气、血常规、电解质凝血全套及血清胆红素，监测血压、心率、SpO_2 及体温等

10. 根据最后一次血常规结果的血红蛋白（Hb）、红细胞压积（Hct）值，可以考虑换血结束后多输血量 10~15mL/kg

换血后的处置、观察与记录：
1. 患儿取舒适卧位，监测生命体征
2. 整理用物，垃圾分类处理
3. 洗手
4. 记录换血结束时间、换血量、换血过程是否顺利，有无异常化验指标，给予的处理，及患儿有无输血反应等
5. 每班密切观察，并做好交接

1. 换血后继续给予心电监护及蓝光治疗
2. 密切观察黄疸消退程度及有无嗜睡、拒食、烦躁、抽搐等症状，同时注意生命体征变化，若有异常及时报告医生，并做好记录

（二）相关知识链接

操作异常情况及处理

1. 电解质及糖代谢紊乱

（1）选用新鲜血进行换血，最好采用 24h 内新鲜血。尽可能不用库存血，如采用库存血存放时间不应超过 3d，如用于早产儿不超过 2d。

（2）观察患儿有无低钙血症的征象，如哭叫不安、抽搐等。如出现低血钙者，减慢换血速度，静脉补充钙剂。在静注补充钙剂过程中，注意心率保持在 80 次 /min 以上。

（3）换血后尽早开始正常喂养，可避免继发性低血糖的发生。

2. 贫血

（1）及时准确地评估病情，缩短换血前准备时间。

（2）筛查换血源。

（3）适当输血。

（4）及时调整干预措施。

（5）换血时可先取上层血浆后再用下层血细胞。

3. 休克：暂停换血，注意保暖、吸氧、扩容。多巴胺 5~10μg/(kg·min) 升压处理，症状缓解后继续换血。

4. 出血倾向：穿刺口出血不止者可用明胶海绵压迫止血或用云南白药止血，尽量减少穿刺，避免肌内、皮下注射，静脉穿刺时用宽止血带，穿刺后延长压迫时间。

5. 溶血反应：立即停止输血，维持静脉通路，及时报告医生。抽取血袋中血液做细菌学检验，以排除细菌污染反应。

其他措施参照输血法并发症溶血反应预防及处理。

6. 心力衰竭：立即减慢或停止换血，加快排血速度。酌情给予强心剂、利尿剂。

7. 空气栓塞：立即将患儿置于左侧卧位或头低足高位；给予高流量氧气吸入；有条件者可通过中心静脉导管抽出空气。

附表：新生儿全自动换血观察记录表（表8-17）

表8-17　新生儿全自动换血观察记录表

姓名　　　　　　科别　　　　　　　床号　　　　　　　病案号

时间	换出总量	肝素量	换出血量	换入血量 红悬/血浆	出入差	BP	P	R	SaO$_2$	备注

朱社宁　陈丽莲

第七节　重力管饲喂养

【目的】帮助不能经口喂养的患儿，通过胃管注入所需奶量，保证能量的供给。

【操作者资质】培训合格的护士。

（一）操作流程

操作流程	要点说明

评估：
环境情况、患儿情况

1. 环境安全，光线明亮
2. 患儿的腹部体征，症状，有无腹胀或肠型
3. 听诊肠鸣音（正常 4~6 次 /min）
4. 检查口、鼻腔有无畸形破损，有无阻塞
5. 根据患儿情况选择合适的胃管
6. 危重患儿鼻饲前应吸净气道内痰液

操作者准备
服装、鞋帽整洁，进行操作前严格执行七步洗手法进行手卫生消毒

用物准备：
1. 无菌物品：胃管（F6 或 F8）、治疗巾、10mL 注射器、纱布、无菌手套、棉签、根据医嘱准备鼻饲奶液（38℃~40℃），温开水
2. 非无菌物品：听诊器、人工皮、胶布、胃管标识

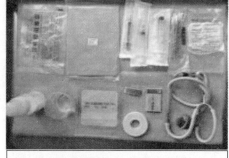

所有物品均在有效期内

患者准备：
1. 双人核对医嘱、患者手腕带
2. 安置患儿取卧位或侧卧位

实施：

1. 检查口腔，准备胶布。（经口留置胃管，可减少经鼻留置胃管导致的通气障碍）

2. 戴无菌手套，取出胃管

3. 测量留置胃管所需要长度，并用胶布做好标识

4. 用温开水润滑胃管前端。（不可用石蜡油润滑，防止误入气管，引起吸入性肺炎）

5. 注射器连接胃管末端

6. 轻轻插入胃管，如插管过程中出现恶心呕吐可暂停插入。如出现呛咳、呼吸困难、面色发绀现象时，表明误入气管，应立即拔除，休息片刻后重新插入

7. 检查胃管是否在胃内

（1）抽取胃液

（2）将少许空气注入胃管听诊有无水泡声

（3）将胃管末端放入有水的碗中无气泡溢出

8. 固定胃管：小块人工皮贴，采用"高举平台法"用胶布固定

9. 回抽胃管观察有无胃潴留量及胃内容物的性质，如胃中积乳量小于残奶量的 1/4 且有 3 次时，不增加奶量；胃中有积乳量小于或等于前一次入量的 1/3~1/2，则将残奶回饲，再补足余量（如医嘱是配方奶 15mL，回抽有 5mL 残余奶液，则将残奶回饲，再鼻饲新鲜配方奶 10mL）；如残奶量大于前一次入量的 1/2，胃液呈墨绿色或黄色则停喂，并将抽出胃液丢弃（记录出量）；如残奶量大于前一次入量的 1/2，胃液无特殊，丢弃胃液后，补足医嘱奶量并遵医嘱处理

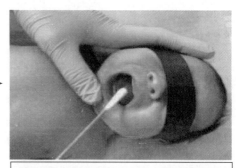

检查口腔有无畸形、破损

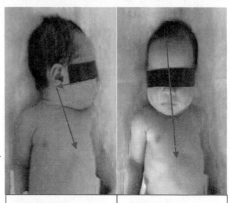

| 口插长度： | 鼻插长度： |
| 鼻尖→耳垂→剑突 | 发际→鼻尖→剑突 |

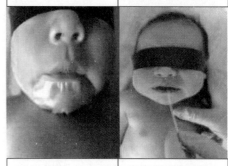

| 贴人工皮 | 操作时动作轻柔 |

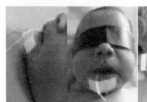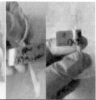

| "高举平台法" | 贴胃管标识 |

10. 核对奶量、床号、手腕带、温度，注射器连接胃管接头，距患儿嘴角或鼻尖15~20cm高度，将奶液倒下注射器内，以自然的重力缓慢注入。注射器高度可随喂奶量及患儿情况而随意调节

11. 鼻饲过程中操作人员不得离开，观察有无呛咳、恶心呕吐、呼吸困难、面色发绀等情况，如出现以上情况时，应立即停止鼻饲并清理呼吸道

12. 喂完后，用注射器注入少量温开水或空气，封闭胃管口

13. 胃管末端贴上胃管标识，注明插入胃管的日期、时间、长度及操作者

14. 为患儿摆好体位，头高右侧卧位有助于胃排空

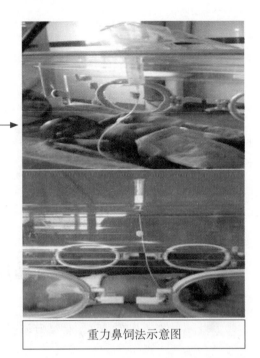

重力鼻饲法示意图

处置、观察与记录：

1. 安置患儿舒适体位
2. 整理床单位，处理用物，垃圾分类处理
3. 观察患儿的生命体征变化、面色及呼吸、有无发绀
4. 洗手记录：记录胃管的长度，喂奶的时间、奶量

（二）相关链接

胃管型号选择（根据体重选择），见表8–18。

表8–18　胃管型号选择

体重	胃管型号
≤ 2500g	F6
> 2500g	F8

经口管饲插入长度：鼻尖→耳垂→剑突，见表8–19。

表8–19　经口管饲插入长度

体重	插入长度
< 750g	13cm
750g~999g	15cm
1000g ~ 1249g	16cm
1250g~ 1499g	17cm

使用 pH 试纸监测胃管是否在胃内的方法：

1. pH 试纸使用范围

（1）对刚插胃管给予管饲时

（2）在每次喂奶及喂药前

（3）对于持续泵奶的，每 4h 监测一次或在更换新的奶液之前监测一次

2. 所抽胃液 pH ≤ 5.5，胃管在胃内

3. 所抽胃液 pH > 5.5，胃管可能不在胃内

4. 胃管在胃内，患儿服用的药物影响胃内 pH 值

欧阳晓红　陈春姬

第八节　经鼻持续气道正压通气

【目的】使患儿在呼气末保持肺泡正压，增加功能残气量，防止肺泡发生萎陷，改善通气和换气功能。

【禁忌证】肺气肿、气胸、休克、腹部胀气、先天性畸形、膈疝食管气管瘘、鼻后孔闭锁等。

（一）操作流程

<table>
<tr><td align="center">操作流程</td><td align="center">要点说明</td></tr>
<tr>
<td>

评估：

1. 评估病情，患儿的孕周、体重、头围、鼻部、血气、呼吸及全身情况，有无用过肺表面活性物质，有无禁忌证；患儿烦躁时给予安慰奶嘴或是遵医嘱镇静

2. 呼吸机评估：呼吸机性能完好

</td>
<td>

无创通气的指征：

1. 有自主呼吸能力的新生儿

2. 轻度呼吸窘迫表现：呼吸增快、三凹征、呻吟、发绀、吸入氧浓度较低

3. 面罩吸氧浓度达 40% 以上

4. 早产儿呼吸暂停

</td>
</tr>
</table>

准备：

　　操作者准备：服装、鞋帽整洁，操作前严格执行七步洗手法，手卫生消毒

　　用物准备：

　　1. 呼吸机、湿化系统、一次性呼吸机管道（含发生器、帽子、鼻塞）、水敷料胶贴、无菌手套、胶布、蒸馏水、抢救箱

　　2. 核对医嘱，安装好相应的呼吸机管道

　　患者准备：

　　1. 双人再次核对医嘱，评估患儿

　　2. 取仰卧位：肩下垫一小毛巾，使颈伸展，气道开放

　　连接呼吸机管道：

　　1. 戴手套

　　2. 取出一次性呼吸机管道（含发生器）及鼻塞

　　3. 安装湿化罐、连接呼吸机管路连接口、连接湿化罐、连接发生器、连接压力线口，选择合适的鼻塞

　　4. 连接纯化水，并放水至湿化罐水位线

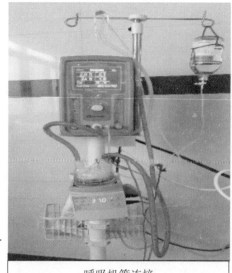

呼吸机管连接

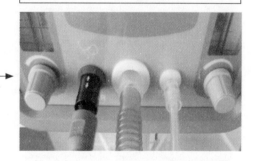

实施：

　　1. 连接：连接呼吸机管道、空气、氧气气源和电源（必要时接腹部传感器）

　　2. 开机：按下机器开关及湿化罐开关

　　3. 机器检测：调节 NCPAP/ 低压流量表（浮标至 8）、Press high / 高压流量表（浮标至 3）、氧气浓度（根据病情调节）；戴无菌手套堵塞发生器前端鼻塞或鼻罩的开口，点击【？】确认

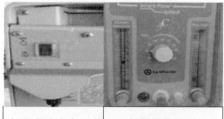

| 机器背右上角开关 | 根据病情调节 |

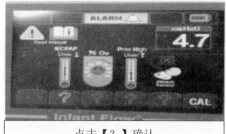

点击【？】确认

4. 确认：触摸 NCPAP 键或警报静音键持续 3s，以设置警报并进入下一屏幕。如果 2min 内这两个键都没有触摸，将自动设置警报限值，屏幕显示为模式选择屏幕，在 NCPAP 模式中操作

5. 模式选择

（1）根据病情选择所需的模式，点击确认对应按键

（2）通过触摸仪控制进行调节参数，使用上升或下降的箭头进行调节，确认所做修改

6. 操作模式：

（1）NCPAP

（2）Biphasic

（3）Biphasictr（需要使用腹部传感器配件）

7. 核对患儿的信息，贴鼻贴、面贴，开放气道

8. 帽子大小适宜，覆盖被压迫处，不遮鼻孔、眼睛；佩戴发生器（鼻塞或鼻罩）

9. 舒适的体位，调节合适的参数，妥善固定，最后检查：鼻子位于正中，眼睛可以看到，耳朵没有压迫，输送需要的上限和下限压力水平及吸入氧浓度，固定好之后患儿很快平静，每 3~4h 解开发生器的带子，鼻子可以用无菌的温水清洁，不要使用油膏，确保以下几点：鼻管没有被黏液或水滴堵塞、鼻管与帽子合适

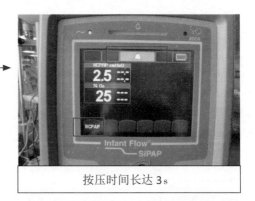

按压时间长达 3s

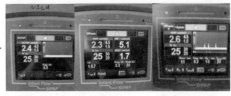

| NCPAP | 双水平 | Biphasic Tr |

可选择模式：

| NCPAP | Biphasic | Biphasic Tr |

处置、观察、记录：

处置：

（1）整理床单位

（2）处理用物，垃圾分类处理

观察：

（1）进行性呼吸困难有无减轻

（2）脉搏血氧值及呼吸困难有无改善

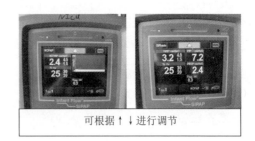

可根据 ↑↓ 进行调节

（3）及时复查血气

（4）如需要插管，立刻配合医师行气管插管

记录：生命体征、呼吸机上机时间、鼻中隔情况

NCPAP 撤机：

1. 评估患儿是否达到撤机指征：当 CPAP 为 $2\sim3cmH_2O$，病情及血气保持稳定 1h 以上，可撤离 NCPAP 改其他氧疗方式

2. 遵医嘱选择合适给氧方式

3. 解开帽子两侧塔扣、松绳、取下发生器

4. 必要时吸痰

5. 关湿化器，再关电源，撤气源

6. 评估患儿是否需要吸氧，确认患儿病情稳定，撤机，进行终末消毒

7. 记录撤机时间

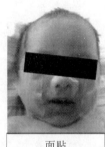
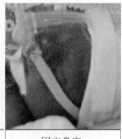

| 面贴 | 固定鼻塞 |

NCPAP 常见的并发症：

1. 鼻黏膜损伤：主要发生在鼻中隔中部及鼻小柱，包括鼻中隔黏膜潮红、坏死、鼻梁压缩、鼻中隔横断

2. 气压伤：包括气胸、纵隔气肿、间质性肺气肿和皮下气肿

3. 腹胀：尤其在早产儿多见

并发症预防：

1. 选择大小适合的鼻塞或鼻罩及大小合适的帽子，压力点部位常更换

2. 动态监测患儿病情变化，根据肺部病变情况及肺顺应性，及时调整压力

3. NCPAP 期间留置胃管，腹胀时予胃肠减压或定时抽出胃内空气

第八章　新生儿重症护理技术

（二）要点说明

【结构】

见图 8-1。

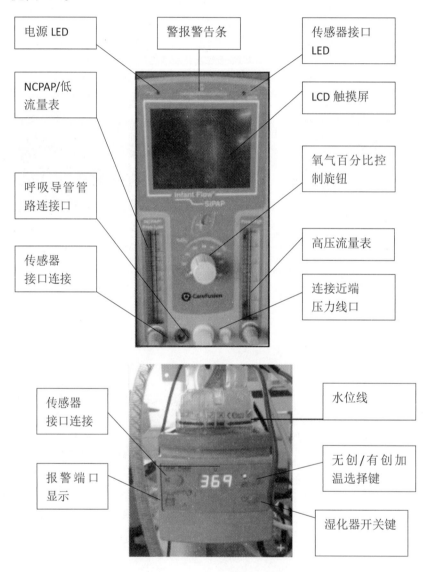

电源 LED

警报警告条

传感器接口 LED

NCPAP/低流量表

LCD 触摸屏

呼吸导管管路连接口

氧气百分比控制旋钮

传感器接口连接

高压流量表

连接近端压力线口

传感器接口连接

水位线

报警端口显示

无创/有创加温选择键

湿化器开关键

图 8-1 呼吸机结构

（三）注意事项

1. 添加无菌蒸馏水至湿化罐中，避免干吹；每日倾倒、更换湿化罐内的蒸馏水（不可加其他水）。

2. 做好压疮预防措施，每 2~3h 翻身一次，在枕部及耳郭可贴水胶体敷料预防压疮；如无禁忌，床头抬高 15°~30°。

3. 做好口腔护理、鼻腔护理，分泌物多时予清理呼吸道，吸痰动作轻柔，以防损伤鼻黏膜。

欧阳晓红　陈春娅

第九节　保温箱应用护理技术

【目的】创造一个温湿度适宜的中性环境，提高未成熟儿的存活率。

【操作者资质】培训合格的护士。

（一）操作流程

操作流程	要点说明

评估：

1. 温箱评估: 检查电线接头有无漏电、松脱，各项显示均正常

2. 环境评估: 调节室温 24℃~26℃，湿度 55%~65%，温箱放置于无阳光直射、无排风口处

3. 患儿评估：评估患儿胎龄、日龄、体重、生命体征及一般情况，有无并发症

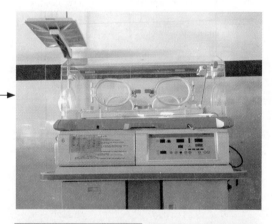

准备：

用物准备：温箱、温湿度表、纯化水

操作者准备：服装、鞋帽整洁，操作前严格执行七步洗手法，手卫生消毒

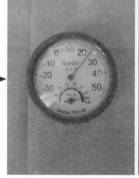
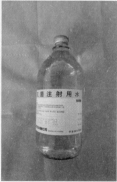

实施：

1. 接通电源，检查各项显示是否正常

2. 往水槽内放入适量的纯化水

3. 将温箱预热，调节温、湿度，等箱温达到所调的温度后，再次核对患儿腕带与暖箱上的信息是否一致，将患儿置入箱内，一般 30~60min 箱温可达预热温度

（1）早产儿温、湿度的调节可先根据患儿的体重及出生日龄等信息进行调节

（2）若患儿体温不升，复温应逐渐进行，体温越低越要谨慎，温箱温度应设置为较患儿体温高 1℃，如患儿体温为 35℃，箱温调节为 36℃，并每小时只提高 1℃温箱温度，并应每 0.5~1h 测量体温 1 次，直至体温上升到正常范围后，改为每 4h 测量 1 次，并观察有无硬肿发生；严禁骤然提高暖箱的温度，以免患儿体温突然上升造成不良后果

4. 根据病情，选择合适的体位，患儿只穿单衣或全裸

5. 箱温应根据患儿的体温进行调节，维持体温在 36.5℃~37.5℃的正常范围内，如体温超过 38℃，应予调低箱温，每次 0.5℃~1℃，30min 后复测体温，体温超过 39℃，应报告医生给予及时处理，体温的突然升高或降低会诱发早产儿的呼吸暂停

6. 一切护理操作应尽量在箱内进行，可从边门或袖孔伸入进行，尽量不打开箱门，开温箱门进行操作时要注意保暖，避免患儿受凉，并做好防坠床；温箱内各种导线、管道放置好，防止损伤患儿

7. 锁定温箱轮子，关闭好箱门，保持温箱的清洁；过滤网需每 3 个月更换

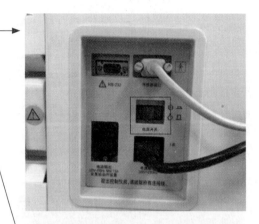

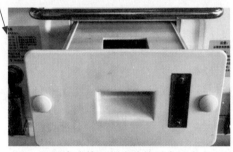

不同出生体重新生儿的适中温度

出生体重	温度			
（1.0kg）	35℃	34℃	33℃	32℃
1.0	出生 10 d 内	10d 以后	3 周后	5 周后
1.2	——	出生 10d 内	10d 以后	4 周后
2.0	——	——	出生 2d 内	2d 后	3 周后
2.5	——	——	——	出生 2d 内	2d 后

日龄（d）	1~10	11~20	21~30	31~40
温度（℃）	35	34	33	32
湿度（%）	100	90	80	70

超低出生体重早产儿温箱温度和湿度

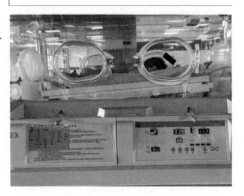

（二）要点说明

【仪器结构】

见图 8-2。

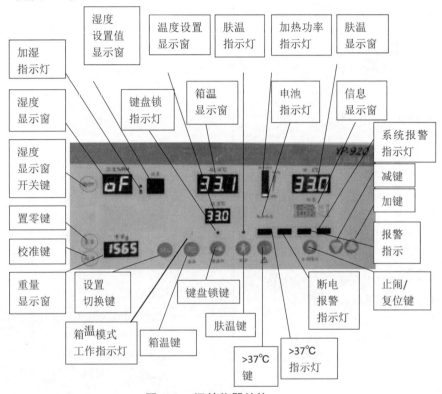

图 8-2　温箱仪器结构

（三）注意事项

1. 护理人员使用温箱前应进行培训，掌握温箱的操作技能，定时检查温箱的性能，保证安全使用。

2. 完成一个患儿的治疗或连续使用时间达到 1 周时，温箱必须进行彻底清洁和消毒处理。

3. 水槽里的纯化水必须每天更换，不得使用加水方法，以免细菌在其中繁殖。

4. 每日应用清水擦洗箱壁内外面，保持清洁，注意勿用有机溶剂擦洗，以免引起老化；使用中的温箱应随时观察使用效果，并核对温箱中的温湿度器是否与温箱显示一致，当温箱报警指示灯亮时，及时检查报警原因，妥善处理。

5. 关温箱门时，注意放好患儿的肢体，防止夹伤。

欧阳晓红　陈春姬

第十节　辐射台应用护理技术

【目的】病情不稳定或病情危重，需要在辐射台进行抢救治疗的新生儿。

【操作者资质】培训合格的专科护士。

（一）操作流程

操作流程	要点说明

操作流程

评估：
1. 环境评估
2. 辐射台性能是否完好
3. 患儿评估

↓

操作者准备： 服装、鞋帽整洁，进行操作前严格执行七步洗手法进行手卫生消毒

用物准备： 辐射台、胶布、75%酒精、棉签、保鲜膜

↓

1. 打开开关
2. 预热
3. 预热 15~30min，预热辐射台温度 32℃~33℃
4. 预热过程中，设置温度窗显示"---"，皮肤温度显示窗显示皮肤温度传感器所测的实时温度，皮肤温度传感器金属面朝上

要点说明

注意事项：

1. 室温 24℃~26℃，室温过低，导致升温慢

2. 病房湿度 55%~65%

3. 辐射台不可放置在窗户、空调出风口处，避免对流散热。铺好床单位，检查床档，调节床头高度

4. 评估患儿胎龄、日龄、体重、生命体征及一般情况，有无并发症

5. 禁忌证：2kg 以下的新生儿不宜长期使用辐射台保暖

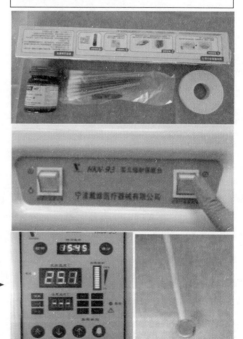

金属面

患儿准备：

置辐射保暖台，仰卧位，头偏向一侧（患儿不宜包裹过多过紧，可以穿单衣或裸放）

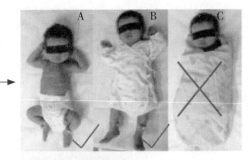

实施：

1. 清洁患儿皮肤，避开皮肤破损处
2. 探头固定：探头金属面贴于皮肤，要牢固，不可脱落，以免床温限制加热，使用前 75% 酒精清洁皮肤，待干后再固定。探头最佳位置为：

（1）仰卧：将探头放置于患儿腹部剑突软骨与肚脐之间

（2）俯卧：将探头放置于患儿背部，最好是在肾脏外

注意：

（1）探头的金属表面应与患儿皮肤接触

（2）皮肤温度传感器的探头不可放置于患儿的身体下方

（3）皮肤温度传感器的探头不可当作直肠温度计使用

（4）皮肤温度传感器的探头上不可覆盖毯子、尿片等物品

3. 设定肤温，如需修改温度必须按设置键，设置温度显示器再次闪烁时方可按加、减键进行温度调节

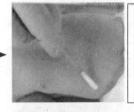

75% 酒精擦拭
待干

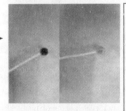

金属面贴皮肤（使用 75% 酒精擦拭温度传感器探头，去除有可能存在的油污或污垢）

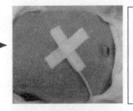

每 2h 更换探头位置

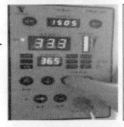

设定 36℃~36.5℃（注意：患儿处于休克或发热状态，禁止使用肤温模式）

1. 床档固定
2. 保鲜膜包裹患儿全身

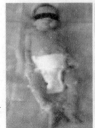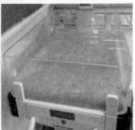

处置、观察和记录：

1. 处置：

（1）整理床单位

（2）处理用物，垃圾分类处理

2. 观察： 患者的舒适度、生命体征的变化。温度探头不可离开患儿的腹部

3. 记录： 生命体征、辐射台温度

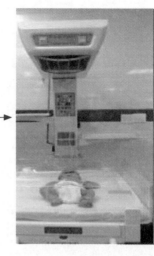

1. 随时注意探头是否正确连接，每 4h 测量体温，体温维持 36.5℃~37.5℃

2. 注意观察患儿皮肤与设置温度显示窗显示的温度

3. 根据病情调节控制温度

附录一：手控模式的使用

1. 该模式预期用于对患儿进行短时处理、急救或低体温的复温

2. 使用过程中操作人员不得离开

3. 须定时检查患儿和测量患儿的体温，密切观察患儿体温的波动

4. 设置状态下，操作人员可通过按加键或减键在 0%~100% 范围内对加热输出比例进行调整设置

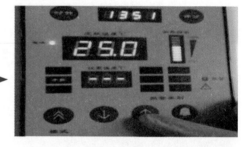

附录二：其他功能

1. 辐射台倾斜角度的调节功能

注意：辐射台倾斜时会影响床面温床面度的均匀性，只有处于水平位置时均匀性才最佳

2. 辐射箱水平角度的调节功能

注意：辐射箱只有处于 0° 是最稳定的，并且床面受热也最均匀

3. X 线拍片板：松开辐射箱后面的锁定手柄，移开辐射箱，摆好患儿体位及 X 光机位置；拍片时注意上好栏板，以防患儿活动坠床

注意：缩短辐射箱离开的时间，防止因没有红外辐射热量的补充而急剧的失热

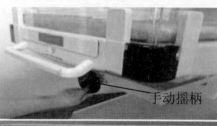

手动摇柄

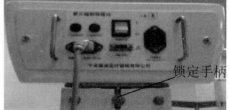

锁定手柄

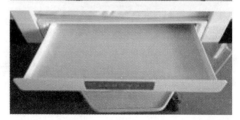

（二）要点说明

【仪器结构】

1. 电源开关

见图 8-3。

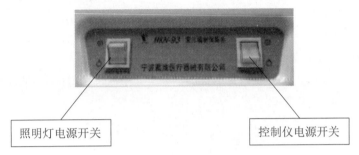

照明灯电源开关　　　　控制仪电源开关

图 8-3　辐射台电源开关

2. 控制器和显示器

见图 8-4。

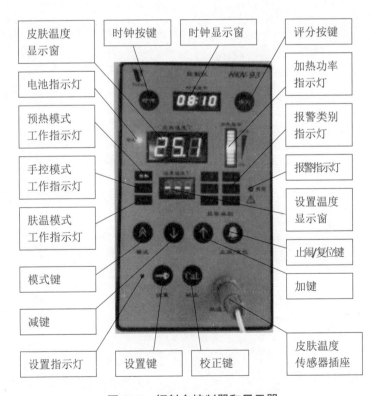

皮肤温度显示窗　时钟按键　时钟显示窗　评分按键
电池指示灯　加热功率指示灯
预热模式工作指示灯　报警类别指示灯
手控模式工作指示灯　报警指示灯
肤温模式工作指示灯　设置温度显示窗
模式键　止闹/复位键
减键　加键
设置指示灯　设置键　校正键　皮肤温度传感器插座

图 8-4　辐射台控制器和显示器

（三）注意事项

1. 使用辐射台完成一个患儿抢救或护理操作后或连续使用时间达到 1 周时，须使用中性消毒液进行彻底地清洁和消毒处理。

2. 清洁皮肤温度传感器时，避免大力牵拉，以免引起断裂，再使用干净的布擦干。

3. 有机玻璃挡板不能使用酒精或其他的有机溶液进行清洁。

4. 辐射箱的外表面需待加热器完全冷却后，才能进行清洁处理。

5. 可使用低温灭菌的方式灭菌。

6. 定时检查设备内部充电电池的性能，如果断电故障报警的持续时间不能达到 10min，则需要更换内部充电电池。

7. 定时检查加热器的性能，确保红外辐射的效果。

欧阳晓红　陈春姬